从脾论治类风湿关节炎
——中药影响肠道菌群机制新探

马艳苗 ◎ 著

U0388147

人民卫生出版社
·北京·

图书在版编目（CIP）数据

从脾论治类风湿关节炎：中药影响肠道菌群机制新探 / 马艳苗著. -- 北京：人民卫生出版社，2024. 12.
ISBN 978-7-117-37260-2

Ⅰ. R259. 932. 1

中国国家版本馆 CIP 数据核字第 2024DK9063 号

人卫智网	www.ipmph.com	医学教育、学术、考试、健康，购书智慧智能综合服务平台
人卫官网	www.pmph.com	人卫官方资讯发布平台

从脾论治类风湿关节炎
——中药影响肠道菌群机制新探
Cong Pi Lunzhi Leifengshi Guanjieyan
——Zhongyao Yingxiang Changdao Junqun Jizhi Xintan

著　　者：马艳苗
出版发行：人民卫生出版社（中继线 010-59780011）
地　　址：北京市朝阳区潘家园南里 19 号
邮　　编：100021
E - mail：pmph @ pmph.com
购书热线：010-59787592　010-59787584　010-65264830
印　　刷：北京汇林印务有限公司
经　　销：新华书店
开　　本：710×1000　1/16　印张：13.5　插页：2
字　　数：228 千字
版　　次：2024 年 12 月第 1 版
印　　次：2024 年 12 月第 1 次印刷
标准书号：ISBN 978-7-117-37260-2
定　　价：59.00 元

著者简介

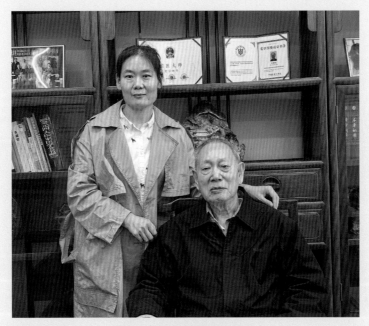

与国医大师王世民教授合影

马艳苗，博士，山西中医药大学副教授、硕士研究生导师，山西省中医药学会常务委员，山西省专家学者协会中医药专业委员会常务委员，中国中西医结合学会风湿病专业委员会青年委员、心身医学专业委员会青年委员，中华中医药学会内科分会青年委员，山西省药理学会委员。主持国家自然科学基金，山西省科技厅、教育厅项目20项，主持省级来华留学精品课程1门，发表文章50余篇，其中SCI论文10篇，出版著作10部，获得发明专利6项。

序

　　于浩瀚无垠之医学疆域,中医学以独特的理论体系与丰富的实践经验,承中华民族之智慧,载现代医学之灵韵,犹如璀璨明珠,历千载而光芒犹存。

　　脾为后天之本,气血生化之源,是人体重要的消化吸收器官,也与免疫功能密切相关。在类风湿关节炎这一慢性系统性疾病的治疗中,中医从脾论治,注重"脾为之卫",强调调节中焦脾胃,达到防御外邪和治疗痹病的目的。

　　中药与肠道菌群,如阴阳之相济,五行之相生。中药种类繁多,性味各异,其有效成分,往往需经肠道菌群代谢,方能显其效用。肠道菌群的平衡与否,直接影响到人体的免疫功能。中药作为一种天然的药物资源,其对肠道菌群的调节作用,为类风湿关节炎的治疗提供了新的视角。通过研究中药如何影响肠道菌群,不仅能够更好地理解中药的作用机制,还能够为开发新的治疗策略提供科学依据。本书不仅深入探讨了中医理论与现代医学的交汇点,还为类风湿关节炎的治疗提供了新的思路和方法。

　　愿后学之人积极探求医学之未识,"仰古尚新、与时俱进、探幽发微、融汇古今",勇于创新,不懈求索。愿诸位以古人的智慧为灯塔,以仁心仁术为准则,勇攀医学科研的高峰,为人类健康事业作出更大的贡献。

国医大师　王世民

2024 年 12 月 10 日

前　言

　　类风湿关节炎作为一种慢性自身免疫性疾病,在全球范围内广泛存在,且发病率逐年上升,其复杂的发病机制和临床表现给患者的日常生活带来了极大的困扰和痛苦。现代医学在类风湿关节炎的治疗上取得了诸多进展,但仍存在众多挑战,而中医从整体观念出发,注重辨证施治,在类风湿关节炎及其并发症的预防和治疗中展现出了独特的优势和潜力。

　　中医学认为,肝脾肾气血亏虚是类风湿关节炎发生的基础,风寒湿热痰瘀是类风湿关节炎致病的关键因素。临床上类风湿关节炎的发病虽与气候等外在条件有关,但从自身来讲,正气不足者更易招致外邪的侵扰。众多风湿类中药复方中的药物归属脾经,从健脾、调脾入手治疗类风湿关节炎,这和中医"脾者,谏议之官,知周出焉"的理论不谋而合。中医理论认为具有防护作用的卫气来源于中焦脾化生的水谷精微,若中焦运化失职,则卫气虚,则易感受外邪,导致痹病的发生。

　　近年来,肠道菌群与人体健康的关系日益受到关注。肠系统是机体最大的免疫器官,也是人体最重要的消化器官。肠道菌群失调与类风湿关节炎的发病密切相关。肠道菌群的失衡可能引发免疫反应异常,进而促进类风湿关节炎的发生和发展,这一发现为我们从脾论治类风湿关节炎提供了新的依据。

　　本书基于中医药理论与现代研究的结合,深入探讨从脾论治类风湿关节炎的中西医研究基础。我们试图从肠道菌群影响免疫的角度,阐述中药如何通过调节肠道菌群,进而干预类风湿关节炎的病程。本书不仅总结了前人的研究成果,还结合临床经验和实验研究,提出了一些新的观点和治疗方法。

　　本书内容涵盖了从脾论治类风湿关节炎的理论基础、肠道菌群与类风湿关节炎发病的关系、中药对肠道菌群的调节作用以及治疗方法等方面。我们希望通过本书的出版,能够为中医从业者、科研工作者以及广大患者提供有益的参考和借鉴,共同推动类风湿关节炎的治疗和研究事业不断向前发展。

最后,感谢所有为本书撰写、编辑和出版付出辛勤努力的同仁和朋友。希望本书能够为读者带来启发和帮助,共同为人类的健康事业作出贡献。

本书获得国家自然科学基金项目"宏基因组联合 GC-MS 整合分析风湿宁通过厚壁菌 -SCFAs-HDAC/NF-κB 轴干预类风湿关节炎的机制(项目批准号:82104731)"资助。

马艳苗

2024 年 10 月

目　录

第一章
类风湿关节炎认识源流及发展

第一节　中医历代医家对类风湿关节炎的认识

类风湿关节炎是一种以对称性多关节炎为主要临床表现的自身免疫性疾病,以关节滑膜慢性炎症、关节的进行性破坏为特征。类风湿关节炎在中医古籍文献中常被描述为"痹证""历节"等。诚然,现代医学意义的类风湿关节炎与"痹证""历节"之间不能画等号,但中医典籍中关于这种古老疾病的文献描述,为我们开展研究提供了丰富的资料。

一、先秦两汉时期

《黄帝内经》的问世标志着痹病基本理论的形成。《素问》设《痹论》专篇,对痹病的概念、病因病机、命名分类、临床表现、治疗等均有系统论述。《黄帝内经》虽未言及历节,但其有关痹证的相关论述为东汉张仲景首次系统阐发"历节病"的辨治奠定了理论基础。其后的《中藏经》进一步补充了痹病相关病名、病证及发病原因。先秦两汉时期是历节病基本理论及辨证论治的形成时期。历节病首见于东汉张仲景《金匮要略》,属"痹证"范畴,专指以关节部位疼痛、屈伸不利或者肿大变形为特征的痹病[1]。

(一) 病名病证

骨之会为指节,疼痛遍历关节谓之"历节"。"历节"作为症状首见于《神农本草经》,如《神农本草经》"薇衔……治风湿痹、历节痛""别羁……寒邪历节痛""蔓椒……治风寒湿痹,历节疼"。此书中的"历节"不是一个独立的病名,而是作为一个病证出现在书中,代表发病时,疼痛遍历关节的一种的证候表现。

《素问·痹论》部分,为后世研究痹病奠定了理论基础,是后世医家论痹、治痹之渊源。其中病名方面,按照病因命名可分为行痹、痛痹、着痹等;按照病性命名可分为寒痹、热痹等;按照患病部位命名可分为皮痹、筋痹、骨痹等;按照主要症状特点命名可分为周痹、行痹、痛痹等;按照病程长短及病位深浅命名可分为顽痹(久痹)、深痹等。

众多痹证中,痛痹、筋痹、骨痹临床特征与历节病关系密切。痛痹是因寒而致关节疼痛剧烈而得名,如《素问·痹论》:"痹之安生?……寒气胜者为痛

---

[1]　娄玉铃,娄多峰,李满意.中华痹病大全[M].北京:中国医药科技出版社,2019:5.

痹。"寒为阴邪,其性凝滞,故令肢节疼痛较甚,寒主收引,则又见拘急之象;筋痹是痹证病在筋,以筋挛节痛,屈伸不利为特征,如《素问·长刺节论》:"病在筋,筋挛节痛,不可以行,名曰筋痹。"《素问·痹论》:"夫痹之为病……在于筋则屈不伸。"骨痹是病在骨,以肢体关节僵硬疼痛,甚则拘挛屈曲畸形为特征,如《素问·逆调论》:"骨痹,是人当挛节也。"阳气不足,寒邪留滞骨节,营卫运行不畅,寒主收引,肌肉筋脉挛缩,肋肘不能伸展,屈伸不利,于是在内形成骨痹,如《素问·气穴论》所言:"积寒留舍,荣卫不居,卷肉缩筋,肋肘不得伸,内为骨痹。"痹在骨、在筋的表现区别在于痹证在骨的表现为身重,在筋的表现为屈伸不利,如"夫痹之为病……痹在于骨则重……在于筋则屈不伸"为仲景提出历节病提供了理论根据,奠定了理论基础。

"历节病"病名首见于《金匮要略·中风历节病脉证并治》篇中。东汉张仲景在承袭《黄帝内经》痹病理论的基础上,提出本病表现特殊,不同于其他痹证。有人认为其概念同痹病,如《扁鹊心书·痹病》:"风寒湿三气合而为痹,走注疼痛,或臂腰足膝拘挛……方书谓之白虎历节风。"实则其为"痹病"的一种。《金匮要略》一书中虽涉及多个痹证相关内容如《痉湿暍病脉证》篇中的湿痹、《血痹虚劳病脉证并治》篇的血痹病、《胸痹心痛短气病脉证治》篇的胸痹病等,但专列《中风历节病脉证并治》篇,首创"历节病"病名,并系统阐述了"历节病"病名病证、病因病机、治法方药,为历节病构建辨证论治体系。文中描述了其典型临床症状表现为遍历关节疼痛、肿大变形、屈伸不利等,如《中风历节病脉证并治》篇"历节疼,不可屈伸""诸肢节疼痛,身体魁羸""身体羸瘦,独足肿大……便为历节也""病历节不可屈伸,疼痛",以资与其他痹证相鉴别。

(二)病因病机

《黄帝内经》中认为痹病的发生由内外合邪而致,不同痹病的发生,有与之相对应的具体病因,提出痹病的发生,外因多与风寒湿有关。风善行而数变,故其证肢节疼痛,游走不定;寒为阴邪,其性凝滞,故令肢节疼痛较甚,得热则舒,遇寒则剧,又寒主收引,则又见拘急之象。如《素问·痹论》:"风寒湿三气杂至,合而为痹也。"其中"寒气胜者为痛痹",寒邪留滞经络关节而致关节疼痛剧烈,正如《素问·举痛论》中所云:"寒气入经而稽迟……客于脉中则气不通,故卒然而痛。"同时指出寒邪致痹的原因为病人平素阳气虚,阴气盛,风寒湿邪与阴气相增益,所以表现为寒冷。《素问·痹论》:"其寒者,阳气少,阴气多,与病相益,故寒也。"痹病的发生亦与内因相关,对于筋痹与骨痹之筋挛节痛、屈伸不利,主要责之于脏腑失调,营卫不和,外邪乘袭,留滞筋骨,筋脉失养。《素问·五脏生成》中所云:"肝之合筋也……诸筋者皆属于节。"《灵枢·邪客》:"凡此八虚者……血络之所游,邪气恶血……住留则伤筋络骨节,机关不得屈伸。"《素问·脉要精微论》:"膝者筋之府,屈伸不能……筋将惫矣。"《素问·气穴论》:"积寒留舍,荣卫不居,卷肉缩筋……内为骨痹。"屈伸不利在《黄帝内经》中称之为"拘急""筋挛"。《素问·痹论》篇亦言及了其病机与传变,"五脏皆有合,病久而不去者,内舍于其合也。故骨痹不已,复感于邪,内舍于肾;筋痹不已,复感于邪,内舍于肝……所谓痹者,各以其时重感于风寒湿之气也。"肝、心、脾、肺、肾五脏与筋、脉、肉、皮、骨相应合,若患病日久而得不到根除,则病邪内传而停留于相应的脏。营卫之气是水谷精微之中的精专之气,它调和于五脏,布散于六腑,入于血脉中,沿经脉循行而灌注五脏六腑、筋肉骨节。营卫之气正常,不与风寒湿邪气相搏结,就不会产生痹证;营卫之气失常就会产生疾病。因此营卫失调,五脏受损,也是痹证形成的机理之一。"荣卫之气,亦令人痹乎?岐伯曰:荣者,水谷之精气也,和调于五脏,洒陈于六腑,乃能入于脉也……逆其气则病,从其气则愈,不与风寒湿气合,故不为痹。"

张仲景对于历节病病因病机的认识较《黄帝内经》更为深入,认为历节病的产生主要以内因为主,后复感外邪而致病,体虚受邪是历节病发生的根本原因。在《金匮要略·中风历节病脉证并治》篇中提出历节病的病因病机主要有以下6个方面:①肝肾不足,水湿内侵。《中风历节病脉证并治》篇第4条:"寸口脉沉而弱,沉即主骨,弱即主筋,沉即为肾,弱即为肝。汗出入水中,如水伤心,历节黄汗出,故曰历节。"肝肾不足,又不慎养护,感受寒湿之邪,寒湿之邪由汗孔而入血络,痹阻血脉,稽留不去,郁而发热,湿与热相合,热迫津泄,故关节周围汗出色黄。②胃有蕴热,复感风湿。同篇第5条:"趺阳脉浮而滑,滑则谷气实,浮则汗自出。"论述了胃有蕴热,复感风湿的历节病机。趺阳脉候胃气,脉浮主风,滑主胃热,风性疏泄,腠理开而汗自出。本条疑有脱简,当有"汗出当风"或"汗出入水中,历节痛",内热与外邪相互搏结而成历节病。③阴血不足,血虚受风。第6条:"少阴脉浮而弱,弱则血不足,浮则为风,风血相搏,即疼痛如掣。"本条以脉论理,少阴脉是指心、肾之脉,心肾阴血不足,血虚受风而致关节疼痛剧烈。经脉能运行气血,使营养物质到达全身各处以营复阴阳,濡润筋骨,通利关节,若阴血亏虚,与邪搏结,故疼痛。④气虚湿盛,汗出当风。第7条:"盛人脉涩小,短气,自汗出,历节疼,不可屈伸,此皆饮酒汗出当风所致。"论述了阳气不足,外受风邪而致历节,人体虚,腠理开,故易受外邪侵袭,正不敌邪,风寒湿留滞筋骨关节,以致屈伸不利,关节疼痛。⑤过食酸咸,筋骨受损。第9条:"味酸则伤筋,筋伤则缓……咸则伤骨,骨伤则痿。"提示过食酸咸会伤肝肾,肝肾损伤则筋骨失用。酸入肝,咸入肾;肝主筋,藏血;肾主骨,血不养筋,筋脉不荣,失其柔和,以致关节屈伸不利,故出现筋骨关节不用等病证。⑥营卫失和,外邪入侵。第9条:"荣气不通,卫不独行,荣卫俱微……身体羸瘦,独足肿大……假令发热,便为历节也。"阐述了营卫之气和历节病发病的关系,营气是水谷精微之中的精专之气,营卫功能失调,则卫外不固,濡养不能,腠理不密,风、寒、湿等外邪乘虚从玄府入血入络,流注关节,阻滞经络而致痹;营卫气血不足,外邪乘虚而入,痹阻经络,则可导致历节病的发生。

《中藏经》在病名方面承袭了《黄帝内经》的相关病名,如寒痹、湿痹、骨痹、筋痹等;病因病机方面,在基于《黄帝内经》中风寒湿三邪致痹的基础上,提出暑邪致痹,如《中藏经·论痹》:"痹者,风寒暑湿之气中于人脏腑之为也。"不同于风寒湿三气之说,该书从肝主筋立论,且将七情、劳伤、寒热等,均视为筋痹之因,如《论筋痹》:"筋痹者,由怒叫无时,行步奔急,淫邪伤肝,肝失其气,因而寒热所客,久而不去,流入筋会,则使人筋急。"并从肾主骨立论,首责嗜欲不节,继责肾气内耗,如《论骨痹》:"骨痹者,乃嗜欲不节,伤于肾也。肾气内消……精气日衰,则邪气妄入……下流腰膝,则为不遂;旁攻四肢,则为不仁。"纵观五痹之论,该书重在脏气,重在情志,而以外邪致痹为第二病因,可谓独具只眼。

(三) 治法方药

《神农本草经》是我国现存最早的中药学专著,载药365种,其中涉及历节痛的药物有4种,分别为薇衔、别羁、蔓椒、大豆黄卷。

《黄帝内经》对痹病的论述精辟、内容丰富,在治疗上以针刺和药熨为主,至今仍有效指导着临床实践。例如在《素问·长刺节论》中描述了针刺手法及针后反应,如"筋痹,刺筋上为故,刺分肉间,不可中骨也。病起筋炅病已止"。筋寒痹生,故得筋热病乃止。同篇"病在骨,骨重不可举,骨髓酸痛,寒气至……深者刺……骨热病已止"。同时,详细介绍了药熨这一外治法治疗寒痹,如《灵枢·寿夭刚柔》:"用淳酒二十升、蜀椒一升、干姜一斤、桂心一斤,凡四种……渍酒中……以熨寒痹所刺之处,令热入至于病所,寒复炙巾以熨之……每刺必熨,如此,病已矣。"

《中藏经》在论痹时虽未对其相关病证提出具体的方药，但在诊治方面提出感病不同，其治乃异，入腑易治，入脏难治的论述，如"入腑，则病浅易治；入脏，则病深难治。""其于脉候形证、治疗之法，亦各不同焉"。提出灸法是治疗本病的最佳疗法，如《扁鹊心书·痹病》："治法于痛处灸五十壮，自愈，汤药不效，惟此法最速。"

《金匮要略》以脏腑经络为辨证核心诊疗历节病，创立了理法方药相结合的辨证论治方法。不仅详述了其病因病机，还提供了具体的治法和方药。对于寒湿历节化热伤阴的历节病，用桂枝芍药知母汤滋阴清热、温经宣痹、除湿通络。如《中风历节病脉证并治》第8条："诸肢节疼痛，身体尪羸，脚肿如脱，头眩短气，温温欲吐，桂枝芍药知母汤主之。"此方为甘草附子汤加麻黄、芍药、知母、防风、生姜而成。虽病有化热伤阴之势，但究其根本病因，仍与湿邪密切相关。湿为阴邪，以甘草附子汤温化寒湿；辅以麻黄宣痹通阳；桂枝透营达卫，防风祛风散邪；知母、芍药清热养阴；甘草、生姜顾护中焦脾胃，和胃调中。风湿去，虚热除，阴血生，则病自愈[1]。在里在寒，疼痛剧烈之历节病，方用乌头汤温经散寒，通络止痛。同篇第10条："病历节不可屈伸，疼痛，乌头汤主之。"以方测证，此条所论述的为寒湿较重，寒邪较深之历节病的证治。重用大辛大热之乌头剔除经络中痼冷陈寒；配麻黄辛温通络，散寒宣痹；黄芪益气固表，扶正以祛邪外出；芍药理血通痹，养血通络；全蝎、蜈蚣搜剔通络而止痛；甘草与芍药配伍缓急止痛；全方共奏温经散寒，通络止痛之功。

二、晋隋唐时期

历节病相关的临证实践与理论结合深化于晋隋唐时期，后世医家在继承《金匮要略》研究的基础上，结合临床实践，有所发挥，在历节病的认识、治法、用药方面更加广泛、深入、多样、详确，理论体系进一步发展和完善，治疗经验较多，丰富了仲景时期历节病的证型和辨治方法，对于历节病的认识和治疗得到了进一步的发展。代表著作主要有《肘后备急方》《针灸甲乙经》《诸病源候论》《备急千金要方》《千金翼方》《外台秘要》等，推动了历节病临证医学尤其是病因、病候分类、治疗方法的发展。

---

[1] 张楚洁,刘慧萍,杨璐瑜,等.归脾汤有效成分与现代药理学的关联性[J].中成药,2020,42(6):1553-1558.

(一) 病名病证

关于历节病病名,此时期的著作中均列于风病候之中,多以历节风、白虎风、历节痛、白虎病而命名。

巢元方在《诸病源候论》中,根据其临床特征,称之为"历节风",《风病诸候下·历节风候》:"历节风之状,短气,自汗出,历节疼痛不可忍,屈伸不得是也。"其临床特征表现为短气,自汗出,关节疼痛剧烈,不可屈伸。这些证候命名方式对唐宋时期的医家影响极大。唐代孙思邈秉承了《诸病源候论》的证候分类学思想,在《备急千金要方》中记载了本病晚期,病邪久留深入骨骼使骨节变形的临床特征,对历节病发展的晚期做了较细致的描述,如《治诸风方·贼风》:"夫历节风着人久不治者,令人骨节蹉跌",病久不愈,病邪深入,破坏性强,顽固难愈。唐王焘在《外台秘要》中将疼痛严重的痹病称为"白虎病",首创"白虎病"这一病名:"白虎病者……其疾昼静而夜发,发即彻髓酸疼,乍歇,其病如虎之啮,故名曰白虎之病也。"用比喻的方式形容疾病发作时疼痛剧烈的程度,并指出其发病时间多在夜间发作。

(二) 病因病机

巢元方在继承《金匮要略》所论历节病病因的基础上,更进一步强调气血虚是致病之本。《风病诸候·历节风候》:"历节风之状……由饮酒腠理开,汗出当风所致也。亦有血气虚,受风邪而得之者。风历关节,与血气相搏交攻,故疼痛。血气虚,则汗也。风冷搏于筋,则不可屈伸,为历节风也。"列举出了饮酒汗出当风,血气虚受风邪,风冷搏于筋而致本病。"正虚"是导致本病拘挛的关键,如《虚劳病诸候·虚劳筋挛候》:"肝藏血而候筋。虚劳损血,不能荣养于筋,致使筋气极虚,又为寒邪所侵,故筋挛也。"皇甫谧在《针灸甲乙经》中,也提出腠理粗疏而脆弱不坚的人容易患痹病,《阴受病发痹》:"何以候人之善病痹者? 少俞对曰:粗理而肉不坚者善病痹。"同时详述了"虚邪贼风"致痹的病理机制。虚邪贼风侵入人体后,腠理开泄,继而逐步深入到体内,向内侵入到骨,而成为骨痹;侵入到筋,成为筋挛;若邪气留而不去,就成为痹证。卫气受阻不能流畅,就麻木不仁。同篇:"虚邪之中人也……起毫毛而发腠理,其入深。内薄于骨,则为骨痹;薄于筋,则为筋挛……气留而不去,故为痹;卫气不行,则为不仁。"相比《黄帝内经》,《针灸甲乙经》进一步说明筋骨拘挛的病理机制,《针灸甲乙经·八虚受病发拘挛》:"八虚者,此机关之室……是八邪气恶血,因而得留,留则伤筋骨,机关不得屈伸,故拘挛。"人体关节是人体活动的枢纽,亦是外邪侵入容易留止之处,邪气、恶血久留于这些部位,就会损伤筋脉骨节,以致关节不能屈伸,而成拘挛的证候。孙思邈最先提出"风毒""热毒"的病理概念,开拓了新思路。《备急千金要方·治诸风方》"夫历节风着人久不治者……此是风之毒害者也""热毒流入四肢,历节肿痛"。王焘《外台秘要》承袭了孙思邈"毒邪"致病思想,提出本病是因虚而受风寒暑湿之毒:"白虎病者,大都是风寒暑湿之毒,因虚所致,将摄失理,受此风邪,经脉结滞,血气不行,蓄于骨节之间,或在四肢。"

(三) 治法方药

这一时期,不但继承和发展了仲景对历节病的治疗,还极大丰富了历节病的辨证治疗。对于历节病的治疗,《金匮要略》仅有两首方剂,难应其全,后世医家根据不同病因和病情,更加丰富了药物品类、剂型选择、外治方法等。历节病的治疗方面,较前一时期,有了明显的提高和发展,治法和方药较为齐备。

葛洪《肘后备急方》简明扼要、简便廉验,被公认为我国第一部急救学书籍,针对历节病急性发作期的治疗,多用汤剂、散剂。《治中风诸急方》提出:"若骨节疼烦,不得屈伸,近之则痛,短气得汗出,或欲肿者,附子二两,桂四两,术三两,甘草二两。水六升,煮取三升,分三服,汗出愈也。"在其附方中,转引其他医籍中记载的历节痛的治法,如《食医心镜》:"治历节诸风,骨节疼痛,昼夜不可忍者,没药半两(研),虎脑骨三两,涂酥炙黄色,先捣罗为散,与没药同研令细,温酒调二钱,日三服,大佳。"

皇甫谧更深入、具体地剖析了具体针刺方法及配穴。如《针灸甲乙经·阴受病发痹》:"病在筋,筋挛节痛,不可以行,名曰筋痹。刺筋上为故。刺分肉间,不可中骨,病起筋热,病已止。"病在筋,筋脉拘挛,关节疼痛,不能行动,针刺时刺到筋上即可。针应该在分肉之间,等到骨感觉有热时,病即痊愈。同篇"胫苦苕痹,膝不能屈伸,不可以行,梁丘主之"。胫部久患痹证,致膝部不能屈伸,妨碍行走,此属痹气留滞,筋失所养,应取足阳明经的梁丘穴治疗。孙思邈针对不同的辨证分型,补充了相应的方剂。如用防己汤(防己、茯苓、白术、桂心、生姜各四两,乌头七枚,人参二两,甘草三两)治风历节,四肢疼痛如锤锻,不可忍者;用犀角汤(犀角二两,羚羊角一两,前胡、栀子仁、黄芩、射干各三两,大黄、升麻各四两,豉一升)治热毒流入四肢,历节肿痛;并开创了用药酒治疗历节病的先河,如松节酒(松节、猪椒叶以糯米酒酿之,后下柏子仁、天雄、萆薢、川芎、防风、人参、独活、秦艽、茵芋、磁石诸药),主历节风,四肢疼痛,犹如解落。《千金翼方》中详细地记载了治疗历节痛的用药、选方,较汉代《神农本草经》更为丰富,除《神农本草经》中所记载薇衔、别羁、蔓椒之外,尚有乌喙、天雄、侧子、柏实,防己汤、升麻汤、犀角汤、柏枝节煮酒。如"乌喙……主风湿……寒热历节,掣引腰痛,不能行步。""侧子……主痛肿风痹,历节腰脚疼冷。""柏实……益气,除风湿痹……虚损呼吸历节腰中重痛,益血止汗"。升麻汤"主强壮身有大热,热毒流四肢,骨节急痛,不可忍,腹中烦满,大便秘涩……又主历节肿"(升麻汤:升麻、炙枳实、栀子仁、黄芩各三两,香豉一升,大黄四两,杏仁一升,生姜四两,生地黄四两,人参、炙甘草各二两)。《杂病·杂疗》载"柏枝节煮以酿酒,主风痹历节。""露蜂房、乱发、蛇皮,三味合烧灰,酒服方寸匕,日二。主诸恶疽,附骨痈,根在脏腑,历节肿出"。

三、宋金元时期

经过汉唐长期的经验积累和方药荟萃,至宋金元时期,伴随造纸术、活字印刷术的出现,同时政府重视医药著述,民间医家的著述也日渐增多,个人著作中也有很多创新及不同的学术观点,进入了痹病的大规模总结与争鸣时期。对于历节病的研究,其中综合性医著的代表作有《太平圣惠方》《圣济总录》等大型方书;政府官修实用性方书有《太平惠民和剂局方》;金元诸家具有个人特色的方书如《普济本事方》《严氏济生方》《三因极一病证方论》《丹溪心法》《金匮钩玄》《仁斋直指方论》等。不同学术观点的提出,引发了更加深入的争鸣,金元诸家从临床实际出发,不拘泥经方,敢于提出自己的见解和主张,促进了痹病学的发展。受"古方不能尽治今病"的影响,极力提倡辨证,痹病辨证论治水平明显提高,但是痹病的病名诊断被淡化。

(一) 病名病证

宋金元时期,在病名的分类方面,不再使用前贤所提出的"痹证""历节病""白虎病"等疾病名,而是根据其临床表现及特征重新定义为"白虎风""历节风""白虎历节风"等。同时,金元时期医家朱丹溪首次提出"痛风"这一病名,对后世影响极大,使历节病的研究和定性具有了突破性的进展。

由北宋王怀隐领衔主编的《太平圣惠方》根据其发病时的临床表现,将感受邪毒,骨节疼痛程度较重,多在夜间发病的疾病命名为"白虎风"。如《治历节风诸方》:"夫历节风之状,短气,自汗出,历节疼痛不可忍,屈伸不得是也……血气虚则汗出,风冷搏于筋,则不可屈伸,为历节风也。"北宋赵佶主编的《圣济总录》亦将此病称之为"历节风""白虎风"。《诸风门》:"历节风……所历之节,悉皆疼痛,故谓历节风也。痛甚则使人短气汗出,肢节不可屈伸。"发病部位、发病时间及发病特点为"白虎风之状,或在骨节,或在四肢……昼静而夜发,发则痛彻骨髓……痛如虎啮,故以虎名焉"。宋窦材在《扁鹊心书》中,将感受风寒湿邪而致关节走注疼痛,足膝拘挛的疾病命名为"白虎历节风"。《扁鹊心书》:"风寒湿三气合而为痹,走注疼痛,或臂腰足膝拘挛,两肘牵急……方书谓之白虎历节风。"南宋杨士瀛在《仁斋直指方论》中谓之"历节风",在汉代张仲景所论历节病的基础上,更进一步细致描述了历节风发病时症状特点,如"历节风之状,短气自汗,头眩欲吐,手指挛曲,身体魁羸,其肿如脱,渐至摧落,其痛如掣,不能屈伸。""遍身走痒,彻骨疼痛,昼静夜剧,发如虫啮者,谓之白虎历节"。元朱丹溪提倡用"痛风"一名,有关"痛风"的系统论述,对后世影响极大。《丹溪心法》:"(痛风)四肢百节走痛是也,他方谓之白虎历节风证。"其在《丹溪手镜·痛风》中描述了其发病时间与特征:"痛风……夜则痛甚……上下作痛。"

(二) 病因病机

由政府组织编写的《太平圣惠方》与《圣济总录》博采众家理论,系统总结了历节病的理论成果,同时金元各医家在临床实践中,在继承先贤研究基础上对历节病病因病机的研究提出了很多创新及不同的学术观点,极力提倡辨证,丰富了历节病的临床辨证思路。

《太平圣惠方》中提出"白虎风"之骨节疼痛是因体虚而感风寒暑湿之毒所引起。《治历节风诸方》:"夫历节风之状,短气,自汗出,历节疼痛不可忍,屈伸不得是也。"此由饮酒后腠理开,汗出当风之所致也。亦有血气虚,受风邪而得之者,风历关节,与血气相搏交击,故疼痛也。血气虚则汗出,风冷搏于筋,则不可屈伸。《圣济总录》亦认为"历节风"之关节疼痛是由气血衰弱,血气凝滞而致。《诸风门》:"历节风者由气血衰弱,为风寒所侵,血气凝涩,不得流通关节,诸筋无以滋养,真邪相搏,所历之节,悉皆疼痛。"《仁斋直指方论》中所言继承了《金匮要略》的思想,"盖由饮酒当风,汗出入水,或体虚肤空,掩护不谨,以致风寒湿之邪,遍历关节,与血气搏而有斯疾也"。并根据发病时症状表现的侧重点不同,具体指出:"其痛如掣者为寒多;其肿如脱者为湿多;肢节间黄汗出者为风多。"《普济本事方》提出内生风邪或痰致痹病,"历节疼痛,游走不定,多责之于风""风热夹痰,走注关节而成历节"。朱丹溪在《格致余论》中提出污浊凝涩经脉而致痛。《格致余论》:"痛风者,大率因血受热已自沸腾,其后或涉冷水,或立湿地,或扇取凉,或卧当风,寒凉外搏,热血得寒,污浊凝涩,所以作痛。"在《丹溪心法》中提出痛风因痰、风热、风湿、血虚而致,如《痛风》:"痛风,血久得热,感寒冒湿不得营运,所以作痛,夜则痛甚,行于阴也,亦有血瘀痰逐经络,上下作痛。"

（三）治法方药

这一时期历节病的治疗特点是极其重视辨证施治,论述精辟,治法详备,方药齐备,剂型多样,切于实用。官修大型方书各医家所著方书等不胜枚举,汇集了大量验方、秘方、效方,不仅医方数量增多,而且方剂理论也趋完善,对历节病的辨治具有重要贡献。

《太平圣惠方》收录治疗痹病的处方中开始较多地使用蜈蚣、乌梢蛇、白花蛇、全蝎、地龙等虫类药,剂型丰富多样,有丸剂、酒剂、散剂、浸酒药、摩风膏等。治"白虎风"病的方剂有16个,根据疼痛的发作时间和部位的不同,因症施治,如独活散、虎杖散、赤芍药散、虎骨散、酸枣仁散、当归散、没药散、白头翁煎、麝香丸方、地龙散、防风散、雄黄散（涂方）、地龙粪散（熨之）、燕窠土丸（摩之）、葱白（熨）、皂荚散（熨之）;治"历节风"病的方有16个,如桂心散、茯神散、萆薢散、赤芍药散、海桐皮散、肉桂散、酸枣仁散、松脂散、虎骨散、天雄散、仙灵脾煎、虎骨丸方、雄黄丸方、川乌头丸方、茵芋丸方、昼夜不可忍方;治四肢拘挛方有12个,防风散方、薏苡仁散方、当归散方、独活散方、羚羊角散方、羌活散方、天麻丸方、牛黄丸方、酸枣仁丸方、萆薢丸方、乳香丸方、蜂儿丸方。

《太平惠民和剂局方》对历节病的治疗提倡以补肝肾为主,如"骨碎补丸,治肝肾风虚……筋脉拘挛,骨节疼痛……脚膝缓弱,屈伸不利"（骨碎补丸:荆芥穗、白附子、牛膝、肉苁蓉、骨碎补、威灵仙、砂仁、地龙、没药、自然铜、乌头、半夏）。朱丹溪认为本病内有蓄热、复感外邪、热血郁遏,这对痹病的辨析、用药大有裨益。丹溪治疗痹病重视养血清热,活血祛瘀,疏导凝浊,反对燥热劫阴。其创效方有:"因于风者,小续命汤;因于湿者,苍术、白术之类,佐以竹沥;因于痰者,二陈汤加酒炒黄芩、羌活、苍术;因于血虚者,用芎归之类。大法之方,苍术、川芎、白芷、南星、当归、酒黄芩。在上者,加羌活、威灵仙、桂枝;在下者,加牛膝、防己、木通、黄柏。血虚多用川芎、当归……治痛风,取薄桂味淡者,独此能横行手臂,领南星、苍术等药至痛处。"提出"慎口节欲"调摄原则,影响至今。

《圣济总录》中针对历节病伴随症状的不同,处以不同处方,如:历节风……治脚痿弱者,方投防风汤（防风、白术、白鲜皮、桂、生姜、黄芪、薏苡仁）;治骨节疼痛昼夜不可忍者,方投没药散方（没药、虎胫骨[1]）;治四肢挛急疼痛

---

［1］　现已禁用。下同。

不可忍,短气汗出者,方投透关散(麻黄根、天南星、威灵仙、萆薢、当归、人参、天麻、赤小豆);治血气衰弱,风毒攻注疼痛者,方投乳香大丸(乳香、没药、五灵脂、乌头)。《仁斋直指方论》提出历节风总的治疗原则为:"治法当以温药解其风寒湿之毒,或用和平,则独活寄生汤辈可也。其白虎历节,游走痒痛,虫实为之。"其证治摘取诸家效方,参以《金匮要略》历节病源流及证治经验,如:汤剂用独活寄生汤、羌活汤、乌头汤;散剂用虎骨散、海桐皮散、返魂追命再造散、四妙散、金刀如圣散;丸剂用雄麝丸、麝香丸、神授丸、大补元丸、祛风丸、愈风化痰丸、必用历风历节方;酒剂用虎骨酒、硫黄酒、诸风应效酒、秘传煮酒应效方;外用方用白虎风走注痒痛方、洗药方等。

《普济本事方》中对于久痛顽证的白虎历节病,治以麝香丸,此方可治一切手足疼痛,"治白虎历节,诸风疼痛,游走无定,状如虫啮,昼静夜剧,及一切手足不测疼痛。麝香丸"(麝香丸:川乌、全蝎、黑豆、地龙、麝香、糯米)。许叔微还提出历节有表证时,可用发汗之法,如"历节宜发汗。麻黄散"(麻黄散:麻黄、羌活、黄芩、细辛、黄芪);治肿满疼痛,可用下法,"治历节肿满疼痛。茵芋丸"(茵芋丸:茵芋、朱砂、薏苡仁、牵牛子、郁李仁),周身关节疼痛又见肿满,则脏腑亦受累,此为风湿外侵,由表入里,由浅入深,宜用下法,专泄脏腑、经隧之肿满。《三因极一病证方论》在《金匮要略》治疗历节病的桂枝芍药知母汤、乌头汤的基础上,用附子八物汤(附子、干姜、芍药、茯苓、炙甘草、桂心、白术、人参)治"风历节,四肢疼痛,如捶锻不可忍";用独活寄生汤(独活、桑寄生、细辛、秦艽、防风、肉桂心、牛膝、杜仲、熟地、当归、川芎、白芍、人参、茯苓、甘草),治历节风、腰背痛及脚气流注。《扁鹊心书》中还介绍了用灸法治疗历节病的经验:"风寒湿三气合而为痹,走注疼痛,或臂腰足膝拘挛……方书谓之白虎历节风。治法于痛处灸五十壮,自愈,汤药不效,惟此法最速。"

四、明清时期

发展到明清时期,历节病的相关研究已日臻成熟,一方面表现为对传统的继承与延续,另一方面也出现了革新的趋势,既对历节病原有的学术进行了较全面的总结,从中撷取精华,剔其芜杂,同时又提出了许多新的见解,这一时期对历节病的研究进入了鼎盛时期。在病名、病因病机、治疗总结归纳等方面取得很大成就。著书立说活跃,著述宏富,内容之丰,观点之新,思想之成熟,论述精辟,理法方药详备,全面系统,参合临床应用,考据详实,切于实用,对历节病的研究起到了巨大的推动作用。代表著作有《医学正传》《证治准绳》

《景岳全书》《寿世保元》《万病回春》《医门法律》《张氏医通》《杂病源流犀烛》《类证治裁》《金匮翼》《杂病广要》等。

(一) 病名病证

明清时期的主流思想仍延金元,极力提倡辨证,使历节病的辨证达到了高度的成熟阶段。各医家对历节病病名的研究较宋金元时期细致、规范、准确,纠正了前一时期对历节病病名诊断淡化的现象,并对历节病所表现的证候进行了归类。在病名方面,各医家根据历节病临床表现特点多主张使用痛痹、痛风、历节病、白虎历节风等病名。

明代医家虞抟在《医学正传》中指出白虎历节风即痛风,属痛痹范畴,并形象地描述了其疼痛性质如虎咬,四肢骨节流走疼痛,如《医学正传》:"夫古之所谓痛痹者,即今之痛风也。诸方书又谓之白虎历节风,以其走痛于四肢骨节,如虎咬之状,而以其名名之耳。"明代王肯堂根据历节病不同的疼痛特点,将疼痛游走不定之走注疼痛、历节归为行痹之属,将疼痛较甚之痛风、白虎病、飞尸之类归为痛痹之属,如《证治准绳》"行痹者,行而不定也,称为走注疼痛及历节之类是也……痛痹者,疼痛苦楚,世称为痛风及白虎、飞尸之类是也。""昼则静,夜则动,其痛彻骨,如虎之啮,名曰白虎病"。但又提出走注疼痛与历节的区别,即同篇所言"走注又与历节不同,历节但是肢体疼痛,未必行也";同时指出辨证施治时,须重视病名的诊断及命名,如"由病有不同之邪,亦各欲正其名,名不正将何以施治"。

也有医家分类之不同,将历节风痛归为行痹之类,将痛风归于风痹之类。如明张介宾在《景岳全书》中提出"历节风痛,以其痛无定所,即行痹之属也。""风痹一证,即今人所谓痛风也。""盖风者,善行数变,故其为痹则走注历节,无有定所,是为行痹。""寒气胜者为痛痹。以血气受寒则凝而留聚,聚则为痛,是为痛痹"。明龚廷贤在《寿世保元》中将痛风中痛甚者称为白虎历节风,日久迁延不愈,致膝大胫瘦,称为鹤膝风。如《寿世保元》:"夫痛风者……其病昼静夜剧,其痛如割……久而不愈,令人骨节蹉跌……痛甚者,乃曰白虎历节风、走注风。膝大胫瘦,曰鹤膝风是也。"持同样观点的医家还有明龚廷贤,其在《万病回春》中言:"痛风者,遍身骨节走注疼痛也。谓之白虎历节风。"

清代医家在明代医家对病名归类的基础上,结合其临床症状特点,更为清晰、细致地将历节病进行阐述和归类,为痛痹、白虎历节风、痛风之属。清喻嘉言《医门法律》:"痛风一名白虎历节风,实即痛痹也。"张璐《张氏医通》:

"行痹者,病处行而不定,走注历节疼痛之类……痛痹者,寒气凝结,阳气不行,故痛有定处,俗名痛风是也……遍身骨节疼痛,肢节如槌,昼静夜剧,如虎啮之状,乃痛风之甚者也。"沈金鳌《杂病源流犀烛》:"白虎历节风,痛痹之一证也。以其痛循历遍身百节,故曰历节。以其痛甚如虎咬,故曰白虎历节。"林珮琴《类证治裁》:"痛风,痛痹之一症也,其痛有常处……其历节风,痛无定所,遍历骨节,痛如虎啮,又名白虎历节,盖痛风之甚者也。"尤在泾《金匮翼》:"历节风者,血气衰弱,风寒袭入关节,不得流通,真邪相攻,所历之节,悉皆疼痛,故谓历节风也……历节肿痛……其遍身走痒,彻骨疼痛,昼静夜剧,发如虫啮者,谓之白虎历节。"《医学传灯·痛风》:"痛风者,遍身疼痛,昼减夜甚,痛彻筋骨,有若虎咬之状,故又名为白虎历节风。"日本丹波元坚《杂病广要》:"历节,即行痹、痛痹之属,唐人或谓之白虎病,宋人则联称为白虎历节风,又称之痛风……倘经久不愈者,多变鹤膝风。"

(二) 病因病机

明清各医家佐诸家之说,博采广收,所论病因病机更为全面。症因之分析,精细入微,详察明辨,析理透彻,切中病机,所体现的学术思想十分丰富,既对前代先贤进行了较全面的总结,又提出了许多新的见解,崇尚《黄帝内经》与仲景学说为规范,从中撷取精华,剔其芜杂,来探讨疾病病机与辨证论治方法,揭示了《黄帝内经》《金匮要略》对历节病理论之精蕴,同时还有所发挥。

《证治准绳》认为历节病的病因有六,分别为风、湿、痰、火、血虚、血瘀,邪留筋骨,与荣卫相搏而致痹痛。如《证治准绳》:"留着之邪,与流行荣卫真气相击搏,则作痛痹……随其痹所在,或阳多阴少则为痹热,或阴多阳少则为痹寒……痛属火,肿属湿,兼受风寒而发动于经络之中,流注于肢节之间。"

《景岳全书》指出风为阳邪,寒为阴邪,痹证是气血为邪气闭塞,不能流通而形成的病证;同时提出痹证虽由外邪引起,但病根在经脉空虚,而且病深久内连脏腑,并提出血虚血燥之证。如《景岳全书》"盖痹者闭也,以血气为邪所闭,不得通行而病也……风痹之证,大抵因虚者多,因寒者多。惟血气不充,故风寒得以入之;惟阴邪留滞,故经脉为之不利,此痛痹之大端也。""痹因外邪,病本在经,而深则连脏。""其有遇风雨阴晦而甚者,此正阴邪侮阳之证也。或得暖遇热而甚者,此湿热伤阴之火证也……若筋脉拘滞,伸缩不利者,此血虚血燥证也"。《寿世保元》在此基础之上,更进一步细致地阐述邪气乘虚而入经络致病的理论,提出风寒暑湿之毒乘虚而入,以致阴虚阳弱而致痹痛。《寿世保元》:"夫痛风者,皆因气体虚弱,调理失宜,受风寒暑湿之毒……

腰背手足肢节疼痛,乃血虚气弱,经络枯涩,寒滞而然也。午后夜甚者,血弱阴虚。午前早上甚者,气滞阳弱。"《万病回春》继承《金匮要略》的思想,并在此基础上提出血气、风湿、痰火以致痛。如《万病回春》:"脉,痛风沉弦,肝肾被湿;少阴弱浮,风血掣急;或涩而小,酒后风袭;风寒湿气,合而为痹,浮涩而紧,三脉乃备。痛风者,遍身骨节走注疼痛也……都是血气、风湿、痰火,皆令作痛。"

张璐所著《张氏医通》理论来源基于《黄帝内经》《金匮要略》《景岳全书》和朱丹溪,并有所发挥,提出风寒湿痹其营卫筋骨三焦之病,湿多则肿,寒多则痛,湿气伤肾,肝风夹湿,流走四肢,拘急疼痛。如《张氏医通》"掣者为寒,肿者为湿,汗者为风,三气杂至,伤于血脉之中,营卫涩滞不行,故痛。""痛痹者,痛有定处,乃湿气伤肾,肾不生肝,肝风挟湿,流走四肢,肩髃疼痛,拘急浮肿"《杂病源流犀烛》继承《黄帝内经》风、寒、湿三气致痹,并提出风毒致痹,如:"白虎历节风,痛痹之一证也……其原皆由风、寒、湿入于经络,致气血凝滞,津液稽留,久而怫郁、坚牢,荣卫之气阻碍难行,正邪交战,故作痛不止也……盖以其痛如掣者为寒多,其肿如脱者为湿多,其肢节间或黄汗出者为风多,而三气之为患,固变幻若斯之甚也。"《类证治裁》提出其顽证为湿热痰瘀邪毒入络致痛,如《类证治裁》:"痛风,痛痹之一症也……初因风寒湿郁痹阴分,久则化热致痛……石顽以湿热挟痰挟血入络痹痛……邪毒流注经络。"《医学传灯》提出肝经血少,热极生风,风热血燥而致关节疼痛。

(三) 治法方药

此时期对于历节病的辨治分型论治汇集了明以前中医学术之大成,延续前贤,内容丰富,论述精辟,治法详备,切于实用,以临床治疗为主,所述证候治法尤详,全面系统,参合临床应用,考据翔实,切于实用。并敢于质疑而后验证、诠释进而创新,悉其形证,明其证治,考其方治,分析详明,认真继承中医经典理论与临床诊疗经验。

《医学正传》继承了丹溪思想,所载方剂共 18 首,其中丹溪方 10 首,《太平惠民和剂局方》3 首;祖传方 4 首(九藤酒用治久年痛风,加味三妙丸用治湿热痹痛,川木通汤用治遍身抽掣疼痛,熏洗痛风法用治手足冷痛如虎咬者)。《证治准绳》以临床治疗为主,所述历节病证候治法尤详,如《证治准绳》"伤湿而兼感风寒者……骨节烦疼,状如历节风,脐下连脚冷痹,不能屈伸,宜防己黄芪汤,或五痹汤。""白虎病……痛如掣者为寒多,肿满如脱者为湿多,汗出者为风多……通用虎骨二两,犀角屑、沉香、青木香、当归、赤芍药、牛膝、羌活、秦艽、骨碎补、桃仁各一两,甘草半两,楸叶一握。每服五钱,水煎,临服入麝香少许。""痛属火,肿属湿,兼受风寒而发动于经络之中,流注于肢节之间,用麻黄去节、赤芍药各一钱,防风、荆芥、羌活、独活、白芷、苍术、威灵仙、酒片芩、枳实、桔梗、葛根、川芎各五分,当归、甘草、升麻各二分。""风热成历节,攻手指作赤肿麻木,甚则攻肩背两膝,遇暑热或大便秘即作,宜牛蒡子散"。

《景岳全书》用三气饮及大防风汤治因虚因寒所致痛痹:"风痹之证,大抵因虚者多,因寒者多……此痛痹之大端也,惟三气饮及大防风汤之类方能奏效。"对于血虚血燥证提出"有火者宜从清凉,有寒者宜从温热……血虚血燥证,非养血养气不可"。所列方剂共计72首,其中用三气饮(当归、枸杞、杜仲、熟地黄、牛膝、茯苓、芍药、肉桂、北细辛、白芷、炙甘草、附子、生姜)主治血气亏损,风寒湿三气趁虚内侵,筋骨历节痹痛至极;虎骨散主治风毒走注,疼痛不定;续断丹主治寒湿筋挛骨痛;愈风燥湿化痰丸治历节风,湿痰壅滞,昼夜疼痛无休者。并用外治法膏药贴敷及泡浴治疗关节疼痛,火龙膏贴敷,熏洗痛风法(樟木屑煮沸泡浴)用治手足冷痛如虎咬者。

《寿世保元》中所列附方12首,其中参五秦艽汤(当归、川芎、赤芍、生地、秦艽、苍术、羌活、独活、草薢、五加皮、黑狗脊、黄连、黄柏、黄芩、红花、黄芪、人参、牛膝、杜仲、生甘草)用治血气虚弱之痛风;舒筋散(延胡索、当归、辣桂)用治血脉凝滞,筋络拘挛,肢节疼痛;赶痛汤(乳香、没药、地龙、香附、桃仁、红花、甘草节、牛膝、当归、羌活、五灵脂)用治瘀血痰湿蓄于肢节筋骨间痛;续断丸(黄芪、人参、白术、茯苓、熟地、山药、山茱萸、牡丹皮、薏苡仁、续断、麦冬、石斛、防风、桂心、鹿角胶)用治寒湿之气痹滞关节,麻木疼痛;消风饮(陈皮、白术、当归、茯苓、延胡索、半夏、牛膝、川芎、防己、羌活、独活、秦艽、枳壳、防风、木瓜、甘草)用治手足不能屈伸,周身疼痛。

《万病回春》中对于风湿、血气、痰火致痛之白虎历节风,提出活血疏风、消痰去湿的总治则。如:"痛风在上者,多属风;在下者,多属湿。治用活血疏风、消痰去湿,羌活汤加减。凡治痛风,用苍术、羌活、酒芩三味散风行湿之妙药耳。"病属风湿者,用羌活汤;病属虚寒者,用加味五积散(当归、川芎、白芍、陈皮、半夏、苍术、茯苓、厚朴、羌活、独活、枳壳、桔梗、白芷、干姜、肉桂、麻黄、甘草、穿山甲);用乳香定痛丸(苍术、川乌、当归、川芎、乳香、没药、丁香)治诸风,遍身骨节疼痛;治湿痰流注经络,用清湿化痰汤(南星、半夏、陈皮、茯苓、苍术、羌活、片芩、白芷、白芥子、甘草、木香)除湿化痰;用灵仙除痛饮(麻黄、赤芍、防风、荆芥、羌活、独活、白芷、苍术、威灵仙、片芩、枳实、桔梗、葛根、川芎、归尾、升麻、甘草)治湿热流注肢节肿痛者;用舒筋立安散(防风、羌活、独活、茯苓、川芎、白芷、生地、苍术、红花、桃仁、南星、陈皮、半夏、白芍、威灵仙、牛膝、防己、酒芩、连翘、木通、龙胆、附子、甘草)治四肢百节疼痛。

《张氏医通》中对于行痹提出须"治风治血",痛痹须用"大辛大热"之品,《张氏医通》"行痹者……当散风为主……更须参以补血之剂,盖治风先治血,血行风自灭也。""痛痹者……治当散寒为主,疏风燥湿……更须参以补火之剂,非大辛大温,不能释其凝寒之害也。""寒则仓公当归汤、千金大枣汤、防己汤选用;热则千金犀角汤、当归拈痛汤加姜汁炒黄柏。""掣者为寒,肿者为湿,汗者为风,三气杂至,伤于血脉之中,营卫涩滞不行,故痛,用虎骨、犀角、沉香、青木香、当归、羌活、桂枝、秦艽、牛膝、骨碎补、桃仁、甘草,水煎入麝少许。""历节风毒攻注,骨节疼痛,发作不定,乌药顺气散,不应,五积散。""四肢历节疼,其人短气脉沉,为留饮,导痰汤加减"。外治法:其一以蕲艾斤许,先以一半焙干,摊痛处,外铺灯心草一层,冷则更替,不可抚摸;其二以陈醋五大碗,煎沸,入葱白一斤,将葱裹痛处熨之。《类证治裁》分型论治延续前贤,其中对于历节病顽证的治法提出"石顽以湿热挟痰挟血入络痹痛,症重日久,必加乌、附,驱逐痰湿,壮气行经,便阻必用大黄,或畏峻攻,不知邪毒流注经络,非乌附不能散结"。

《金匮翼》对于历节痛风提出 8 个方,用没药散、大枣汤、白头翁酒治诸风攻痛四肢百节;千金犀角汤治热毒流入四肢,历节肿痛;白花蛇散、牛膝汤、抵圣散、麝香丸治白虎历节,诸风疼痛。《医学传灯》对于风热血燥之痛风,用加味逍遥散治疗,"痛风,由于风热血燥也。所制逍遥散一方,屡试屡验"(加减逍遥散:当归、白芍、熟地、川芎、柴胡、防风、薄荷、连翘、山栀、麦冬、甘菊、丹皮)。日本医家丹波元坚在《杂病广要》中用驱邪诸方如防己汤、附子八物汤、防风汤、黄汤方、石膏汤等主治初起风寒湿外邪侵袭所致历节疼痛;温经活血诸方如赤芍药散方、独活寄生汤、大防风汤、活络流气饮主治寒邪不去,继则深入经脉,结滞不行,阻碍气血之痛风;泻热凉血诸方如犀角汤、潜行散、加味四物汤主治寒邪郁闭日久生热;蠲痛填骨诸方如麝香丸、擒虎散、虎骨丸、中行丸主治历节疼痛,伴有屈伸不利或骨节变形者。

五、近现代时期

近代医家在前人的基础上,结合西医学,从病名病证、病因病机、理论研究、临床研究、实验研究、信息数据库等方面进行了全面、深入的研究。这一时期对风湿病的研究进入了发展创新阶段。

（一）病名病证

近代医家通过对风湿病病深入研究，根据其临床特征，提出痹病与西医风湿类疾病如骨关节炎、类风湿关节炎、痛风性关节炎具有很多相关性，并将临床特征表现为关节疼痛、肿大、变形、不能屈伸、身体羸瘦、骨质受损等的风湿病命名为"尪痹"，其中医病名得到了规范[1]。

焦树德[2]在《尪痹刍议》一文中首次提出"尪痹"病名。李满意等[3]将历节病归为特殊痹，其名称能较好地反映该病的核心特征，如其疼痛范围为遍历周身关节皆痛，其疼痛程度较重，关节屈伸不利，肿胀变形，是一种特殊的、顽固性痹证。雷作熹[4]指出历节病区别于其他痹证，是一个独立的疾病，专指慢性关节痛病证的后期，其临床特征表现为疼痛、关节肿大畸形、活动障碍等，相当于西医学中退行性骨关节病、类风湿关节炎晚期、痛风等。与此同时，有医家对"痹"与"历节病"病证的区别做了比较分析，指出痹的主症特点为肢体重着和活动障碍；历节病突出表现在肢体关节疼痛，关节变形[5]。根据《金匮要略》中历节病的病因之一，阳明热盛、饮酒汗出而致历节痛的病因及其临床表现，后人认为此为痛风的渊源可追溯到这一病名。有学者[6]将历节病结合西医学概括其病证特点为：历节病是一组感染性关节炎、类风湿关节炎、痛风性关节炎等关节炎性疾病病程中，中晚期阶段的风湿免疫性疾病，其晚期表现为肢体尪羸、关节肿大变形。

（二）病因病机

近现代医家在继承前人对病因病机的研究基础上，更加细致、系统、深入地研究痹病发病原因及致病机理，所论病因、病机更为广泛，并指出痹病与其他痹病的区别所在。在痹病病机研究的基础上，大胆提出痹病传规律，拓宽了其临床诊疗思路。

［1］　王文炎,马志毅.类风湿关节炎中医病名的探讨［J］.风湿病与关节炎,2017,6(10):59-61.

［2］　焦树德.尪痹刍议［J］.湖北中医杂志,1982(4):8-12.

［3］　李满意,刘红艳,陈传榜,等.尪痹的源流及临床意义［J］.风湿病与关节炎,2019,8(6):56-60.

［4］　雷作熹,罗仁.历节与痹源流考辨［J］.中医药学刊,2004,(2):259-260.

［5］　唐瑛,赵庆,闫颖,等.痹与历节病名考辨［J］.中国中医基础医学杂志,2016,22(1):10-11.

［6］　刘征堂,韦云,吴斌龙.《金匮要略》历节病诊治要点探讨［J］.中国中医基础医学杂志,2020,26(9):1237-1238.

焦树德[1]指出风寒湿邪深侵入肾,并影响到肝,波及骨髓,这是尪痹与他痹不同之处。痹证是以外感湿邪侵袭机体为主,从而引起肢体活动障碍的疾病;而历节病发病之本在于肝肾不足,复感外邪,湿、痰、瘀等病理产物痹阻筋脉骨节,久致关节变形,屈伸不利,反复发病。李满意等[2]提出尪痹的基本病机为肾虚邪滞,不通不荣,将其病因概括为"虚邪痰瘀",即正虚邪侵,其病因多端,多与肾虚、邪侵、痰瘀有关。同时提出"虚邪瘀"既是病因病机,又是证候类型,并分别采用扶正、祛邪、活血通络的治则进行论治。有研究者进一步具体指出正虚主要指肝肾亏虚、阴阳两虚、气血两虚等;病邪主要有风、寒、湿、热、痰、瘀、毒等。历节病发病的内因以脏腑亏虚为主,除肝肾不足以外,亦与脾胃亏虚有关。脾胃亏虚,气血生化乏源,日久导致肝肾不足,筋骨失养,营卫失职,痰湿、瘀血滞于筋骨关节,以致关节疼痛,屈伸不利[3]。对于寒湿偏重的历节病,以关节疼痛剧烈、不能屈伸为主症,常伴形寒、肢冷者,主要为阳虚寒凝经脉所致。脾肾阳虚,寒凝经脉,以致关节冷痛,痛势剧烈,屈伸不利,治疗当温阳散寒,温补脾肾,温经散寒止痛。也有些医家对于历节病病因病机的研究以"毒"立论,提出"毒邪致痹"的观点。

肖长虹[4]认为类风湿关节炎的中医研究应重视毒邪致痹,毒邪的性质除已提出的热毒、湿毒、风毒、瘀毒以外,创造性地提出"尪毒"作为总的概括,应提倡祛毒通痹,祛尪解毒的治则治法。有医家持同样观点,认为毒瘀为痹证的重要成因,"毒"为外因,"瘀"为内在基础,内外相合为痹,治疗上应解毒祛瘀,扶正祛邪[5]。此外,一些医家亦认为导致关节肿胀、疼痛以热毒、痰瘀为主,毒、痰、瘀胶结筋骨,以致关节肿胀、疼痛反复发作,缠绵难愈[6]。有医家将历节病特征性临床表现的病因归为"水寒血败","血败"为内因,责之于肝肾亏虚、湿蕴中焦、阴亏血少、阳气不足;"水寒"即外感风寒湿邪,水寒伤血,血虚

　[1]　焦树德,杜甫云.尪痹的辨证论治[J].中医杂志,1992(3):11-13.
　[2]　李满意,娄玉钤.娄多峰治疗痛风经验总结[J].中华中医药杂志,2019,34(11):5238-5240.
　[3]　杨满妹,谢凌鹏,周楚莹,等.历节病因病机的探讨[J].广西中医药,2015,38(4):47-48.
　[4]　肖长虹.类风湿关节炎的中医研究应该重视毒邪致痹[J].中国中西医结合杂志,2017,37(7):773-774.
　[5]　吕柳,马悦宁,应森林."以毒立论"在治疗痹证中的应用[J].长春中医药大学学报,2018,34(4):707-709.
　[6]　吕柳,李云龙,马悦宁,等.类风湿关节炎肿胀之病因病机思考[J].风湿病与关节炎,2020,9(5):53-54.

而寒渗入关节,阻碍气血运行,以致身体赢瘦、关节疼痛、肿大变形[1]。有医家运用经方病传理论分析历节病的传变规律,指出历节病的核心病机为津血亏虚,外受风寒湿邪,水热互结,痹阻关节,从而引起关节疼痛、肿胀,历节日久,后期可传为癫病、虚劳病,其中癫疾是在津血亏虚的基础上复感风邪,风邪扰乱体内气机而成;虚劳病即为津血亏虚不能濡养机体的极期[2]。

第二节 地理 - 气象 - 体质多重致病因素的思考

谋求生存发展与环境的平衡,是人类永恒的主题,我们"需要一个动态的、历史地理的视角来调查疾病的背景、迁移、区域特征和疾病消失"[3]。根据世界卫生组织的数据,全球 24% 的死亡与环境有关,近 1/4 的疾病负担与不健康的环境条件有关。在过去的几十年里,由于人类过度开发和自然系统的广泛污染,严重急性呼吸综合征、中东呼吸综合征和禽流感等疾病给社会生态系统带来了极大的挑战[4]。环境的变化影响了众多疾病谱,也深刻地影响着类风湿关节炎的发病。类风湿关节炎常累及多个系统,致病因素众多。先贤将人的生理、病理与自然界有机地联系在一起,形成了独具特色的中医地理 - 气象 - 体质学说。

一、地理系统

地理学是一门综合性的学科,着重研究地理环境与人类活动的关系。《黄帝内经》中包含许多地理学的内容:① "阳气者若天与日,失其所则折寿而不彰"。太阳辐射与地表温度密切相关,是水、大气、生物活动的主要动力。纬度差异导致热量的不同,是影响地理环境形成和变化的重要因素。② "积

[1] 寇久社,张欢,张保平,等. 基于《金匮要略》历节病论治大骨节病思路探讨[J].陕西中医,2019,40(8):1116-1119.

[2] 刘雨佳,瞿溢谦,曹灵勇,等. 从经方病传理论探讨历节病机及病传规律[J].中华中医药杂志,2020,35(12):6050-6052.

[3] ARRIZABALAGA J. At the intersection of medical geography and disease ecology: Mirko Grmek, Jacques May and the concept of pathocenosis [J]. History and Philosophy of the Life Sciences, 2018,40(4):71.

[4] YANG X, LO K. Environmental health research and the COVID-19 pandemic: A turning point towards sustainability [J]. Environmental Research, 2021,197:111157.

阳为天,积阴为地……寒极生热,热极生寒"。受热地区大气膨胀上升,受冷地区空气收缩下沉,形成热力环流。③"南方生热……西方生燥……北方生寒……不用地之理,则灾害至矣"。南方纬度较低,离太阳近,接受太阳辐射量较多;西方因各大山脉的阻挡,暖湿气流难以到达,又处在副热带高气压带,盛行下降气流,比较干燥;北方属于大陆性气候,纬度较高,太阳辐射少,气温低[1]。

历代医家非常重视各方域地理环境与发病的关系,在分析流行性、地方性疾病的发生或流行时,常与地理特点联系起来,综合辨证论治。在吸收医学地理学、地貌学、物候学、水文学等学科研究成果的基础上,进行多学科交叉研究,为系统、宏观的中医地理学科奠定了基础[2]。远古时期,身处华夏文明发源地的黄河流域土地肥沃,地下水和地表水都很丰富,环境温暖而湿润。受东亚季风环流的影响,形成了典型的四季分明的温带、亚热带季风气候,春夏秋冬四季分明而夏季时间较长,为古人的生息和繁衍提供了自然基础[3]。我国东部、南部临海,西南倚世界最高的山脉,西部有沙漠和雪山,北临大草原,独特的地理条件,使得中国文化形成了自己独特的风格特征,也影响着中医医者的认知方式[4]。

(一)地理环境影响人体体质

我国疆域辽阔,地形地貌和气候特点不同,人们的体质和多发病也迥然不同。先贤早在商朝就已经认识到地理环境可以影响人体的体质,春秋战国时期的《晏子春秋》提出"水土异也",《大戴礼记·易本命》中也有"沙土之人细,息土之人美"的论述。纬度、海陆位置、海拔的不同形成了特定的地理环境,造成了生物生态、体质的明显地区性差异,人地关系紧密地结合在一起。

(二)地理环境影响疾病类型

地理环境也影响着某些地区的流行病、常见病。寒冷的北方以及山区多见痰喘、慢性支气管炎,江河湖海湿地区域多发风湿性关节炎。足癣多见于东南地区,与潮湿温暖的环境有关。恙虫病多发于岭南以南和云贵高原以东的亚热带地区,逢夏秋季节,当人们在草地上躺卧、静坐时叮咬人体传染致病。

[1]穆小庆.《黄帝内经》作为地理教学资源的应用研究[D].北京:首都师范大学,2013.

[2]谈运良.倡建"中医地理学说"[J].吉林中医药,1986(6):1-2.

[3]李鸿涛.从气象地理学角度探讨中医五行生克制化规律的科学内涵[D].北京:中国中医科学院,2006.

[4]丁宝刚,孟庆刚.地理和文化环境对中医医者认知方式的影响[J].中华中医药学刊,2011,29(11):2440-2442.

大骨节病多见于川藏高原到东北的狭长地带的山区和半山区[1]。

(三) 地理环境影响道地药材

受地理环境的影响,不同地区的中药药效亦不同。药材的形成受到了温度、湿度、降水、风、地形、土壤、微生物等因素的影响,因生长地域、环境、年限、采收时节等不同,导致性能的差异,也奠定了药材道地性的基础。沈括在《良方》序中提到:"况药之所生,秦、越、燕、楚之相远,而又有山泽、膏瘠、燥湿之异禀……"缪希雍在《神农本草经疏》中提出"白芷得地之金气……味辛气温。""黄芩禀天地清寒之气"。石寿棠《医原》云:"且地气不同,如麦冬本甘,今甘中带辛,杭产者辛味犹少,川产者辛味较多。"[2]

地理环境还影响着医生的用药习惯。孟河医派名医谢利恒认为川蜀之人长年饮用青藏雪山源出的长江水,多用乌头、附子。而江南滨海地暑气湿热,肌肤薄脆,腠理开疏,故当地的医生罕用乌头、附子。麻黄、柴胡在四川以钱计者,至江苏则以分计[3]。可见,研究各地区药材质量和性能的差异性及其与地理环境的关系,有助于中药的栽培更加合理化,提高临床辨证用药的准确性。

(四) 地理环境影响中医流派

地理环境、四时气候的不同,导致了人群体质以及临床疾病的多样性,也对中医流派产生了深刻的影响。刘完素、张子和居于北方,风气刚劲,其人多彪悍雄武,病多实证,宜寒凉、攻下[4]。江浙的朱丹溪认为"西北之人阳气易于降,东南之人阴火易于升",十分注重地域差异对发病的影响。创立温病学说的江南医家因地域的差异,积累了诸多与北方医家不一样的实践经验,故形成了卫气营血辨证、三焦辨证等温病辨证体系。可见医学流派的产生离不开环境的影响,理解医家的不同学说也应放在大的历史、地理环境中,否则其现实意义难寻。

(五) 地理环境影响微量元素和地方病

地理环境、生态状况不同,微量元素的多寡含量和摄入亦不同,因此病区的分界线也往往是地质地理环境的分界线。例如我国西南地区常有地方性

[1] 张立毅,林剑浩.大骨节病的治疗方法及研究进展[J].中华地方病学杂志,2021,40(3):248-252.

[2] 朱爱云,顾雨甜.浅析地理环境对中医药文化的影响[J].地理教育,2020(4):63-64.

[3] 张如青.论谢利恒地理医药学思想[J].中医药文化,2015,10(5):10-14.

[4] 彭榕华.地理环境对中医文化的影响刍议[J].中医学报,2013,28(4):520-522.

天然氟中毒症。早在嵇康《养生论》中就有"颈处险而瘿,齿居晋而黄"的记载,描述了地方性氟中毒的氟斑牙表现。这在山西阳高许家窑人的古人类化石中就有发现,而现在陕西渭南等地居民中也不少见。克山病多发于山地、丘陵剥蚀地带,与发病区域的粮食及患者体内缺少硒、钼有关,而缺硒地区的冠心病病死率是富硒地区的3倍。远离海洋的高山地区地方性甲状腺肿发病率高,与土壤、食物中缺碘有关。汉代居延是生存环境极度恶劣和土壤有效锌极度缺乏的地区,其土壤中缺乏锌导致人体的免疫力降低,因而伤寒的发病率较高。从锌的分布来看,我国南方酸性土壤锌元素含量较高,在长江以北的石灰性土壤中含量比较低[1]。

不同纬度位置、海陆热力性质、地形起伏还可影响大气环流,形成不同的地方病。如亚热带、温带水体污染钉螺分布的河湖,多血吸虫病。平原地区多河湖沼泽、杂草、昆虫孳生,常有疟疾、黄热病、流行性乙型脑炎、登革热流行。岭南夏秋之季湿热环境下多见瘴疟,东南沿海湿热疫毒致丝虫病,新疆、内蒙古等乡村有黑热病流行,温带半干旱地区多见土拉菌病等[2]。由此可见,"因地制宜"具有重要的现实意义。

二、气象环境系统

天气系统是一个复杂系统,其变化受日照、下垫面、大气环流等多种因素的影响。《灵枢·岁露论》"人与天地相参也,与日月相应。"气象是影响人体最重要的环境因素。著名医学气象学家阿塔利提出"气候是引起和加剧百病的决定性因素",气象因素和疾病之间存在着微妙的关系。《素问·宝命全形论》有云"人生于地,悬命于天"。我国领土辽阔广大,海陆热力性质差异较大,大陆性季风气候显著,气候复杂多样,人们在趋利避害、谋求生存发展与环境的平衡的认识进程中,形成了极具特色的外感病因学说,并在环境的变化中不断深化。近几十年来,许多国家都在积极探索气象环境与人类健康的关系。

(一) 气温和湿度变化对疾病谱的影响

明清时期我国气候相对寒冷,洞庭湖、鄱阳湖、淮河多次结冰,冰冻的湖面甚至可以行人、通车。这一时期温补学说兴盛,医家多精研温补治法理论。

---

[1] 西振岩.两汉时期伤寒病的地理变迁[D].郑州:郑州大学,2016.
[2] 周晓平.气象环境对温病发病影响的研究[D].南京:南京中医药大学,2007.

温补学派大家张景岳提出了"阳非有余"和"气不足便是寒"的理论,治疗倡用温阳益气之品。而抨击温补学派的徐大椿、陈修园,则生活在寒冷期相对温暖的 1720—1840 年间。可见气候的改变也影响着医家对疾病病性的认识和寒温用药的倾向。

急性感染性疾病(夏季肠道传染病、冬季呼吸道传染病等)多归属于温病范畴,气候和环境对其发病的季节性和周期性有很大的影响。气候突变和重大气象灾害易导致传染病的流行,引起感染性腹泻、霍乱、病毒性肝炎、痢疾、伤寒等的流行[1]。"大灾之后必有大疫",是劳动人民数千年来对疫病发生规律的总结。

15~28℃是人体最适宜的温度。若气温急剧异常升高或环境炎热,皮肤长期处于炎热环境可引起热激红斑。持续性高温能引起精神性神经障碍、热射病,抑制胃腺、胰腺和肠腺的分泌。而寒冷的冬季,气温骤降,细胞间隙形成冰晶,细胞变形,则引起冻疮和冻伤。冬季气温下降1℃也会导致脑血管死亡、肺炎和呼吸系统死亡的风险增加。研究发现,寒潮与心血管疾病死亡率有关[2]。《灵枢·痈疽》"寒邪客于经络之中则血泣,血泣则不通"。寒冷刺激会促使交感神经兴奋、末梢血管收缩,增加心脏的泵血负担。而夏季气候过于炎热,也会有"炎火行,大暑至……故民病少气……甚则瞀闷懊憹,善暴死(《素问·六元正纪大论》)"。高温天气下,周围血管舒张,出汗较多,血液黏度增加,诱发血栓形成,故心脑血管疾病易在夏季发生。阳光和紫外线还可诱发系统性红斑狼疮。年平均气温低和相对湿度大的环境,宫颈癌的发病率和病死率较高。

温度也可影响心理健康状况,抗精神病药、抗抑郁药等能够降低人的体温调节功能,出现对热的不耐受,影响患者心理状态。环境温度还会造成基因突变,诱发老年人和新生儿 DNA 甲基化[3]。高温还能促进抗药性可遗传因子的水平基因转移,提高病原体生长率。天气急剧变化还会诱发或加重某些疾病。锋面活动附近天气变化非常剧烈,容易引起人的自主神经紊乱;冬季冷锋过境时,感冒、肺结核、咯血、脑出血发病率及心脏病卒死发病率

[1] 李志,陆智宇,陈郁,等.我国洪涝灾害的医学地理分布特点及卫勤保障[J].人民军医,2019,62(7):600-604.

[2] MARIE ABÈLE B. Causal modeling in environmental health [J]. Annual Review of Public Health,2019,40(1):23-43.

[3] PETERS A,NAWROT T S,Baccarelli A A. Hallmarks of environmental insults [J]. Cell,2021,184(6):1455-1468.

升高。

湿度对疾病也有一定影响。病毒偏爱低温低湿的环境。在寒冷的条件下,会导致呼吸道毛细血管痉挛、缺血,鼻腔分泌的免疫球蛋白减少,诱发支气管炎。夏季空气湿度大,久受浸渍的表皮容易发生脱落。高温高湿环境易致汗腺导管口闭塞,汗液渗入组织引起刺激,引发痱子。高温多雨环境为细菌的滋生提供了温床,在西南山区的云贵川地区,湿热气流不易扩散,极易造成鼠疫等传染病的大规模流行[1]。而空气中湿度的降低会引起秋季燥咳。

(二)大气环流对空气微生物菌相的影响

大气环流异常造成空气微生物菌相变化,对疾病的发生与流行起间接作用,目前人类对微生物与气候变化之间的联系所知甚少。高层大气能够成为微生物的"全球运输系统"和"特殊走廊",介导微生物循环模式,通过运输宿主和疾病的传播媒介,影响疟疾、寨卡病毒病、霍乱、鼠疫等传染病的发生和传播,对疾病谱也产生了重大影响,导致传染病病原体的存活变异、微生物代谢毒力改变。而病毒变异出现的新的传染病,如甲型 H1N1 流感、严重急性呼吸综合征、H7N9 禽流感等,为疾病的诊断和治疗带来极大挑战。多种肿瘤、糖尿病和心脏病(如风湿性心脏病、肺源性心脏病等)等所谓慢性非传染性疾病,往往与微生物感染有关,许多慢性病患者也往往死于微生物和/或寄生虫的并发感染。温病学的研究已经触及微生物与气候变化和人体疾病之间的关系问题。

(三)气流对人体神经、精神的影响

风为六淫之首,气流可以影响对流和蒸发散热,有助于调节体温和主观感觉,但持续强烈的气流可以引起神经、精神过度紧张。热风使人抑郁不适;寒冷环境中空气流速增大导致体温下降,人体舒适度降低,诱发心血管病发作。中医学六淫中的风邪涵盖了日照、气流、空气悬浮物等多种综合气象因素[2]。

(四)气压对人体生理和心理状态的影响

气压微小变化会影响人的生理和心理状态。自然气压下降时,肺泡中氧分压以及动脉血氧饱和度都随之下降,导致人体发生一系列生理反应。低气

---

[1] 吴雨.民国时期云贵川地区疫灾流行与公共卫生意识的变迁研究[D].武汉:华中师范大学,2019.

[2] 郭蕾.中医学天人相应论的研究[D].济南:山东中医药大学,2001.

压会引起心脏病、风湿病、关节炎、结核病等发作或病情加重,气压升高可激发脑卒中发病率上升,气压在一定程度上成为人体的生理气象指示器。低气压下的阴雨和强降温天气还会影响人的心理变化,使人产生压抑感,自主神经趋于紧张,释放肾上腺素,导致血压上升、心跳加快、呼吸急促。

(五)光照对人体的双重影响

随着越来越多工作从室外转移到室内,阳光照射不足已成为一个重大的公共卫生问题。阳光对人类健康有许多影响,能够提升血清内啡肽水平和时钟基因 α-period 1、α-Clock 的表达,增强皮肤一氧化氮储存的释放[1]。紫外线中的 UVB 可使皮肤中的 7- 脱氢胆固醇转化为维生素 D,提高免疫力,维持人体健康。我国自古就有很多日光养生的经验。《素问·四气调神大论》中有"必待日光""无厌于日"的描述。孙思邈在《备急千金要方》提出小儿调养要"数令见风日",通过晒太阳预防和治疗佝偻病。

自然和人造光照射对人体健康的影响是多方面的。室外光照可以预防儿童近视,调节眼球大小,促进视网膜中释放神经递质和维生素 D 合成。而夜间的人造光暴露会减少睡眠时间和褪黑激素的释放,是引发女性乳腺癌的危险因素。褪黑素是一种致癌抑制剂,低褪黑素浓度可能导致乳腺癌的发生[2]。

(六)大气环境对传染、非传染性疾病的影响

在 20 世纪中叶,许多城市地区都出现了严重的环境污染暴露,WHO 提供的分析表明,每年有超过 700 万人死于空气污染的影响。全球 40% 的缺血性心脏病、40% 的中风、11% 的慢性阻塞性肺疾病和 6% 的肺癌死亡是由室外空气污染引起的[3]。长期吸入低浓度污染物会造成呼吸道损伤,诱发多系统疾病。因环境问题引发的大气颗粒物增多,正在成为"杂气"致病的新来源。如哮喘与变应原、烟雾和空气污染等环境因素暴露有关。环境污染物暴露(如杀虫剂、烟草烟雾和细颗粒物)在心血管疾病的发生和严重程度中也逐渐引

[1] HOLICK M F. Biological effects of sunlight, ultraviolet radiation, visible light, infrared radiation and vitamin D for health [J]. Anticancer Research, 2016, 36(3): 1345-1356.

[2] ROJAS-RUEDA D, MORALES-ZAMORA E, ALSUFYANI W A, et al. Environmental risk factors and health: an umbrella review of meta-analyses [J]. International Journal of Environmental Research and Public Health, 2021, 18(2): 704.

[3] GROOPMAN J D. Highlight article: environmental health in the biology century: transitions from population to personalized prevention [J]. Experimental Biology and Medicine, 2019, 244(9): 728-733.

发关注[1]。过敏原等环境暴露还可以激活免疫反应和间接诱导氧化应激,并改变皮肤微生物群。在有利的地形和气象条件下,大气污染有时候还会造成严重的危害,造成短时间内大量的人群发病或死亡,类似于中医温病学中提到的"病大至,民善暴死"。

无污染、绿色的环境对心理健康有着不容忽视的影响。接触绿色空间(自然保护区、荒野环境和城市公园)有利于减少精神疾病,增加幸福感。每周与自然环境接触一小时,可以改善心理健康状况,接触 3~5 小时后个人健康状况和主观幸福感指数可达到峰值[2]。污染引起的环境变化会引发慢性和创伤后压力,最常见的是创伤后应激障碍、抑郁症、焦虑,使已有精神疾病患者的健康状况恶化[3]。

过去的二十年间,与气候变化有关的非传染性疾病逐渐增加。生物多样性减少、城市化进程加快、绿地逐渐萎缩和全球过度流动性促进了传染病大流行的快速传播。除死亡率外,环境污染在引发残疾方面也起主要作用,并影响其他主要死亡原因的发生和进展。颗粒物通过损害气道和免疫系统,使个体更容易受到感染性攻击,还可以作为空气中病毒的载体,保护病毒免受紫外线辐射,延缓沉降,并更有效地将病毒输送到更深的气道中。在感染的早期阶段,空气污染引起的炎症和氧化应激使疾病的进程加快,从而导致更高的致死率[4]。

气候和空气污染还被认为会影响病毒性呼吸道感染。COVID-19 大流行已导致全球数千万人感染和数百万人死亡,SARS-CoV-2 可通过说话、打喷嚏和咳嗽产生的气溶胶和飞沫在空气中传播。正如吴又可所说:"疫者……无论老少强弱,触之者即病。"气象因素对多种传染病的发病率和死亡率均有着明显的影响。

空气感染危害性如此之大,主要与人体呼吸道的生理结构有关。人类呼吸道是一个巨大且具有空间异质性的生态系统,由长达上百千米的气道和面

[1] LEUNG J M,MARTINEZ M E. Circadian rhythms in environmental health sciences [J]. Current environmental health reports,2020,7(3):272-281.

[2] MATHEW P W,IAN A,JAMES G,et al. Spending at least 120 minutes a week in nature is associated with good health and wellbeing [J]. Scientific Reports,2019,9(1):7730.

[3] REUBEN A,MANCZAK E M,CABRERA L Y,et al. The interplay of environmental exposures and mental health:setting an agenda [J]. Environmental health perspectives,2022,130(2):25001.

[4] DI CIAULA A,MOSHAMMER H,LAURIOLA P,et al. Environmental health,COVID-19, and the syndemic:internal medicine facing the challenge [J]. Internal and Emergency Medicine,2022,17 (8):2187-2198.

积大于皮肤表面三十倍的表面组成,是微生物生存和繁殖的良好场所。空气中的微生物气溶胶经呼吸道吸入后,沉积在咽部而被吞入消化道,经由巨噬细胞的吞噬功能而转运至其他系统导致感染。病毒粒子通过污染空气,被吸入或咽下后导致发病。古代医家提及的"食注"(消化道感染),《备急千金要方》所言霍乱"皆因食饮,非关鬼神"即是此类。

地理、气象条件变化带来疾病谱的更迭。"运气不齐,古今异轨",对待新的情况不能单纯停留在经验性的治疗层面,而是要根据病原传播途径、气候环境特点、临床表现及流行病学特征,借鉴西医学新技术和新方法来分析和研究其发病机制,从而进行针对性的辨证、辨病论治[1]。相信我们能够沿着古代先贤的足迹,不断拓宽对疾病病因、发病机制的认识,更好地推动医学的发展。

第三节 类风湿关节炎发病中的昼夜节律

一、中医对昼夜节律的认识

中医学对昼夜节律的认识最早追溯至《黄帝内经》,《灵枢·经脉》阐述了十二经脉气血流注昼夜节律。而历代医家将五脏精气的周期性消长总结为"相、旺、休、囚、死"五个阶段状态,与昼夜之中的"平旦、日中、日昃、下晡、夜半",以及一年"春、夏、长夏、秋、冬"五季之间存在着固定的关系。《黄帝内经》中最早借用海水的潮汐现象来描述人体的月节律,《灵枢·岁露论》"故月满则海水西盛,人血气积……至其月郭空,则海水东盛,人气血虚";《素问·八正神明论》中也详细描述了人体气血因为受到月相周期的影响,从而表现出盛衰变化的月节律,其中女子的月经周期节律是人体月节律的典型代表。在《素问·脉要精微论》中指出"春应中规,夏应中矩,秋应中衡,冬应中权""春日浮,如鱼之游在波;夏日在肤,泛泛乎万物有余;秋日下肤,蛰虫将去;冬日在骨,蛰虫周密,君子居室"。《素问·平人气象论》将脉象年节律描述为"春弦、夏钩、长夏软、秋毛、冬石"。

---

[1] 马艳苗,刘明燃,宋博,等.中医气象-地理-体质学说述略[J].中华中医药杂志.2024,39(9):4572-4576.

有学者将促肾上腺皮质激素和皮质激素的昼夜节律作为"人气"昼夜变化的客观指标。同时发现,"人气"可能与多种内分泌节律密切相关。现代时间医学研究为十二经脉气血流注昼夜节律提供了实验依据,如正常人肾小球滤过率和肾血流量峰值在 17:30,与肾经气血旺盛于酉时相符,正常人心率曲线在中午 11:00—13:00 上升幅度最大,与心经气血旺盛于午时一致。现代研究证明,促肾上腺皮质激素和肾上腺皮质激素水平在清晨升高,下午降低,夜间达到最低,与人气的生、隆、衰昼夜变化一致。肾阳虚患者的促肾上腺皮质激素和肾上腺皮质激素水平低下,节律紊乱。

人体适应昼夜节律对自身免疫有着重大的意义。无独有偶,中医学也认为卫气有防御的作用,人寤时卫气在体表有防御外邪的作用,寐时卫气入于阴分,则需要注意加盖衣被,否则"虚邪贼风"(致病因素)易侵袭人体而致病。在痹证的发病与治疗中也体现了这一点。

(一) 体虚邪侵,营卫不通

《素问·气穴论》提出营、卫由络以通的观点:"孙络三百六十五穴会,亦以应一岁……以通荣卫。"《素问·五脏生成》曰"卧出而风吹之,血凝于肤者为痹"。痹病又称"历节病",历节起病多由外邪伤及营卫所诱发。《金匮要略》曰:"荣气不通,卫不独行,荣卫俱微,三焦无所御,四属断绝,身体羸瘦,独足肿大,黄汗出,胫冷,假令发热,便为历节也。"由于禀赋不足或素体不健,营阴卫气亏虚,脏腑功能低下,或因起居不慎,寒温不适,或因劳倦内伤,生活起居失调,腠理失密,卫外不固,则风、寒、湿、热诸邪由外乘虚而入络,发为痹病。

《素问·痹论》曰:"荣者……乃能入于脉也,故循脉上下,贯五脏,络六腑也……逆其气则病,从其气则愈,不与风寒湿气合,故不为痹。""逆其气"即营卫不和。营卫不和,则藩篱不固,腠理疏松,风寒湿乘虚内侵,正气受阻,不能宣行,络脉阻滞发为痹病。

(二) 调和营卫气血阴阳,顾护"胃气",以补为"通"

营卫气血阴阳失和与络病密切相关,也是发病之内因所在,故运用合适的药物或方法,使营卫气血调和,阴阳平衡,可达到正气存内、邪无留处之目的。风湿病中常见气虚、血虚、阴虚、阳虚、肝肾虚损、脾胃虚弱等证候,以内治方法为例,相应地运用补气、养血、滋阴、温阳、补益肝肾、健脾益胃为主治疗。

痹病治疗以补为"通"。《叶氏医案存真》曰:"阳明者……主束筋骨,而利机关,阳明不治,则气血不荣,十二经络,无所禀受,而不用矣。卫中空虚,营行不利,相搏而痛,有由然也。法当大补阳明气血,不与风寒湿所致成痹者同治。"故后世医家常从阳明入手,重视调和营卫,补益气血,通阳宣络以祛除痹邪。喻昌曰:"治络病者,须知保护胃气,勿犯中宫;用药当晓循经入络,渐次达及阳明"。因此,从络治痹要不忘顾护胃气[1]。

二、类风湿关节炎的昼夜节律表现

类风湿关节炎(rheumatoid arthritis,RA)是一种病因未明的慢性、系统性疾病,主要特征为炎性滑膜炎,以腕关节、掌指关节、近端指间关节及足等小关节的对称性、侵袭性关节炎为主要表现,可能伴随关节外器官损害,如肺间质病变、周围神经损害等。大多数 RA 患者血清类风湿因子、抗 CCP 抗体呈阳性,RA 可导致关节畸形及功能丧失。RA 的发病可能与遗传、感染、性激素等有关,可发生于任何年龄,但以中年女性发病为多,女性发病率为男性的2~3 倍。

(一) RA 的临床表现

类风湿关节炎是一种自身免疫性疾病,其病症表现具有昼夜节律性的变化。具体来说,RA 患者的临床症状在一天中的不同时间表现出不同的严重程度。

RA 临床症状如关节疼痛及僵硬具有昼夜节律性,晨僵被纳入1987 年美国风湿病学会发布的 RA 诊断标准。早在 20 世纪 80 年代,ROBERTSON 等[2]研究认为,RA 疾病活动度有昼夜节律,在凌晨 2 点至 4 点之间活动度最大,下午活动度最小。RA 患者关节疼痛具有显著的时间特征,疼痛在晨起较下午和晚上更重。RA 患者通常在早晨起床时经历明显的关节僵硬和肿痛,这种晨僵现象会随着一天的推移而逐渐减轻。RA 患者掌指关节超声信号早晨较高,下午和夜间逐渐降低,具有明显的昼夜节律性,并且与疾病活动度呈正相关。SIERAKOWSKI 等认为,RA 清晨加重的临床症状与促炎细胞因子白介素 -6(interleukin-6,IL-6)的昼夜节律,以及夜间抗炎介质皮质醇的分泌不足相关。针对 RA 患者晨起症状加重的特点,夜间给药后,可有效抑制午夜细胞因子的产生,恢复患者的晨僵。

RA 的关节僵硬和疼痛在晨起时剧烈,体现了其病理特征的昼夜节律性,促炎因子在其炎症反应中起了关键的作用,其节律性与 RA 的炎症持续存在

[1] 马文彬.艾灸治疗 RA 抗炎效应的 HPAA 节律机制研究[D].成都:成都中医药大学,2014.
[2] ALLADA R,BASS J. Circadian mechanisms in medicine [J]. The New England Journal of Medicine,2021,384(6):550-561.

有直接联系。白介素 -6、肿瘤坏死因子 -α（tumor necrosis factor-α，TNF-α）等炎性因子在清晨的异常升高是 RA 晨僵症状的关键因素。研究发现，根据 TNF-α 的昼夜分泌节律性选择一个合适的时间给药治疗 RA，可以起到较好的疗效。

疼痛定时发作节律呈余弦曲线变动，其基本模式由 00：00 始定时发作数逐渐上升，05：00—06：00 升至最高峰，然后递降，11：00 前后降至谷值；复再度上升，至 16：00—17：00 达相对高峰后又渐次下降，22：00 前后为第二个波谷，然后又呈现缓慢上升趋势。该节律以 12 小时为周期而昼夜变动。

风湿病疼痛的定时发作节律是在风湿病疼痛发作或加重的昼夜节律基础上，带有一定自律性的节律性精细变动形式。研究认为有以下因素在疼痛昼夜节律的形成机制中发挥了作用：内源性的机体生理功能昼夜变动规律的影响，病邪昼夜变动规律的影响，睡眠 - 觉醒节律的影响；外源性光照周期、强度的影响，药物作用的影响，环境气象因素的影响。而疼痛定时发作节律、与之呈基本负相关的定时缓解节律，二者可初步认为是以上内、外多种因素定时变化特性的综合反映与结果。

而病邪变动规律，可能有所紊乱的生理节律以及环境温差、气压、明暗等具有周期变化特征的诱发因素协同作用，便可导致疼痛休作有时现象的进一步发生。

随着 RA 与炎性因子的节律相关性研究的深入，发现炎性组织和细胞中有各种不同的昼夜节律基因，通过信号通路传导到中央生物钟。生物钟对 RA 炎症中起关键作用的基因和蛋白的表达和活化进行调控。RA 存在分子水平的节律紊乱，炎症刺激扰乱了滑膜纤维细胞的节律性表达。其存在几个钟基因的节律性表达，并且在钟基因重新设置后出现 IL-6 和白介素 -1（interleukin-1，IL-1）的节律分泌紊乱。研究发现 RA 患者滑膜成纤维细胞中的 IL-1β 和 TNF-α，促进了 CLOCK，Period 1 和 Period 2 mRNA 的表达。同样，其他学者也在 RA 滑膜细胞中发现，TNF-α 可以通过调控相关绑定蛋白的表达，从而提高 Bmal1 和 Cry1，抑制 Pert 基因的 mRNA 的表达。RA 持续存在的晨僵症状与机体在清晨时没有产生足够的糖皮质激素（glucocorticoid，GC），从而无法对抗炎症反应紧密相连有关，而在滑膜组织中 TNF-α 可以通过分子钟基因调控 GC 的表达。可见，RA 的炎症反应与促炎因子昼夜节律性分泌密切相关。

临床上 RA 患者症状呈现周期节律的特点，还与皮质醇（cortisol，CS）分泌峰值提前或者到达峰值时 CS 分泌浓度不足有关。动物实验也发现，实验性 RA 大鼠可能存在促肾上腺皮质激素（adrenocorticotropic hormone，ACTH）和皮质酮（corticosterone，CORT）的昼夜节律紊乱。下丘脑 - 垂体 - 肾上腺轴（hypothalamic-pituitary-adrenal axis，HPAA）在控制 RA 炎症反应中具有重要作用。

研究发现，长期给予固定剂量的 ACTH 不能刺激 CORT 的分泌，这说明了 ACTH 脉冲式分泌具有节律性，才能刺激 CS 的分泌。在持续光照下，ACTH 通过类固醇基因通道调控 CORT 的节律性分泌紊乱。也就是说，对于 CS 的节律性分泌，光照是重要的授时因子。CS 的分泌受光影响，并且存在昼夜节律性。人体 GC 的分泌具有峰值水平，在一天活动开始前后有明显昼夜节律性，分子生物钟在不同层面影响着 GC 的节律性分泌。相关研究也肯定了 HPAA 与昼夜节律有着密不可分的关系。所以，HPAA 的节律紊乱可能是导致 RA 炎症持续存在的重要原因。

近来，RA 的节律性研究不局限于神经内分泌系统，在生物钟分子水平也有了深入的发展。生物钟系统是由下丘脑视交叉上核的中央钟和存在于整个机体的组织、细胞的外周钟组成。这个有规律的系统利用 Clock-Bmall 复合物等分子信号振荡器调控着内在节律。HPAA 与生物钟系统在各个方面进行合作：中央钟控制 HPAA 节律性分泌 ACTH 和 CS，同时 HPAA 通过糖皮质激素受体（glucocorti-coid recepter，GR）调控外周钟的节律性。而 Clock-Bmall 通过 GR 调控外周组织糖皮质激素的应答。研究发现肾上腺皮质激素是在相位移动后重新设置节律的关键物质，大量研究也证明 GC 的分泌具有较强的昼夜节律性。综上所述，HPAA 分泌 GC 具有明显的昼夜节律性，而 GC 可以有效地控制 RA 炎症反应，降低炎性因子水平，所以 RA 的 HPAA 节律紊乱可能是其炎症持续存在的病理基础。

早期研究发现，RA 的晨僵、关节肿胀、疼痛等典型症状具有昼夜节律性变化特征，并且一些促炎因子在 RA 的发病中也存在昼夜节律性。据此，国外研究者率先利用其昼夜节律性来调整一天中的糖皮质激素治疗用量，即采取多次不等量给药方法。近年来，学者们对 RA 发病的昼夜节律做了进一步研究，其明显的晨起症状依然是研究的热点。研究发现，严重的晨起症状与 IL-6 等炎性因子的夜间浓度密切相关，同时与皮质醇分泌水平有重要联系。研究显示在正常人的血液中没有检测出 IL-6 和 TNF-α，但是在 RA 病人中发现 IL-6 水平持续增高，存在昼夜节律性，且峰值在凌晨，给予泼尼松龙治疗后,IL-6 水平明显下降,其节律性依然存在。有学者发现致炎因子 IL-6 和 TNF-α 等在晚上九点开始升高,凌晨两点左右到达高峰,其中以 IL-6 的节律性分泌较显著;人体的皮质醇在下午和夜间分泌减少,凌晨开始增长,但是其浓度无法降低 IL-6 增高水平。所以,RA 的炎症控制与体内皮质醇的节律性分泌有关,而皮质醇受下丘脑 - 垂体 - 肾上腺轴(HPAA)调控。

RA 的病理表现主要为滑膜炎症,糖皮质激素是体内首要的抗炎物质。众所周知,下丘脑室旁核(paraventricular hypothalamic nucleus,PVN)分泌的促肾上腺皮质激素释放因子(corticotropin releasing factor,CRF),刺激垂体分泌促肾上腺皮质激素,后者引起肾上腺皮质合成释放 GC,而 GC 又通过负反馈途径抑制 CRF 和 ACTH 释放,从而调控 GC 的分泌释放水平。昼夜节律紊乱是 RA 发病的病理生理基础,GC 的分泌具有昼夜节律性[1]。

(二) 影响 RA 昼夜节律的因素

目前研究发现机体肾上腺皮质激素分泌、炎性细胞因子的浓度、褪黑素水平、糖皮质激素分泌及 HPAA 轴的异常等,均存在昼夜因时变化的规律。

1. 炎性细胞因子的节律性变化　RA 患者体内的促炎性细胞因子,如白细胞介素 -6,在夜间开始升高,并在清晨达到峰值,与晨僵程度呈正相关。与此同时,抗炎因子如皮质醇的水平在 RA 患者中可能表现出与健康人不同的昼夜节律,其最低值出现时间较 IL-6 升高时间晚,可能与晨僵的出现有关。

2. 褪黑素水平波动　褪黑素是一种主要由松果体在夜间分泌的荷尔蒙,对免疫系统具有多种影响。在 RA 患者中,褪黑素水平的波动可能与健康人不同,其浓度升高可能是导致 RA 患者晨起关节肿痛临床症状加重的原因之一。

3. HPAA 轴的异常　RA 患者尤其是活动期患者的血清中,下丘脑 - 垂体 - 肾上腺轴(HPAA)激素分泌水平及昼夜分泌节律与健康人存在显著异常,可能与炎性细胞因子分泌节律的改变及晨僵的出现有关。

4. 能量代谢和脂肪细胞因子分泌的节律性变化　RA 患者的代谢过程和脂肪细胞因子的分泌也表现出昼夜节律性,可能与疾病的严重程度有关。

(三) RA 患者能量代谢的昼夜节律性改变

类风湿关节炎患者在能量代谢方面表现出明显的昼夜节律性变化,这些

---

[1] 靖卫霞,朱跃兰.从络治痹理论探讨[J].中华中医药学刊,2014,32(12):2883-2885.

变化与疾病的病理生理过程密切相关。具体表现如下。

1. 昼夜节律性的能量需求　RA 患者的生理活动和免疫系统活动消耗大量能量,尤其在夜间,能量需求增加,这一过程可能与炎症过程相关,RA 的炎症反应并非恒定不变,而是表现出昼夜节律性。夜间,某些炎症介质的水平可能会升高,导致炎症活动增强,在类风湿关节炎(RA)患者中,夜间能量需求的增加可能与多种炎症介质的水平升高有关,例如:①白细胞介素 -6。研究表明,RA 患者的血清促炎性细胞因子 IL-6 水平从夜间开始升高,清晨达到峰值,与晨僵程度呈正相关。②肿瘤坏死因子 α。TNF-α 是另一种关键的促炎细胞因子,在 RA 的发病机制中起重要作用。与 IL-6 类似,TNF-α 在夜间的血清浓度开始升高,清晨浓度达到高峰。③褪黑素。褪黑素主要由松果体在夜间分泌,对免疫系统具有多种影响。在 RA 患者中,褪黑素水平的波动可能与晨起关节肿痛症状的加重有关。④脂肪细胞因子如脂联素、瘦素、抵抗素和内脂素等也可能呈现 24 小时的浓度变化,影响 RA 的炎症状态。

2. 睡眠障碍　RA 患者常伴有睡眠障碍,或失眠或白天过度嗜睡。睡眠障碍导致睡眠 - 觉醒活动的失调。睡眠 - 觉醒活动(sleep-wake activity)是指人体在一天 24 小时内的自然睡眠和觉醒周期,它是生物钟的一个重要组成部分。生物钟帮助调节许多生理过程,包括睡眠模式、荷尔蒙分泌、体温和代谢等。这种失调可能会引起身体的炎症反应加剧,并增加对疼痛的敏感性,从而增加了夜间身体的能量消耗。

3. 疼痛敏感性增加　夜间,处于安静和黑暗环境中,患者对疼痛的感知增强,身体活动减少,使关节和肌肉的僵硬度增加,从而加剧疼痛感,加之夜间炎症介质升高,增加炎症反应,使得患者的疼痛阈值降低,疼痛的敏感性增加。这种增加的疼痛与炎症活动的增强有关,进而增加了夜间身体的能量需求来应对这种状况。

4. 多种代谢途径的改变　RA 患者可能存在代谢途径的改变,具体表现为:①成纤维样滑膜细胞(fibroblast-like synoviocyte,FLS)的代谢异常。在 RA 患者中,FLS 是导致关节破坏的关键细胞类型。这些细胞在炎症组织微环境中,其葡萄糖、脂质、氨基酸等关键营养素的代谢发生改变,特别是糖酵解途径的高度激活,这些代谢变化参与了 FLS 的异常活化和滑膜炎症。②糖酵解途径的增强。RA-FLS 中葡萄糖转运体 GLUT1 表达增加,导致大量葡萄糖进入细胞,通过糖酵解途径提供能量。这种增加的糖酵解活性导致丙酮酸转化为乳酸,减少了乙酰辅酶 A 的合成,从而影响三羧酸循环。③代谢酶的异常活化。在 RA-FLS 中,关键糖酵解酶如己糖激酶 2(HK2)、磷酸果糖 -2- 激酶 / 果糖 -2,6- 二磷酸酶 3(PFKFB3)和丙酮酸激酶 M2(PKM2)的表达增加,这些酶对 RA-FLS 的致病行为有显著影响。④代谢途径的改变。RA 患者的原始 T 细胞代谢紊乱,戊糖磷酸途径活性增强,产生高水平的还原型烟酰胺腺嘌呤二核苷酸磷酸和生物合成前体,降低了细胞内活性氧水平,促进 Th1 和 Th17 的分化。同时,RA-FLS 中的糖酵解途径高度激活,脂质和氨基酸的代谢也发生改变,参与了FLS 的异常活化。这一改变可能会加重体内关节滑膜炎症反应,使机体需要更多的能量。

5. 线粒体功能障碍　慢性炎症可能导致线粒体功能障碍,影响能量的产生和利用,尤其在夜间,这种功能障碍可能导致能量需求的增加;加之 RA 患者在夜间可能会出现体温升高,这与炎症活动有关,体温的升高需要身体消耗更多的能量来维持正常的生理功能。

以上这些因素共同作用,导致 RA 患者夜间的能量需求增加,这可能与炎症活动的昼夜节律性、睡眠障碍、代谢途径的改变以及细胞因子的分泌模式有关。

(四) 类风湿关节炎脂肪细胞因子和葡萄糖分泌的节律性改变

RA 患者脂肪细胞因子分泌的节律性改变主要表现在一些脂肪细胞因子的浓度在 24 小时内呈现周期性变化。具体来说,许多脂肪细胞因子,如脂联素、瘦素、抵抗素等,都可能表现出 24 小时的浓度变化。

脂联素(adiponectin/ADPN)是脂肪细胞分泌的一种内源性生物活性多肽或蛋白质。在 RA 患者中,脂联素水平显著升高,可能与炎症及关节的侵蚀性破坏有关。脂联素通过与其受体结合,激活 AMPK、p38 MAPK 和 PPAR 等信号分子发挥抗炎作用。

内脂素(visfatin/NAMPT)是一种主要由内脏脂肪组织产生的脂肪因子,其在类风湿关节炎患者体内的反应机制涉及多个方面,研究表明,血清和关节液中的内脂素水平与 RA 疾病的严重程度呈正相关,内脂素水平的升高与多种促炎介质的上调相关,包括 IL-1、IL-1Ra、IL-6、IL-8 和 TNF-α,这表明内脂素可能参与了 RA 的炎症过程。在 RA 患者中,血清和关节液的内脂素水平与疾病的严重程度呈正相关,但其昼夜节律性变化的具体机制尚未明确,可能与内脂素促进成纤维滑膜细胞、单核细胞分泌炎性细胞因子与基质金属蛋白酶有关。

瘦素在 RA 患者体内的昼夜节律性变化主要体现在其分泌和活性的周期性改变。瘦素主要由白色脂肪组织合成和分泌,在循环系统中呈现每日节律性变化,这一变化在日间动物(如人类)的睡眠阶段达到高峰,而在夜间动物的活跃阶段达到高峰。瘦素的这种昼夜节律性主要由 Bmal1/Clock 异二聚体所引起,同时也受到其他时钟基因如 Pers 和 Crys 的影响。

在分子水平上,瘦素的分泌和活性受到生物钟基因的调控。例如,CLOCK-BMAL1 异二聚体能够增加过氧化物酶体增殖剂激活受体(Peroxisome Proliferators Activated Recepotor,PPAR)的表达,而 PPARs 又能够诱导 C/EBPα 的表达,C/EBPα 是上调瘦素表达的关键因素。此外,CLOCK-BMAL1 还能诱导 Per1 和 Rev-erb 基因的表达,其中 PER1 能够激活 mTORC1,而 mTORC1 可进一步增强 C/EBPα 的表达。REV-ERB 则能够激活瘦素信号通路。

瘦素的这种昼夜节律性变化对 RA 患者的代谢和炎症反应具有重要影响。瘦素通过其受体调节神经肽的合成,这些神经肽通过瘦素受体控制食物摄入量和能量稳态。例如,瘦素能够抑制食欲、降低摄食,并增加产热效应。此外,瘦素还参与调节神经内分泌、生殖、免疫活动等生理过程。

动物在夜间具有更高的葡萄糖吸收能力。葡萄糖吸收能力在光后期/黑暗早期达到峰值。在夜间,也观察到蔗糖酶活性增加[1]。

(五) 肠道菌群的昼夜节律性变化

肠道菌群的昼夜节律性变化包括:①肠道菌群组成的变化。RA 患者的肠道菌群组成可能与健康人群存在差异,其中某些菌群的丰度可能在一天中的不同时间表现出节律性变化,这可能与 RA 的疾病活动度有关。②代谢活动与宿主生物钟的同步。肠道菌群的代谢活动,如短链脂肪酸的产生,可能与宿主的生物钟同步,从而影响 RA 患者的代谢和免疫反应;炎症细胞因子的节律性分泌:RA 患者体内的炎症细胞因子,如白细胞介素-6(IL-6),可能表现出夜间升高和清晨达到峰值的节律性变化,这与晨僵现象有关。③特定肠道菌群与 RA 的关联。某些特定的肠道菌群,如具核梭形杆菌(*Fusobacterium nucleatum*,Fn),在 RA 患者中富集,并与疾病严重程度和血清炎症细胞因子正相关。Fn 分泌的外膜囊泡含有毒力因子 FadA,可转移至关节,引发局部炎症

---

[1] HERMANN,KOEPSELL. Glucose transporters in the small intestine in health and disease [J]. Pflugers Arch,2020,472(9): 1207-1248.

反应,从而加重 RA。

(六) 睡眠 - 觉醒节律及长期定时服药习惯

睡眠期对传导痛觉刺激的多种神经递质具有抑制或减少其合成的作用,觉醒时则作用消退而疼痛得以感知。如 5- 羟色胺脑含量即是明期(昼)显著高于暗期(夜)。而入眠时、觉醒时以及药物药效达到峰、谷值的时间,各自都已带有定时变化的特性。

(七) 肾上腺

肾上腺是人体相当重要的内分泌器官,位于两侧肾脏的上方,左右各一,被肾筋膜和脂肪组织所包裹。左肾上腺呈半月形,右肾上腺为三角形,两侧共重 10~15g。腺体分肾上腺皮质和肾上腺髓质两部分,周围部分是皮质,内部是髓质。肾上腺皮质较厚,位于表层,约占肾上腺的 80%,肾上腺皮质是与生命有关的内分泌腺。切除动物的肾上腺皮质,如不适当处理,1~2 周即可死亡。肾上腺皮质从外往里可分为球状带、束状带和网状带三部分。其中束状带约占皮质厚度 78%,由多边形的细胞排列成束,该带细胞分泌皮质类固醇,主要是皮质醇,仅有少量皮质酮。大鼠和小鼠则以皮质酮为生。在机体内,此类激素在调节三大营养物质的代谢及参与人体应激和防御反应方面都具有非常重要的作用;作为药物,糖皮质激素有抗炎、抗过敏、抗毒素、抗休克和抑制免疫反应等作用。因为肾上腺分泌的激素具有抗炎效应,所以肾上腺与炎症反应密切相关。

无论是在基础状态还是在应激状态下,肾上腺具有分泌并且调节体内糖皮质激素的功能,而这一功能受垂体分泌的 ACTH 所控制。实验研究表明,切除动物腺垂体后,肾上腺皮质的束状带和网状带萎缩,糖皮质激素的分泌明显减少,若及时补充 ACTH,可使萎缩的组织及分泌功能得到恢复。这说明 ACTH 促进束状带的发育与生长,并刺激其分泌糖皮质激素。而 ACTH 的分泌又受到下丘脑促肾上腺皮质激素释放因子(corticotrophin releasing factor,CRF)的调控,其分泌具有昼夜节律性,呈现出每日清晨觉醒起床前,分泌达高峰,随后逐渐下降,到晚上入睡后明显降低,至午夜达最低点;而后逐渐上升的昼夜节律波动。现代时间生物学研究发现,这种昼夜节律变化可能受到下丘脑生物钟的调控。血中糖皮质激素对 CRF,ACTH 存在负反馈调节,当血中的糖皮质激素过多时,可以抑制 ACTH 的分泌,或使垂体对 CRF 的反应减弱,从而降低糖皮质激素的分泌,进而维持糖皮质激素在血液中的含量。ACTH 和 CRF 之间也可能存在短环路负反馈调节。

总之,下丘脑-垂体-肾上腺(HPAA)三者组合成一个高效率的功能轴。长期大剂量服用外源性糖皮质激素可以反馈性地抑制垂体的功能活动,最后导致自身肾上腺皮质的萎缩,分泌糖皮质激素的功能受限。研究发现,炎性因子对HPAA具有正反馈作用,可以刺激HPAA产生糖皮质激素。时间医学的介入,改善了RA的治疗效果。而时间药理学主要研究药物的时效性。其时效性一方面包括时间药效和时间毒性,另一方面是时间药动学。目的就是使药物在适应昼夜节律的情况下发挥最大功效,并且提高其耐受性。RA的时间治疗中,已经有了初步的成果,但用药的长期安全性,药物毒性等问题,还有待进一步研究探索。

(八) 生物钟

生物钟主导着机体的昼夜节律,调控着多种基因和蛋白的表达和活性,深度参与了RA的发病。同时,RA具有典型的晨僵症状,是其病理特征具有昼夜节律性的表现,且RA炎性因子的分泌水平也展现出明显的节律性。生物钟通过钟基因(如CLOCK、BMAL1、PER、CRY等)和钟控基因对免疫系统的昼夜节律变化进行调控,从而在维持免疫稳态中发挥重要作用。大脑的视交叉上核是生物钟的指挥中枢,协调外周器官的生物钟,调控多种生理功能。下丘脑视交叉上核主要是通过视神经接收来自视网膜的信号,并结合视神经和视网膜的功能接受外界的光暗调谐和节奏传递的提示充当身体的主时钟。生物信号和节律发生在一个复杂的网络中,中枢神经系统、自主神经系统、内分泌腺、外周内分泌细胞/组织和免疫系统参与并相互作用。迄今为止,已证实Bmal1、Clock、CRY以及PER等是哺乳动物的核心钟基因。

Bmal1,全称大脑和肌肉ARNT样蛋白1(brain and muscle ARNT-like 1),是生物钟系统中的一个关键组分。它在维持生物体的昼夜节律中发挥着重要作用。Bmal1通过与Clock蛋白形成异源二聚体,激活其他生物钟相关基因的表达,形成一条以24小时为周期的负反馈环路,从而调节睡眠、觉醒、代谢等多种生理活动。

在细胞层面,Bmal1的表达量在24小时内会呈现周期性变化,这种变化受到细胞内部机制的调控。例如,一种特殊肽会附着在Bmal1蛋白上,当这种肽不再附着时,Bmal1蛋白的聚集水平就不再变化,进而影响生物钟的功能。

在昼夜节律的反馈环路中,Bmal1是哺乳动物时钟节律调节因子(circadian locomotor output cycles kaput,Clock)的分子伴侣,两者共同作为活化因子调控昼夜节律。具有 bHLH-PAS 结构域的 BMAL1、CLOCK 蛋白结合形成异源二聚体,作为反馈环路的正性调控元件,从 E 盒位点来激活周期基因(period,Per1、Per2、Per3)和隐花色素基因(cryptochrome,Cry1、Cry2)并诱导 Per、Cry 进行转录翻译。而后 PER/CRY 复合物在细胞质积聚后进入细胞核,抑制 CLOCK 与 BMAL1 二聚体的转录活性,进而抑制自身的转录翻译,由此形成一条以 24h 为周期的"转录-翻译-翻译后反馈抑制"的负反馈环路(transcriptional-translational feedback loop,TTFL)。同时,启动子上具有 E 盒位点的其他生物钟靶基因,在 BMAL1/CLOCK 的调控下可进行转录且呈一定节律性表达,这些基因被称为时钟控制基因(clock controlled genes,CCGs)。

　　Bmal1 的功能不仅限于调节生物节律,它还涉及细胞的生理和病理过程。Bmal1 是巨噬细胞免疫反应和细胞代谢的重要调控因子。研究发现,Bmal1 敲除的骨髓细胞可破坏变异和炎性单核细胞的昼夜节律振荡,敲除 Bmal1 的巨噬细胞中促炎细胞因子 IL-1β 和 TNF-α 表达降低,而抗炎细胞因子 IL-10 表达升高[1]。在另一项研究发现,核心钟基因深度参与 RA 的炎症病理过程,在 RA 大鼠下丘脑,Clock 和 Bmal1mRNA 表达水平下调;与此同时,滑膜组织中检测出表达紊乱的核心生物钟基因 Clock 和 Bmal1[2]。由此可见,核心生物钟基因在 RA 表达紊乱,纠正其表达有利于整复巨噬细胞昼夜节律,进而缓解 RA 患者的痛苦。

　　一项在时差动物模型上的研究发现,野生型小鼠需要 7~9 天才能适应新的时间周期,而 SCN 纤毛特异缺陷小鼠仅需 1~2 天就适应了新的时间周期。这一项研究揭示了纤毛特异缺陷小鼠 SCN 神经元间的通讯能力大为减弱,不能实现同频共振,也失去了对外界温度的抵抗能力,得出结论:初级纤毛能够调控 SCN 区域神经元的同频共振。这一发现为节律调控新药研发开辟了全新路径,同时也为 RA 患者的治疗药物提出了新的研发途径[3]。RA 患者可以通过修复或者重构初级纤毛,以实现对 SCN 区域神经元的调控,调整昼夜节律,缓解痛苦。此外,初级纤毛通过 Sonic Hedgehog(Shh)信号通路的振荡,

　　[1] EARLY J O,MENON D,WYSE C A,et al. Circadian clock protein BMAL1 regulates IL-1β in macrophages via NRF2 [J]. Proc Natl Acad Sci U S A,2018,115(36):E8460-E8468.

　　[2] 余明芳,陈白露,何欣玲,等. 时辰艾灸干预类风湿关节炎模型大鼠核心钟基因 Clock、Bmal1 表达与细胞焦亡的关系[J]. 中国组织工程研究,2022(35):5700-5706.

　　[3] TU H Q,LI S,XU Y L,et al. Rhythmic cilia changes support SCN neuron coherence in circadian clock [J]. Science,2023:380.

影响时钟基因的表达,这可能与 RA 的炎症过程有关[1]。初级纤毛在生物钟和炎症中的潜在作用为 RA 的病理机制提供了新的视角,未来的研究可能会探索针对初级纤毛或其相关信号通路的干预措施,以调节 RA 患者的免疫反应和炎症过程。此外,考虑到初级纤毛在昼夜节律中的作用,未来还可能探讨 RA 患者的睡眠障碍问题,以及如何通过调节生物钟来改善 RA 的症状和治疗结果。

(九)昼夜节律调节下的 RA 炎症反应机制

1. RA 发病机制　RA 的症状如关节疼痛、僵硬、疲乏,通常在早晨加重,表现出明显的昼夜节律,可能与细胞因子(IL-6、TNF-α、IL-1β、IL-10)和激素(皮质醇,褪黑素)水平有关,RA 会反复和持续激活先天性和获得性免疫系统。IL-6 和其他细胞因子Ⅱ型干扰素(IFN-γ)主要激活 Janus 激酶 / 信号转导蛋白和转录激活因子(JAK/STAT)通路。这是许多炎性细胞因子下游信号转导的关键调节剂,并且与其他免疫相关通路有串扰,IL-1 和 IL-6 会增加炎症反应,而 IL-10 具有抑制作用。在长时间的慢性炎症反应下会导致 T 细胞和 B 细胞耐受性受损,并出现自身免疫。而细胞因子主要是通过激活两条信号转导蛋白激酶 / 丝裂原活化蛋白激酶(SAPK/MAPK)和 JAK/STAT,这一系列过程会导致一连串的免疫耐受失败、自身抗体产生和炎性细胞因子的过度产生[2]。

参与 RA 发病机制的另一种是肿瘤坏死因子 α(TNF-α)。TNF-α 是由多种细胞类型产生的多效细胞因子,对免疫级联反应至关重要。除了主要驱动应激活 SAPK/MAPK 通路信号转导外,它还激活 JAK/STAT 信号转导,并且是 RA 炎症和关节损伤的主要诱发因素之一。树突状细胞释放许多细胞因子(包括 TNF-α),从而启动 T 细胞和 B 细胞的分化。B 细胞转变为浆细胞和浆母细胞,产生抗瓜氨酸化蛋白抗体(ACPA)、类风湿因子(RF)和免疫补体,从而促进自身免疫反应。

在转化生长因子 β(TGF-β)、IFN-γ、IL-2、IL-12 和 IL-21 等炎症细胞因子的刺激下,T 细胞分化为 Th1 和 Th17 细胞,并产生和释放大量炎症因子分子。T 调节细胞(Treg)和 Th2 细胞可以产生抗炎细胞因子,例如 IL-2、IL-4 和 IL-10,但是在 RA 中,这种抗炎反应是不充分的。Th1 和 Th17 细胞释放额外

　　[1] TU H Q,LI S,XU,Y L, et al. Rhythmic cilia changes support SCN neuron coherence in circadian clock [J]. Science,2023,380:972-979.

　　[2] BUTTGEREIT F,SMOLEN J S,COOGAN A N,et al. Clocking in:chronobiology in rheumatoid arthritis [J]. Nat Rev Rheumatol,2015,11(6):349-356.

的炎症分子,并通过 RANKL 和 CD40L 发出信号,触发巨噬细胞和滑膜成纤维细胞的免疫反应。RANKL 是与 NF-κB 信号转导通路相关的配体,被认为是 RA 中主要的炎症通路之一。巨噬细胞放大炎症反应,分泌大量炎症分子,T 细胞、破骨细胞和软骨细胞对其做出反应,使炎症环境持续存在。此时,滑膜已成为一个高度免疫反应的环境,肥大细胞和中性粒细胞等其他细胞类型被激活。中性粒细胞产生细胞因子、蛋白酶、活性氧(ROS)、活性氮(RNS)和中性粒细胞胞外捕获物(NET),最终导致软骨和骨骼的破坏;同时,滑膜成纤维细胞响应来自多种来源的炎症输入,开始产生几种金属蛋白酶、环氧合酶 2(COX2)、前列腺素 E2(PGE2)和钙黏蛋白 11,从而促进炎症和组织损伤。

2. 细胞因子的生物钟调控

(1)IL-6 的昼夜节律模式:研究提出 IL-6 可能是一个"睡眠因子",并且其昼夜节律分泌与睡眠/嗜睡相关。在健康年轻成年人中,IL-6 以双相生物节律的方式分泌,在大约早上 8:00 和晚上 21:00 有两个低点,在大约晚上 19:00 和凌晨 5:00 有两个高峰。此外,睡眠不足或睡眠障碍后,IL-6 在白天达到峰值,与皮质醇分泌水平相关,可能导致嗜睡或疲劳感。

IL-6 的具体调节机制:IL-6 能够促进 B 细胞的增殖和分化,使其成为浆细胞和记忆 B 细胞。这些浆细胞进一步产生大量的抗体,包括类风湿因子(RF)和抗瓜氨酸化蛋白抗体(ACPA),RF 和 ACPA 是针对自身抗原的抗体,它们的产生标志着自身免疫反应的开始。RF 和 ACPA 可以与自身的抗原形成免疫复合物,这些免疫复合物在关节滑膜和其他组织中沉积,免疫复合物的形成可以激活补体系统,导致炎症介质的释放,这些介质促进炎症细胞的募集和活化,引发炎症反应。这些炎症反应导致关节的红肿、疼痛和功能障碍。激活滑膜成纤维细胞样细胞(FLS),这些细胞在 RA 的滑膜炎症和组织破坏中起着核心作用。FLS 的活化导致炎症介质的释放和细胞外基质的降解。也有研究发现,RF 和 ACPA 可能通过与骨表面的抗原结合,激活破骨细胞,促进骨吸收和关节破坏。炎症和组织损伤,更多的自身抗原被释放,进一步刺激免疫系统产生更多的 RF 和 ACPA,形成一个恶性循环,导致自身免疫反应的持续和放大[1]。

---

[1] Vgontzas A N,Bixler E O,Lin H M,et al. IL-6 and its circadian secretion in humans [J]. Neuroimmunomodulation,2005,12(3):131-140.

（2）IL-1β 在 RA 中的昼夜节律表达：昼夜节律时钟蛋白 BMAL1 通过 NRF2 调节巨噬细胞中的 IL-1β。BMAL1 通过直接与 E-box 结合其启动子来控制 NRF2 的 mRNA 表达，从而抑制促炎细胞因子 IL-1β 的产生。缺乏 BMAL1 的细胞中 ROS 和 HIF-1α 水平的升高以及 NRF2 活性的降低，导致促炎性细胞因子 IL-1β 的产生增加。NRF2 在先天免疫系统中起关键作用，它通过抑制活性氧（ROS）和直接抑制促炎细胞因子 IL-1β 和 IL-6 来限制炎症。核心分子时钟蛋白 BMAL1 通过直接 E-box 结合其启动子来控制其活性，控制 Nrf2 的 mRNA 表达[1]。

3. 褪黑素和糖皮质激素对 RA 临床表现的昼夜节律的调控　褪黑素和糖皮质激素作为重要的授时因子，影响人体的昼夜节律，并且它们的受体在免疫细胞中广泛分布，可能对免疫反应有调节作用。糖皮质激素作为最有效的内源性抗炎物质，其病理性下调和夜间分泌不足，致 RA 患者出现清晨加重的临床症状，而与此相反，褪黑素的持续合成可能会增强夜间炎症反应。这两种激素目前被认为在免疫／炎症反应的调节中至关重要。

（1）糖皮质激素（GC）的昼夜节律性调控：糖皮质激素的产生具有明显的昼夜节律性，这种节律性分泌模式是由肾上腺皮质在昼夜节律和压力的控制下产生的。内源性糖皮质激素的分泌在午夜时含量最低，而在清晨时含量最高。糖皮质激素能够影响免疫细胞的分布和功能，例如，它们可以诱导 T 细胞的数量和功能呈现昼夜节律变化[2]。研究发现，糖皮质激素能够通过调节免疫细胞上的特定受体，如糖皮质激素诱导的转录因子，来控制免疫反应。糖皮质激素通过其受体信号转导，与 IL-7Rα 基因座的增强子结合，在小鼠 T 细胞中诱导 IL-7R 的表达。这种表达在午夜达到高峰，在午间达到低谷；IL-7R 的昼夜诱导通过控制趋化因子受体 CXCR4 的表达，支持 T 细胞的存活及其在淋巴结、脾脏和血液之间的重新分布。CXCR4 是一种重要的趋化因子受体，参与 T 细胞的归巢和迁移。IL-7R 和 CXCR4 的节律性表达支持 T 细胞的维持和归巢到淋巴组织。淋巴细胞从血液到淋巴器官和炎症组织的归巢对免疫监视和宿主防御至关重要。时钟基因和肾上腺素能神经活动控制 T 细胞迁

　　[1]　EARLY J O,MENON D,WYSE C A,et al. Circadian clock protein BMAL1 regulates IL-1β in macrophages via NRF2［J］. Proceedings of the National Academy of Sciences,2018：115.
　　[2]　BUTTGEREIT F,KENT J D,HOLT R J,et al. Improvement thresholds for morning stiffness duration in patients receiving delayed-versus immediate-release prednisone for rheumatoid arthritis［J］. Bull Hosp Jt Dis,2015,73（3）：168-177.

移和免疫反应。因此,昼夜节律因素决定着先天和适应性免疫的昼夜振荡。其中,GC通过正负效应参与先天性和适应性免疫的昼夜节律[1]。

(2)褪黑素导致细胞因子的节律性释放:褪黑素(melatonin)是由松果体分泌的一种激素,它在调节睡眠-觉醒周期和昼夜节律中起着核心作用。褪黑素的分泌呈现出明显的昼夜节律性,通常在夜间达到高峰,而在白天则分泌较少。这种节律性分泌模式受到光照周期的控制,即光暗周期的变化会影响褪黑素的产生和释放。促炎激素——褪黑素可触发细胞因子的释放,使其遵循每天24h的昼夜变化。其中参与RA的主要细胞因子有白细胞介素(IL)-1、IL-6、IL-17、肿瘤坏死因子(TNF)-α、干扰素(IFN)-γ和粒细胞巨噬细胞集落刺激因子(GM-GSF)等。这些细胞因子在活动性RA患者的血清中夜间或清晨达到峰值,在12小时以后可检测到非常低的水平。总之,褪黑素可能会通过影响免疫反应而加重RA病情,其抑制剂可能具有潜在的RA治疗效果。

褪黑素触发细胞因子释放的过程涉及以下几个方面:①视网膜感受到的光线强度,光线信息通过视交叉上核传递给松果体,调控褪黑素的分泌。②褪黑素受体通过与其特定的膜受体(MT1和MT2)或核受体结合来发挥作用。这些受体在多种细胞类型中均有表达,包括免疫细胞。褪黑素可以增加血清中促炎因子如IL-6的含量,调节促炎细胞因子(如IL-1β、IL-6和TNF-α)和抗炎细胞因子(如IL-10)的平衡,同时抑制免疫细胞凋亡。

在免疫反应过程中,促炎细胞因子可以抑制松果体合成褪黑素,同时通过依赖于核因子-κB(NF-κB)激活的机制在巨噬细胞中诱导褪黑素。激活Janus激酶/信号转导子和转录激活子(STAT)途径的细胞因子昼夜节律基因的调控褪黑素可以通过抑制ERK-MAPK信号通路,上调抗氧化蛋白的表达,提高细胞抗氧化应激能力,从而降低自噬相关蛋白的表达,减少自噬活动,增强机体免疫能力。总之,在褪黑素的影响下,免疫细胞可能会按照昼夜节律进行细胞因子的释放。这种节律性释放对于免疫反应的强度和时间具有重要作用,在治疗与昼夜节律紊乱相关的疾病如RA中显示出潜在的应用价值。

4. HPAA轴对激素的释放有调节作用 下丘脑-垂体-肾上腺(HPAA)轴表现出典型昼夜节律特点,在清晨活动最高,午夜前后活动最低。基础HPAA轴激素在清晨达到峰值,即皮质醇觉醒反应(cortisol awakening

---

[1] SHIMBA A,SHIMBA A,IKUTA K. Glucocorticoids regulate circadian rhythm of innate and adaptive immunity [J]. Frontiers in Immunology,2020,11:2143.

response,CAR),皮质醇最高峰值出现在醒来后 30 到 45 分钟,然后荷尔蒙在一天中下降到午夜时分的最低点,HPAA 轴昼夜节律紊乱在 RA 活动中起着重要作用[1]。此外,面对应激源时,下丘脑 - 垂体 - 肾上腺轴被激活,促使肾上腺皮质释放糖皮质激素。慢性应激可导致 HPAA 轴功能异常,影响皮质醇的正常节律,进而可能加剧 RA 的炎症过程。研究慢性应激对 HPAA 轴活动的影响,有助于理解 RA 的发病机制,并寻找潜在的治疗靶点。体内下丘脑 - 垂体 - 肾上腺轴的慢性损伤主要包括以下几个方面。

(1)RA 体内下丘脑 - 垂体 - 肾上腺轴:下丘脑 - 垂体 - 肾上腺轴(HPAA)是身体应对压力的关键机制,涉及多个生理过程和神经内分泌调节。当人体处于应激状态下时,应激反应便会被启动。此时,HPAA 被激活,导致肾上腺皮质释放糖皮质激素,如皮质醇。这种激素有助于身体应对压力,但长期应激可能导致 HPAA 功能异常。主要有以下几个方面,如 HPAA 功能亢进,长期应激会导致 HPAA 过度激活,使得肾上腺皮质持续释放糖皮质激素,如皮质醇,而如果这种状态持续存在,可能会导致神经内分泌功能紊乱,并可能促进机体的衰老过程。

其次,昼夜节律发生变化。HPAA 具有昼夜节律性,皮质醇水平在清晨达到高峰,称为皮质醇觉醒反应(CAR),是指人体在早晨醒来后的 1 小时内皮质醇水平的快速上升现象,这一现象通常持续约 1 小时。CAR 是 HPAA 活动的终端产物,并且是神经内分泌活动的一个标志,具有个体稳定性,但也会随每天的状态而波动。CAR 被认为与情绪调节和执行功能有重要关系,是人们对于即将到来的一天的心理预期和生理准备。研究表明,CAR 的大小可以预测当天下午的脑功能连接,较高的 CAR 预示着内侧前额叶在静息状态下的全脑功能连接强度及其与默认网络的功能连接水平。

此外,CAR 的某些特征可能部分处于昼夜节律控制之下,与个体的生物钟有关。但长期应激可能导致 CAR 降低,反映出神经内分泌资源的长期消耗,长期应激下,HPAA 的反馈调节通路可能会受到影响,皮质醇的分泌出现异常,这可能与个体感知到的应激水平和焦虑水平有关;长期应激不仅影响HPAA 的激素水平,还可能通过影响大脑的静息态和期待加工影响脑功能;长期应激,特别是早期生活中的应激,可能通过影响 HPAA 相关基因的表观

[1]　FOCKE C M B,IREMONGER K J. Rhythmicity matters:Circadian and ultradian patterns of HPA axis activity [J]. Molecular and cellular endocrinology,2019,501:110652.

遗传修饰,如DNA甲基化,导致HPAA功能发生长期的改变,这种改变可能与成年后多种精神系统疾病的易感性有关;在PTSD患者中,皮质醇水平的变化可能具有明显的时间序列特征,即应激事件发生后先升高,后下降至正常水平之下,这一特征受到多种因素的影响。

(2)HPAA在RA患者体内的慢性损伤:虽然RA的确切病因尚不确定,但环境和遗传因素可相互作用,并早在出现临床症状前很久就引起自身免疫有关的适应性反应。起始事件可能是环境因素刺激黏膜表面,例如气道暴露于烟草烟雾。然后诱导肽基精氨酸脱亚胺酶(peptidyl arginine deiminase,PAD),将精氨酸转换为瓜氨酸来修饰多肽结构。修饰后的蛋白又被树突状细胞(dendritic cells,DC)等抗原提呈细胞(antigen-presenting cell,APC)加工后提呈至T细胞。这些事件不仅发生于黏膜,也可见于中枢淋巴器官,导致局部和全身产生针对上述经修饰多肽的抗体。循环中的抗瓜氨酸蛋白抗体(anti-citrullinated protein antibody,ACPA)和细胞因子会在RA症状出现前的数年间逐渐增加。虽然导致滑膜炎的直接事件尚不清楚,但可能需要二次"打击",例如形成免疫复合物以增加滑膜血管通透性并激活滑膜细胞。随后,小分子炎症介质、自身抗体、细胞因子、生长因子、趋化因子和基质金属蛋白酶(matrix metalloproteinase,MMP)将促进关节炎的发生和长期存在。滑膜炎还可激活关节中的间质细胞,使其表现出攻击行为,可以侵入并破坏软骨,同时破骨细胞会破坏软骨下的骨质。RA发病后不久即可出现关节软骨和骨的不可逆丢失,这一研究提示我们早期干预能改善远期结局。

(3)RA患者体内的炎症细胞因子如IL-1、IL-6和肿瘤坏死因子α(TNF-α)可能影响HPAA的功能,导致其调节异常:①IL-1β是一种有效的促炎细胞因子,可以刺激$CD4^+$细胞向Th17细胞分化。在亚细胞水平上,IL-1诱导的原癌基因c-fos表达,可能对室旁核小神经元促肾上腺皮质激素释放激素(CRH)的释放有重要意义。它可以通过CRH介导间接作用于垂体促肾上腺皮质细胞,也可以直接作用于垂体细胞,然而这方面的研究结果存在矛盾现象,仍需要后续不断研究证实。②IL-6是一种多效性细胞因子,它不仅影响免疫系统,还在其他系统和生理机制中发挥作用。IL-6能够刺激多种白细胞在肝脏生成急性期蛋白,同时在诱导B细胞分化为抗体形成细胞(浆细胞)方面尤为重要。它与受体结合后启动细胞间交流,包括JAK激酶活化和Ras介导的信号转导活化。在体外,IL-6可以直接刺激肾上腺释放皮质酮。TNF-α触发血管内皮细胞的表达,增强白细胞表达黏附分子,促进免疫细胞浸润到感染部位,这在抗病毒感染早期反应中起着至关重要的作用。高剂量的 TNF-α 能使下丘脑传入神经已被阻滞或垂体已被切除的动物呈现肾上腺皮质分泌反应。

(4)皮质醇:RA 长期慢性应激刺激对 HPAA 的功能损伤。RA 患者体内存在着对 HPA 轴的长期慢性应激刺激。在类风湿关节炎患者中,HPAA 的慢性损伤主要有昼夜节律的异常,由于 RA 患者长期慢性应激反应,使其 HPAA 昼夜节律可能会受到影响,导致皮质醇的分泌模式发生变化。先天免疫的皮质醇对人体炎症具有双向调节的作用,既可以促炎,也可以抗炎。关于皮质醇浓度对炎症的作用,研究发现,基线或昼夜皮质醇水平通常不具有抗炎作用,这意味着在没有额外刺激的情况下,皮质醇分泌水平不足以抑制炎症,中等浓度的皮质醇会增强炎症,而高浓度的皮质醇既不促炎也不抗炎。皮质醇抑制丝裂原活化蛋白激酶(MAPK)的磷酸化,例如细胞外信号调节激酶(ERK1/2),p38 MAPK 和 c-Jun N 端激酶 / 应激活化蛋白激酶(JNK)。

糖皮质激素受体功能下调:RA 患者可能存在糖皮质激素受体功能下调的情况,这会减弱 HPAA 的负反馈调节作用,导致炎症反应无法得到有效控制。糖皮质激素对 HPAA 具有重要的调节作用。在正常情况下,糖皮质激素的分泌具有明显的昼夜节律性,午夜时含量最低,清晨时含量最高。在 RA 患者处于应激状态,HPAA 会被激活,导致内源性糖皮质激素的分泌量激增,最高可达平时的 10 倍左右,糖皮质激素本身也可以对 HPAA 产生负反馈调节。当体内糖皮质激素水平较高时,会抑制下丘脑和垂体的激素释放,从而减少自身糖皮质激素的分泌,这是身体维持激素水平稳定的一种机制。值得注意的是,糖皮质激素的剂量和使用时间对 HPAA 的影响程度不同。长效糖皮质激素由于其强效和长半衰期,对 HPAA 的抑制作用较为明显,而短效和中效糖皮质激素的影响则相对较小。

(5)海马功能的损害:海马在 HPAA 的负反馈调节中起着重要作用。RA 患者的海马功能可能受到损害,影响其对 HPAA 的调节作用,从而可能导致 HPAA 功能长期亢进。反馈调节机制中,海马在 HPAA 中扮演着重要的角色。

海马具有丰富的糖皮质激素受体,这些受体对糖皮质激素水平的变化具有高度敏感性。在静息状态下,糖皮质类固醇激素(GCS)与海马中的 Type Ⅰ 受体结合,抑制 HPAA 的功能,形成 HPAA 功能节律的波谷期。在应激状态下,HPAA 功能亢进,GCS 过度分泌,此时高水平的 GCS 与海马中的 Type Ⅱ 受体结合,可以阻止 HPAA 过度的应激反应,关闭 HPAA 的应激反应。

此外,海马通过调节下丘脑室旁核(PVN)的活动对 HPAA 进行抑制性影响。海马的这种抑制作用主要是由皮质类固醇反馈引起的。海马的损伤或糖皮质激素受体的下调可能会导致 HPAA 功能长期亢进,导致 RA 患者体内炎症反应的异常。

5. 巨噬细胞的昼夜节律表现　巨噬细胞衰老被认为是导致 M1 向 M2 转变延迟的主要因素。正常巨噬细胞可以在骨整合过程中及时从 M1 表型转换为 M2 表型,但对于衰老巨噬细胞而言,这种转换通常会发生延迟,从而导致长时间的炎症并使骨整合受到影响。巨噬细胞作为免疫系统监测衰老的关键哨点,是调控免疫与炎症的重要枢纽。

巨噬细胞具有强大的自身昼夜节律。研究发现,巨噬细胞介导的吞噬作用的昼夜节律随年龄的增长而消失,同时使用 JTK 循环分析发现年轻小鼠巨噬细胞有 680 个基因进行节律性转录,但在老年小鼠巨噬细胞中只有 53 个基因,在衰老的巨噬细胞中,昼夜节律转录被明显破坏,其中大部分转录失去了昼夜节律性[1]。昼夜节律的失调会导致衰老的加速以及全身炎症的发展。巨噬细胞昼夜节律紊乱是全身炎症之间的关键中介,昼夜节律失调将巨噬细胞的表型重塑为杀伤模式。与此同时,昼夜节律紊乱导致脾脏中 M1(促炎)和 M2(抗炎)巨噬细胞以及细胞因子水平的丢失或倒置。值得注意的是,在昼夜节律紊乱的巨噬细胞条件培养液中,巨噬细胞表现出促细胞因子分泌的增强,且更容易形成泡沫细胞,对器官和组织带来负面影响。巨噬细胞作为免疫衰老的关键细胞,有助于修复紊乱的昼夜节律;减缓巨噬细胞衰老,使其功能和表型向有利于 RA 的方向发展至关重要。

6. 肠道菌群的昼夜节律　类风湿关节炎是一种自身免疫性疾病,与肠道微生物群有关。肠道菌群不仅参与了机体的代谢过程,还与宿主的生物节律相互作用,影响着宿主的健康状态。肠道菌群的组成、数量、定植以及功能活动都表现出昼夜节律性变化,这种节律性与宿主的生物钟和摄食行为密切相关,越来越多的证据表明:肠道菌群存在着昼夜节律性振荡,并且在宿主的昼夜节律被破坏后,可引起肠道菌群昼夜节律的改变;反之,肠道菌群昼夜节律

[1] BLACHER E,TSAI C,LITICHEVSKIY L. Aging disrupts circadian gene regulation and function in macrophages [J]. Nature immunology,2021,23(2):229-236.

也可对宿主昼夜节律产生效应,这种双向作用的关系逐渐成为研究机体代谢的一个新的切入点。

(1)肠道菌群的昼夜节律性振荡

1)*Enterobacter aerogenes*:*Enterobacter aerogenes*(现已更名为 *Klebsiella aerogenes*,产气克雷伯菌)是一种存在于人体肠道中的细菌,是肠杆菌科的一种革兰氏阴性杆菌,它在肠道微生物群中扮演着重要角色。虽然它通常被视为正常肠道菌群的一部分,但在特定条件下,如宿主免疫力下降时,它也可能成为一种机会致病菌。其参与肠道微生物群的平衡,作为肠道微生物群的一部分,*K. aerogenes* 有助于维持肠道微生物的多样性和平衡,与宿主的健康密切相关,通过其代谢活动可能对宿主的消化健康产生积极影响。

具有昼夜节律响应:其群体聚集模式被发现遵循内源性的昼夜节律,显示出对褪黑素的敏感性,其增殖速率在褪黑素存在时会加快,具体来说,这种细菌的节律与褪黑素的周期相似,褪黑素是一种重要的调节睡眠 - 觉醒周期的激素,其周期大约是 25.1 ± 1.4h。

作用机制:临床研究发现,*K. aerogenes* 可以将饮食中的组氨酸转化为组胺,这一过程涉及组胺 4 受体(H4R)激活肠道免疫系统,导致免疫肥大细胞的活化,并产生更多的组胺和其他疼痛信号介质。这种代谢活动与患者的腹痛发作有关,因为这些激活的肥大细胞可能导致内脏过度敏感和神经密度增加。

此外,*K. aerogenes* 拥有一个内源性的生物钟,能够产生一个温度补偿的昼夜节律。这种节律是独立于外部环境条件的,但可以被体内的温度变化所影响,能够检测到宿主体温的周期性变化,并且将其内源性节律与之同步。例如,当宿主处于活动状态,体温较高时,*K. aerogenes* 的运动性可能会增强;而在宿主休息,体温较低时,其运动性可能会减弱。在实验室条件下,通过模拟体温的周期性变化,可以观察到 *K. aerogenes* 的昼夜节律性。例如,将细菌暴露在周期性变化的温度下(如 1℃或 3℃的温度波动),可以观察到其运动性表现出与体温周期同步的节律[1]。

2)*Muribaculaceae*:这些细菌在 Bmal1SCNfl/- 小鼠中失去节律性,主要参与次级胆汁酸和短链脂肪酸(short-chain fatty acid,SCFA)的产生。在一项

---

[1] PAULOSE J K,CASSONE C V,GRANICZKOWSKA K B,et al. Entrainment of the circadian clock of the enteric bacterium klebsiella aerogenes by temperature cycles [J]. iScience,2019,19: 1202-1213.

研究中发现,随着年龄的增长,人类的瘤胃球菌科噬菌体减少,瘤胃球菌科细菌富集,导致异戊胺(isoamylamine,IAA)随之增多,而 IAA 可以穿越血脑屏障(BBB)进入大脑细胞,促进神经细胞小胶质细胞的死亡,从而导致认知能力下降。研究发现,睡眠限制可以破坏肠道菌群的稳态,特别是降低具有昼夜节律的肠道菌群的比例,其中包括 *Muribaculaceae*。这种改变可以通过褪黑素恢复,外源性褪黑素的补充可以改善因睡眠限制而引起的肠道微生物群昼夜节律的失衡,恢复 *Muribaculaceae* 的节律性。褪黑素可能通过影响微生物的分子生物钟,调节微生物代谢产物的节律,进而影响宿主的功能。由于褪黑素能穿过细胞膜和血脑屏障,它可能作为内分泌信号,直接或间接地影响肠道微生物群,包括 *Muribaculaceae*。

3)*Faecalibaculum*:*Faecalibaculum* 属的细菌参与了肠道微生物群的昼夜节律振荡,并且这种振荡可能通过代谢物影响胃肠道或其他器官,进而影响机体的代谢平衡;睡眠限制会破坏结肠微生物群的模式,并降低 *Faecalibaculum* 属具有昼夜节律的肠道菌群的比例,此种改变可以通过褪黑素的补充恢复这些菌群的昼夜节律。

Faecalibaculum 属的细菌是肠道微生物群中重要的成员,它们在发酵过程中产生短链脂肪酸),主要包括乙酸、丙酸和丁酸。这些短链脂肪酸在维持肠道健康和调节宿主生理功能方面发挥着重要作用,SCFA 是肠道上皮细胞的重要能源物质,对于维持肠道细胞的正常功能和健康至关重要;SCFA 可以调节肠道屏障,有助于增强肠道上皮细胞间的紧密连接,保护肠道屏障,防止有害物质穿过肠壁。SCFA,尤其是丁酸,具有抗炎作用,能够通过抑制组蛋白去乙酰化酶的活性,促进抗炎性 T 细胞的分化,减少肠道炎症;还能调节脂质代谢,参与调节宿主的脂质代谢。

4)*Alloprevotella*:*Alloprevotella*(拟普雷沃菌属)是一种在口腔和肠道微生物群中常见的细菌属。研究表明,*Alloprevotella* 与口腔癌的风险增加有关。在一项研究中,日本口腔癌患者唾液中的 *Alloprevotella* 更为丰富。此外,*Alloprevotella* 在口腔癌患者中富集,与经典的公认风险因素(如吸烟、酒精、HPV)无关,这表明这些细菌可能本身就存在口腔癌发生和发展的风险。

唾液微生物群与 RA 的关联:在一项研究中,比较了 RA 患者和非 RA 患者的唾液微生物群,发现 *Alloprevotella* 在 RA 患者中显著富集。这表明 *Alloprevotella* 可能与 RA 的发病机制有关。肠道微生物群的昼夜节律研究发现,在 BMAL1 敲除猴的研究中,发现 *Alloprevotella* 在夜间富集,导致肠道微生物呈现异常的节律性波动。这表明宿主的昼夜节律调控机制可能通过影响肠道 H_2O_2 含量的节律性波动，进而影响 *Alloprevotella* 等微生物的丰度和节律性变化。

早期 RA 患者的口腔微生物群：一项研究分析了早期 RA 患者的口腔微生物群，发现 *Alloprevotella* 与早期 RA 相关，这进一步揭示了 *Alloprevotella* 在 RA 发病中的潜在作用，并为其作为早期诊断的生物标志物或治疗的潜在靶点提供可能性。

5）*Bifidobacterium*（双歧杆菌属）：*Bifidobacterium* 通常被认为是益生菌，有助于维持肠道健康和免疫功能。在 RA 患者中，双歧杆菌属的增加有助于发挥抗炎和免疫调节作用。

6）拟杆菌属（*Bacteroides*）：以 *Bacteroides* 为主的 RA 患者中，与健康受试者相比，肠道微生物组的分化导致了不同的胆汁酸谱。特别是表达胆汁盐水解酶（BSH）和 7α- 羟基甾体脱氢酶（7α-HSDH）的主要拟杆菌种类的增加，导致 RA 患者次级胆汁酸产生升高。

7）*Lactobacillus*（乳酸杆菌属）：*Lactobacillus* 可以增强肠道屏障功能，促进肠道杯状细胞分泌黏蛋白，形成保护性的黏液层，这层黏液可以防止病原体与上皮细胞的直接接触，从而保护肠上皮免受侵害，防止病原体和有害物质穿过肠道上皮进入体内；紧密连接肠道上皮细胞间的连接结构，通过与肠道上皮细胞和免疫细胞的相互作用，激活肠道免疫反应，促进抗炎细胞因子的产生，减少促炎细胞因子的产生；产生抗菌物质和占据空间，抑制有害细菌的生长，促进有益菌群的增长；竞争肠道上皮细胞和黏液层中的结合位点，抵抗病原体的入侵和定植，减少病原体对肠道屏障的破坏。通过这些措施从而减少炎症介质的渗透，有助于减轻 RA 中的炎症反应。

8）*Clostridium sensu stricto*（梭菌属）：*Clostridium sensu stricto* 是一类革兰氏阳性、厌氧或微需氧的细菌，它们在人体肠道微生物群中占有重要地位。某些梭菌属成员能够发酵肠道内容物，产生短链脂肪酸，主要包括乙酸、丙酸和丁酸。SCFA 不仅是肠道上皮细胞的能量来源，还具有抗炎作用。其抗炎机制主要是作用于肠上皮细胞，增强细胞的增殖和分化，调节肠道上皮细胞的功能，防止炎症性物质的渗透；同时减少肠道炎症过程中产生的促炎细胞因子，如肿瘤坏死因子 -α（TNF-α）、白细胞介素 -1β（IL-1β）和白细胞介素 -6（IL-6），抑制炎症细胞因子的产生；促进抗炎细胞因子的产生，促进调节性 T 细胞（Treg）的生成和分化，产生抗炎细胞因子，白细胞介素 -10（IL-10）等。

9) *Nucleatum*：这种昼夜节律可以体现在构成上，Thaiss 等研究证实不论人类还是小鼠，通过对光照时间和进食节律的调控，15% 以上菌种的相对丰度呈周期性变化，主要包括梭菌属和拟杆菌属等。

RA 患者梭菌属 *Nucleatum* 水平升高，并与类风湿关节炎严重程度呈正相关。*F. nucleatum* 同样加剧在老鼠模型中胶原诱导的关节炎（CIA）。*F. nucleatum* 外膜囊泡含有多种毒力因子，如 LPS、DNA、黏附素和酶，可以激活宿主的免疫反应，特别是通过 TLR4 途径，激活 NF-κB、ERK 和 CREB 等下游信号通路，驱动促炎性细胞因子的产生，引起局部炎症反应[1]。

（2）昼夜节律与肠道菌群的相互影响

1）菌群丰度在昼夜节律中的变化：正常人的肠道内菌群主要分为三种，共生菌、致病菌、中性菌。肠道菌群与宿主互惠共生，组成了人体复杂的肠道微生态环境，共同参与机体营养代谢、肠道屏障修复及免疫调节等。研究发现，受宿主生物钟及摄食的影响，肠道菌群的构成、数量、定植以及功能活动均具有显著的昼夜节律性变化。一项有关菌群的实验发现，细菌数量在晚上 11 点左右达到峰值，早上 7 点达到最低水平，此外，拟杆菌门和厚壁菌门这两种菌属在明暗循环中变化最明显，拟杆菌门的平均丰度在晚上 11 点和上午 1 点较高，在其他时间较低，而厚壁菌门的平均丰富度在凌晨 3 点和 7 点较高，11 点最低。当 Per 等时钟基因表达被抑制或切除时，小鼠出现显著改变的微生物群落特征和特定微生物类群的节律丧失。昼夜节律改变会破坏肠道微生态，使有益菌丰度减少，菌群移位并激活机会致病菌，使病原菌增殖。在经历异常明暗周期饲养后，对昼夜节律紊乱的小鼠粪便样品进行宏基因组测序发现约氏乳杆菌减少，而促使降低肠道屏障完整性瘤胃球菌数量增加。此外，绳尾真杆菌和罕见小球菌属也相对减少，二者都是丁酸的上游物质，丁酸可以调节黏膜基因表达以维持肠道屏障的完整性，并增强对炎症的抑制。

微生物定植是指各种微生物从不同环境接触到机体，并在特定部位黏附、生长和繁殖的现象。研究发现菌群在肠黏膜层定植程度呈 24h 周期性变化，但肠道菌群定植位置节律具体是如何变化尚有待研究。肠道菌群丰度的节律变化与功能密切相关。在对啮齿类动物昼夜肠道菌群含量测定中发现，白天休眠期中肠道乳杆菌数量较多，这与解毒、胃肠蠕动、感知环境等功能相

---

[1] HONG M K,LI Z,LIU H H,et al. Fusobacterium nucleatum aggravates rheumatoid arthritis through FadA-containing outer membrane vesicles［J］. Cell Host & Microbe,2023,31: 798-810.

关;相反在夜间厚壁菌和拟杆菌含量增加,相对应能量代谢和细胞生长及发育作用增强。昼夜节律紊乱会导致肠道菌群紊乱。

拟杆菌门(Bacteroidetes)在人类肠道微生物群中扮演着重要角色,并且其绝对数量的昼夜波动可能与菌群构成的节律性变化有关。拟杆菌门是厌氧无孢子革兰氏阴性生物体,通过将初级胆汁酸转化为次级胆汁酸,影响胆汁酸的组成与功能,进而影响肠道对脂肪的吸收和代谢;此外,拟杆菌门还可以在代谢过程中产生短链脂肪酸,维持肠道屏障的完整性,对调节宿主的免疫反应和炎症反应具有重要作用,它们在维持肠道生态平衡和完整性中发挥重要作用。

拟杆菌门的丰度在昼夜节律中表现出显著的变化。对 C57BL/6 系小鼠的粪菌进行 16SrRNA 基因检测,可观察到细菌总数在 23 点时可达到峰值而后随着光照增强,细菌总数逐渐减少,直到早晨 7 点光照强度明显增大时达到最低点。拟杆菌门和厚壁菌门占据了肠菌总数的绝大部分,对两者进行数量检测发现,在 C57BL/6 系小鼠的粪菌中拟杆菌门的绝对数量在 23 点(66%)和上午 11 点(60%)较高,其他时间较低;而厚壁菌门绝对数量的昼夜变化幅度微小。因此,拟杆菌门绝对数量的昼夜波动是菌群构成存在节律性变化的主要驱动力。这表明,拟杆菌门的昼夜波动可能是肠道菌群节律性变化的一个重要因素,并且这种变化可能对宿主的健康产生影响。因此,拟杆菌门的绝对数量昼夜波动可能是菌群构成节律性变化的一个关键因素,并且这种变化与宿主的生物钟和健康状态密切相关[1]。

在功能方面,对于夜间活动频繁的啮齿类动物而言,在夜间的进食阶段,肠道菌群中的厚壁菌门、拟杆菌门的含量增多,伴随着宿主的能量代谢、DNA修复、细胞生长等活动比较活跃;而在白昼休息时期,菌群中乳杆菌的数量相对更多,伴随着机体解毒作用、胃肠动力作用以及对环境感知等活动显著增强,这也证明了肠道菌群的昼夜节律性是在进化过程中适应其宿主生理代谢的结果。除了构成和功能上的改变,肠道菌群的定植位置也随着昼夜更替存在着微小的移动。利用 qPCR 和电子显微镜技术可观察到小鼠体内肠道黏膜的厚度以及菌群在黏膜层中渗入定植的程度在 24 小时中存在着周期性变化,在夜间肠道黏膜上皮细胞和寄生菌群的空间相互位置最为接近,这种空间

---

[1] 高新梅,朱旭彤,戴帅,等.基于昼夜节律角度探讨肠道稳态对炎症性肠病的影响[J].临床医学进展,2023,13(10):15903-15910.

位置上的节律性改变在一定程度上导致了肠道菌群的组成发生变化,进而对菌群与宿主间的功能交流产生了影响。

2)昼夜节律波动影响肠道黏膜屏障:肠道黏膜屏障是肠道吸收营养物质的主要场所,具有分离肠腔与机体内环境,抵御各种致病因子侵袭的作用。肠道黏膜屏障主要由物理屏障、化学屏障、免疫屏障和微生物屏障组成。其中由黏液、肠上皮细胞以及肠上皮细胞之间的紧密连接构成的物理屏障是维持肠道化学屏障、免疫屏障等屏障功能的结构基础,在宿主肠道防御中起着核心作用。越来越多的证据表明昼夜节律在调节肠黏膜屏障中发挥着重要作用。

肠黏膜上皮作为肠道屏障重要组成部分之一,其细胞更新周期呈稳定节律,研究发现其细胞周期 S 期的峰值出现在深夜,而有丝分裂活性在清晨最高,在傍晚左右最低,与之相关的周期蛋白也同样表现出昼夜节律性。肠道通透性依赖于调节上皮细胞旁通路的紧密连接(tight junction,TJ),TJ 蛋白的功能障碍会削弱细胞间黏附,导致肠道通透性改变和炎症反应。Occludin 和 Claudins 是维持肠黏膜机械屏障的重要蛋白。

Occludin 和 Claudins 的相互作用对紧密连接的稳定性至关重要。它们共同参与调控细胞旁路的渗透性,影响水、离子和大分子物质在上皮和内皮细胞层间的转运。此外,Occludin 和 Claudins 的表达及功能的改变不仅影响细胞间的相互作用,还可能影响宿主的免疫反应和炎症过程,进而与炎症性肠病(inflammatory bowel disease,IBD)等肠道疾病的发生发展相关。

在检测野生型小鼠结肠 Occludin 和 Claudin-1 水平中发现,二者表现出时间依赖性变化,与此同时,结肠中的 Per1、Per2、Cry1 和 Bmal1 mRNA 水平也表现出时间依赖性变化,Occludin 和 Claudin-1 昼夜节律振荡依赖于正常的 Per2 活性。进一步研究发现 Clock 和 Bmal1 作为转录因子可以直接结合到 Occludin 和 Claudin-1 启动子区的 E-box 元件上并影响其转录,影响 TJ 功能,从而调节结肠通透性。

Occludin 和 Claudin-1 的时间依赖性变化,一项研究中发现,在 T 促炎细胞因子存在下培养的结肠癌细胞显示 E- 钙黏蛋白表达急剧下降,波形蛋白表达增加,同时 TNF-α 治疗还以时间依赖性方式上调 claudin-1 表达,同时促进增殖和伤口愈合。这表明在炎症环境下,Claudin-1 的表达和功能会随时间改变,进而可能影响细胞的上皮间质转化(Epithelial mesenchymal transformation,EMT)和迁移。此外,另一项研究指出,缺氧诱导因子(Hypoxia-inducing factor,HIF)介导的 Claudin-1 表达对于维持肠上皮紧密连接的完整性至关重要。在实验性结肠炎期间,HIF 依赖性的 Claudin-1 调节对于肠上皮屏障功能的维持具有重要作用。

肠道屏障功能的受损也会破坏肠道上皮细胞节律,使肠道炎症加重。上皮肌球蛋白轻链激酶(myosin light chain kinase,MLCK)是细胞旁屏障的关键调节因子,IBD 患者肠道上皮 MLCK 激活会诱发肠道共生菌向侵袭性病原体的转化,侵袭性细菌通过 Rac1/STAT3 依赖性途径、MLCK 非依赖性途径破坏上皮昼夜节律,导致促炎细胞因子上调和糖皮质激素表达下调,从而加剧结肠炎。

肠道黏膜屏障的维持还依赖于肠道菌群及其代谢产物。昼夜节律紊乱导致肠道菌群失衡,继而引起丁酸盐等代谢物减少,而丁酸盐可以诱导上皮细胞增殖,增加黏蛋白的产生,对包括紧密连接蛋白完整性在内的上皮屏障具有保护作用。

此外,在 Per1/2 突变型小鼠中发现帕内特细胞、杯状细胞减少,而二者的富集对肠道黏膜屏障具有保护作用,而帕内特细胞、杯状细胞的丢失与 Wee1 抑制有丝分裂有关,其启动子活性受时钟蛋白 Clock 和 Bmal1 控制。总之,肠黏膜屏障对维持机体内环境稳定、抵御外来抗原物质至关重要,其中任一屏障的功能受损均可参与疾病进程,昼夜节律紊乱可以破坏肠道黏膜屏障,增加肠黏膜通透性,参与并加重肠道炎症。

3)肠道菌群接触依赖与昼夜节律:肠道菌群的接触依赖机制涉及肠道上皮细胞和免疫细胞上的模式识别受体(Pattern recognition receptor,PRR),这些受体的激活最终可以通过核受体(例如核因子、IL-3 调节的 NFIL3)、表观遗传改变或其他机制导致基因表达的变化。鞭毛蛋白和脂多糖作为微生物相关分子模式(MAMP),通过与肠道上皮细胞表面的模式识别受体结合,激活先天淋巴细胞 3(ILC3)。ILC3 的激活会进一步触发信号转导和转录激活因子 3(STAT3)的信号通路。STAT3 是一种转录因子,其激活可以影响多种基因的表达。STAT3 的激活与宿主的昼夜节律系统相互作用。这些信号通过特定的受体激活 JAK 激酶,进而磷酸化 STAT3;磷酸化的 STAT3 形成二聚体,然后转移到细胞核内;STAT3 通常在细胞接收到特定信号(如细胞因子或微生物相关分子模式)后被激活。STAT3 的白天依赖性磷酸化是指在特定时间段(白天)内,STAT3 蛋白通过磷酸化过程被激活,这一过程与生物钟和昼夜节律密切相关。

在一项研究中,科学家发现脂多糖(lipopolysaccharide,LPS)的全身性炎症刺激可以在视交叉上核（SCN）中诱导 STAT3 的白天依赖性磷酸化，而且 LPS 还能诱导 SCN 中 Stat3 mRNA 的表达，揭示了 STAT3 表达具有昼夜节律性，白天水平较高。在细胞核内，STAT3 结合到特定基因的启动子区域，调控这些基因的转录。STAT3 可以激活或抑制多种基因的表达，包括与昼夜节律相关的基因；昼夜节律系统由核心生物钟基因（如 BMAL1、CLOCK、PER 和 CRY）控制，形成自动调节的转录 - 翻译反馈环。STAT3 间接地调节代谢过程，如脂质代谢、糖代谢等。这些代谢过程的节律性变化可以影响宿主的能量平衡和代谢健康。

（3）肠道菌群作用于免疫系统，是 RA 昼夜节律的基础：人类和其他哺乳动物一样，身体被包括细菌、病毒和真菌在内的数万亿微生物占据，这些微生物被统称为共生菌群。从某种意义上来说，"人"是一个人体和共生菌群的多元复合体。人体肠道内寄生着大量微生物，这些肠道微生物群，影响着人类对肥胖、肠炎、自身免疫疾病、癌症治疗药物的反应，甚至影响人类寿命等。越来越多的证据揭示了人类与这些肠道微生物群之间的相互依赖程度。

肠道菌群通过胞壁肽 - 下丘脑，影响人体昼夜节律。最新一项研究表明了下丘脑神经元可以直接感知肠道细菌活动的变化，并相应地调整食欲和体温。这项研究发现，肠道菌群分泌的胞壁肽可以进入血液循环并在大脑中积累，通过与神经元表达的模式识别受体 Nod2 互作，直接抑制下丘脑神经元活动，从而降低食欲，并调控体温和代谢。进食会导致肠道微生物群的扩增，这种扩增会增加肠道细菌胞壁肽的释放，当这些胞壁肽到大脑后，会靶向抑制下丘脑 NOD2 受体并降低神经元活动，从而有助于调节饱腹感和体温。大多数免疫细胞中都存在 NOD2 受体，该受体能够识别到胞壁肽的存在，胞壁肽是细菌细胞壁的组成部分。之前的研究证实，编码 NOD2 受体的基因突变与消化系统疾病（例如克罗恩病），以及神经系统疾病和情绪障碍有关。

科学家使用脑成像技术，观察到小鼠的 NOD2 受体由大脑不同区域的神经元表达，特别是在下丘脑区域。下丘脑是大脑皮层下调节内脏活动的高级中枢，它把内脏活动与其他生理活动联系起来，调节着体温、摄食、水平衡、血糖和生殖等重要的生理功能活动。他们随后发现，当这些神经元与肠道中的细菌胞壁肽接触时，神经元的电活动会受到抑制。肠道、血液和大脑中的胞壁肽被认为是细菌增殖的标志物。如果小鼠的 NOD2 受体被特异性敲除，这些神经元就不再被胞壁肽所抑制，大脑也就失去了对食物摄入和体温的控制，它们的体重更容易增加，也更易患上 2 型糖尿病，尤其是在老年、雌性小鼠中。

令人惊讶的是——神经元可以直接感知细菌胞壁肽，而此前普遍认为这是免疫细胞特有的工作。研究发现这些细菌胞壁肽可以直接作用于下丘脑，这一发现具有重要意义，也为肠道菌群昼夜节律性变化提供了新的研究方向，即肠道菌群可以通过胞壁肽影响下丘脑的功能，进而影响到人体的昼夜节律控制中枢[1]。

现代科学认为，人体细胞占身体内细胞总量的 43%，而其他部分则由非人类的微生物细胞群组成。其中，人体内的肠道菌群种类繁多，包括了至少 100 万亿个细菌，是人体细胞总数的 10 倍，分属 1 000 多个种。人体肠道菌群按来源分类，可分为原籍和外籍菌群，原籍菌群多为肠道正常菌群，除了主要的细菌外，肠道微生物还包括病毒群、真菌群、螺旋体群等。这些肠道菌群按一定的比例组合，相互制约、相互依赖，在质量和数量上构成生态平衡。肠道微生物在消化、调节人体免疫功能、抵御疾病以及生产人体必需的维生素方面都扮演着重要角色；人类肠道中有超过 1 亿个神经元组成的复杂网络，于是，肠道神经系统通过交感神经和副交感神经系统与中枢神经系统进行交流，通过免疫途径、神经内分泌途径和迷走神经途径形成"肠 - 脑轴（gut-brain axis，GBA）"。肠道菌群能够直接或间接产生神经递质和神经调节剂。并且，产生的这些神经递质和神经调节剂与人体细胞产生的神经递质和神经调节剂完全匹配，并在人体中得到广泛应用。如多巴胺、5- 羟色胺、谷氨酸、脑源性神经营养因子和 γ- 氨基丁酸等，这些神经递质能够激活肠道神经系统，经迷走神经和脊神经介导将信号传至中枢神经系统引发兴奋或抑制；作为肠道细菌细胞壁主要成分的肽聚糖可激活宿主的黏膜免疫系统。

通过识别病原体相关分子模式等促炎微生物成分，机体可激活非特异性免疫反应。具体来说，病原体相关分子模式与防御细胞上的模式识别受体结合，可产生炎性细胞因子，这些细胞因子通过外周迷走神经通路间接地或通过血脑屏障直接影响大脑。比如，白细胞介素 6 和趋化因子配体 2 等炎症细胞因子，可通过两种途径作用于脑：病原体相关分子模式通过体液途径作用于特定脑区 toll 样受体；通过传入神经介导的神经通路。显然，肠道菌群作用于全身和黏膜免疫系统的免疫调节，这一研究也可能为肠道菌群在 RA 患者体内昼夜节律性改变提供了证据。

---

[1]　GABANYI I，LEPOUSEZ G，WHEELER R，et al. Bacterial sensing via neuronal Nod2 regulates appetite and body temperature [J]. Science，2022，376（6590）：eabj3986.

（4）肠道微生物调节宿主蛋白翻译后修饰的昼夜节律：微生物群诱导小肠上皮细胞中组蛋白脱乙酰酶 3（HDAC3）的节律性表达，具体表现为 HDAC3 在小肠上皮细胞中的表达量和活性会呈现 24 小时的周期性变化，其活性和调控的基因表达在一天的特定时间达到高峰或低谷，主要过程是肠道微生物群诱导肠上皮细胞中 HDAC3 的表达，HDAC3 被有节奏地招募到染色质上，产生组蛋白乙酰化、代谢基因表达和营养吸收方面的同步昼夜振荡。肠道微生物群衍生的肌醇磷酸盐，特别是三磷酸肌醇（IP3），能够特异性地提高 HDAC3 的活性。共生细菌如大肠杆菌通过肌醇六磷酸的代谢产生 IP3，进而刺激 HDAC 活性，促进肠道损伤后的恢复，并在人源类结肠中刺激 HDAC3 依赖性的增殖，HDAC3 不仅调节基因表达，还非典型地激活雌激素相关受体 α，促进脂质转运蛋白 CD36 的转录，影响脂质吸收和肥胖的发展。

HDAC3 表达驱动肠道代谢基因表达的振荡，尤其是营养转运和脂质代谢；肠道微生物群产生的代谢产物，如短链脂肪酸，可以与宿主细胞上的特定受体结合，激活多种代谢途径。丁酸盐可以激活 GPR43 和 GPR41 受体，肠道微生物群发酵难以消化的碳水化合物（如膳食纤维）产生 SCFA，主要包括乙酸盐、丙酸盐和丁酸盐。这些 SCFA 通过与 GPR41 和 GPR43 受体结合来激活它们。每种受体对不同类型的 SCFA 有不同的亲和力。

（十）RA 的时间治疗学

时间治疗学是一种根据生物钟节律调整药物给药时间的策略，旨在提高药物疗效和减少副作用。生物钟是生物体内的一种自然节律系统，控制着许多生理和病理过程。RA 的病程和症状表现出明显的昼夜节律变化，这为时间治疗学在 RA 治疗中的应用提供了理论基础。通过调整药物给药时间，可以在炎症高峰时提供更有效的治疗。

1. IL-10 在 RA 时间治疗中的应用　IL-10 的临床应用研究进展表明，低剂量 IL-10 可以发挥抗炎作用，用于治疗炎症性疾病；而高剂量 IL-10 可以诱导 CD8$^+$T 细胞活化，抗炎作用减弱，但可用于抗肿瘤治疗。IL-10 作用于靶细胞后，会激活 JAK-STAT 信号通路和 PI3K/Akt 信号通路，增强抗凋亡因子的表达，阻止细胞凋亡。在 RA 的时间治疗学中，IL-10 的给药时机可能会根据患者的昼夜节律和炎症活动的高峰时段来确定。例如，如果某时段患者的炎症反应较强，可能会选择在这个时段或之前给予 IL-10，以期达到最佳的抗炎效果。然而，具体的给药时间和剂量还需要根据临床试验和患者的具体情况来确定。F8-IL-10（Dekavil），这是一种单克隆抗体 - 细胞因子融合蛋白，能够在疾病部位传递和积累细胞因子,提高疗效和减少不良反应[1]。

2. 非甾体抗炎药(NSAID)在 RA 时间治疗中的应用 NSAID 是 RA 治疗中常用的一线药物,通过抑制环氧合酶(COX)的活性来减轻炎症和疼痛。抑制炎症介质的合成:NSAID 通过抑制环氧化酶(COX)的活性,减少前列腺素(PGs)的合成,从而发挥其抗炎、镇痛和解热的作用。环氧化酶有两种同工酶,COX-1 和 COX-2,其中 COX-2 主要在炎症部位表达,因此抑制 COX-2 对减轻炎症反应尤为重要。然而,关于 NSAID 在 RA 治疗中的时间治疗学,即根据患者的生物节律变化来优化给药时间的研究并不常见。在实际临床治疗中,医生可能会根据患者的症状波动情况来调整 NSAID 的给药时间。例如,如果患者早晨症状较重,可能会建议在晚上服用长效的 NSAID,以期望在夜间获得更好的症状控制。但是,这种用法并不是严格意义上的时间治疗学,而是基于患者症状变化的个体化调整。

3. 糖皮质激素(GC)在 RA 时间治疗中的应用 GC 在 RA 治疗中具有快速抗炎作用,但其长期使用可能导致严重的副作用。时间治疗学通过调整 GC 的给药时间,可以在减少副作用的同时提高疗效。在糖皮质激素应用方面,Frank 等将 288 例 RA 患者随机分为按昼夜节律缓释(MR)给药和常规早晨直接(IR)给药(泼尼松 2~10mg/d)两组进行了为期 1 年的观察,研究结果提示应用 MR 片的泼尼松治疗对 RA 具有较好的安全性和耐受性,并且能够持续改善临床症状,获得较高的利益/风险比。临床研究提示:睡前服用 MTX 的时间疗法比目前的标准用药方法可更有效改善 RA 的病情,且安全性良好。

4. 病程控制抗风湿药物(DMARDs)在 RA 时间治疗中的应用 DMARDs 如氨甲蝶呤(MTX)和生物制剂在 RA 治疗中具有重要作用。在 MTX 应用方面,研究者根据 RA 患者炎性细胞因子的昼夜节律设计时间给药的临床研究发现:睡前服用 MTX 的时间疗法比目前的标准用药方法可更有效改善 RA 的病情,且安全性良好。MTX 剂量越大,不良反应发生率越高。因此,认为 MTX 每周 12.5mg,睡前服用,可兼顾 RA 治疗的有效性和安全性,可作为最佳初始有效剂量来指导 RA 患者的治疗。

———————
　　[1] BRUIJNEN S T G,CHANDRUPATLA D M S H,GIOVANONNI L,et al. F8-IL10:a new potential antirheumatic drug evaluated by a PET-guided translational approach [J]. Molecular Pharmaceutics,2019,16(1):273-281.

（十一）节律性调控能量代谢——深化 RA 研究的新方向和新思路

能量调节在生理过程的自我稳定调节中起到非常重要的作用,神经内分泌途径也涉及能量调节。免疫系统是继大脑和肌肉系统之后的第三大能量消耗者。在 RA 和其他慢性炎症疾病中,免疫系统的活动需要消耗大量的能量,每天高达 2 000 千焦甚至更多。促炎因子 TNF-α,IL-1,IL-6 等免疫细胞和感觉神经纤维信号的免疫活化,需要大量的能量,产生一种信号类似调节器打开能量供给的开关,这就是能量需求反应（energy appeal reaction）。

近年来,很多研究已经从不同层面研究能量代谢和免疫系统的关系。有证据表明,能量代谢在慢性炎症中起到至关重要的作用,这不仅体现在能量的供给上,更重要的是通过代谢信号控制免疫应答。免疫应答产生能量需求反应,如果能量调节紊乱,免疫应答则不能控制炎症,就会引起持续的慢性炎症,甚至引发代谢后遗症。这就解释了在慢性炎症疾病中出现的一系列后遗症现象。而在慢性炎症疾病中,能量分配有两种途径,分别是储藏和消耗,这需要正常的昼夜节律才能保持平衡。

第二章

类风湿关节炎的常见治疗

第一节　临床常见的类风湿关节炎药物

一、非甾体抗炎药（NSAID）

用于缓解 RA 症状，但不能防止关节变形或破坏。传统合成缓解病情抗风湿药物（DMARDs）包括氨甲蝶呤（MTX）、来氟米特（LEF）、金制剂等，这些药物能够改善病情、减缓和防止关节变形。

二、糖皮质激素（GC）

具有迅速缓解炎症和控制急性期病变的作用，但长期使用可能有副作用。美国风湿病学会（ACR）2021 年更新了 RA 诊疗指南，其中对于糖皮质激素的使用提出了限制，建议在中高疾病活动度患者未使用 DMARDs 时，不使用糖皮质激素优于短期（小于 3 个月）使用，而短期使用又优于长期（3 个月及以上）使用。这表明糖皮质激素在 RA 治疗中的地位逐渐降低，与其副作用和减停困难有关[1]。

三、生物制剂

以抗肿瘤坏死因子 -α（TNF-α）、白介素 -6（IL-6）等为靶点的药物，能有效改善 RA 患者的症状。

四、小分子靶向药物

靶向合成缓解病情抗风湿药物：如 JAK 抑制剂托法替布等小分子药物，针对细胞内信号分子。

五、靶向递送

微针（microneedle，MN）技术在 RA 治疗中显示出潜力，特别是溶解性微针（DMN），能够提高患者的依从性和生物利用度，同时避免体循环带来的副

[1] XIE W, HUANG H, LI G, et al. Dynamical trajectory of glucocorticoids tapering and discontinuation in patients with rheumatoid arthritis commencing glucocorticoids with csDMARDs：a real-world data from 2009 to 2020 [J]. Annals of the rheumatic diseases，2021，80（8）：997-1003.

作用。微针技术可以有效地将药物定位在炎性关节中,为 RA 治疗提供了新策略[1]。

第二节 中医药治疗类风湿关节炎

以中医理论为指导的中药复方及中药活性成分不仅种类丰富、来源广泛、不良反应小,而且具有多环节、多层次、多靶点综合作用的特点,其在改善生活质量、缓解疼痛、减少致残率、减轻 RA 药物副作用方面体现出重要的临床价值和现实意义,中医药在类风湿关节炎的防治中凸显出优势。近年来,国内外针对单味药和中药复方的抗 RA 作用已开展了大量的实验研究工作,初步阐明了很多中药的有效成分(组分)和作用机制,显示了这一研究领域旺盛的生命力。

一、风湿宁

复方风湿宁作为民国时期山西省四大名医之一白清佐的治疗名方,临床传承使用七十余年,能够有效地改善 RA 的主要症状及体征积分[2],在临床上治疗类风湿关节炎具有确切疗效[3]。类风湿关节炎在中医理论中属"痹症"范畴[4],其发病多端,病机复杂,从历代记载痹证的文献和治疗药物来看,寒凝络脉乃是痹证致病之关键,中医药治疗 RA 具有整体调节和多靶点治疗的优势,临床常能取得较好疗效[5]。风湿宁由羌活、独活、青风藤、威灵仙等 17 味中药组成,主治风寒湿邪与瘀血阻滞经络之痹症,《素问·至真要大论》言"留者攻之""逸者行之",全方以祛风散寒、除湿通络、活血止痛为法,达到祛邪通络、

[1] GUO P,HUANG C,YANG Q,et al. Advances in formulations of microneedle system for rheumatoid arthritis treatment [J]. International Journal of Nanomedicine,2023:7759-7784.

[2] 马艳苗,王永辉,李艳彦,等.风湿宁胶囊的主要药效学研究[J].世界中西医结合杂志,2012,7(9):806-809.

[3] 赵建平,刘光珍,王裕颐.风湿宁胶囊治疗类风湿关节炎疗效观察[J].山西中医,1999,15(6):8-10.

[4] 王志强,宫彩霞,李振彬.基于信号通路的中药有效成分治疗类风湿关节炎机制研究进展[J].中国实验方剂学杂志,2019,25(8):226-234.

[5] 冯振宇,马小娟,王虹娟,等.风湿宁胶囊对类风湿关节炎风寒湿痹动物模型的关节保护及抗炎作用[J].中国实验方剂学杂志,2017,23(20):96-101.

止痛消肿之目的。自 20 世纪 80 年代起风湿宁胶囊就以医院制剂的形式用来治疗风湿性疾病。经过多年的临床应用证明，风湿宁可明显改善 RA 患者的症状、体征，延缓或阻止病情进展，且抗炎作用良好。

复方风湿宁能够有效地改善 RA 的主要症状及体征积分，动物实验证实其具有良好的镇痛及抗炎作用。在前期的研究中我们发现，风湿宁在 CIA 大鼠滑膜细胞中可能通过诱导第二信使 ROS，影响线粒体通透性的改变，进一步激活 Bcl-2 家族调控的 caspase 依赖途径，使细胞最终发生凋亡[1-2]。风湿宁粪菌移植治疗类风湿关节炎可能与其通过 Akkermansia、Prevotella 等微生物干预苯丙氨酸、花生四烯酸代谢，抑制 TLR4/MyD88/NF-κB 通路，发挥抗炎效应有关[3]。

二、清毒伸筋汤

清毒伸筋汤，是广西国际壮医医院风湿病科李凤珍主任医师总结的壮医经验方，由忍冬藤、肿节风、救必应、青风藤、伸筋草、两面针、鸡血藤 7 味壮药组成，方中忍冬藤甜、寒，具有清热毒、除湿毒、祛风毒、通气道、火路的作用。肿节风性味苦、辣、平，具有清热毒、祛风毒、除湿毒、通龙路、火路、消肿块的功效。在《中药大辞典》中认为肿节风具有抗菌消炎、祛风通络、活血散结的功效。两药共奏清热解毒祛风，为主药；青风藤性味苦、辣、平，具有调火道、祛风毒、除湿毒的功效。在《中药大辞典》中明确认为其可以治风湿痹痛、鹤膝风、水肿、脚气。救必应性味苦、寒，可调谷道、清热毒、除湿毒。伸筋草性味微甜，微热，具有调龙路、祛风毒、除湿毒、止疼痛的功效，可治风寒湿痹、关节酸痛。青风藤、救必应和伸筋草三药帮助主药加强清热毒、祛风毒、除湿毒之功，共为帮药；鸡血藤性味苦、甜、微热，具有调龙路、火路，补血虚、除湿毒的功效。两面针性味微温、苦，有小毒，具有通调龙路、火路，祛风毒活血，解毒消肿之功效，《神农本草经》曰"主风寒湿痹，历节疼。除四肢厥气，膝痛"。因此鸡血藤和两面针这两味药调龙路、火路，引药通行，为带药；全方共奏清热毒、除湿毒、祛风毒，调龙路、火路气机，具有良好的止痛、消肿、改善关节功能

[1] 马艳苗,王永辉,李艳彦,等.风湿宁胶囊对胶原诱导性关节炎大鼠滑膜细胞超微结构及细胞凋亡相关基因表达的影响[J].中医杂志,2013,54(4):326-328.

[2] 马艳苗,李艳彦,王永辉,等.风湿宁胶囊对活性氧介导的 T 细胞活化和滑膜凋亡的影响[J].中国中西医结合杂志,2013,33(11):1552-1556.

[3] 马艳苗,郝佳,刘凤燃,等.风湿宁粪菌移植物干预类风湿关节炎的多组学比较研究[J].药学学报,2023,58(7):1931-1939.

等效果,无明显毒副作用。清毒伸筋汤能降低胶原诱导性关节炎 CIA 大鼠血清 TNF-α、IL-1β 水平,下调 CIA 大鼠血清 VEGF 含量,抑制滑膜炎新生血管的形成,抑制炎症、缓解肿胀、减轻骨质破坏。

三、桂枝芍药知母汤

桂枝芍药知母汤,原方出自《金匮要略·中风历节病脉证治并治》篇,由桂枝、白芍、甘草、麻黄、生姜、白术、知母、防风、附子组成,具有祛风除湿、温经散寒、滋阴清热之功效,主治风湿历节。治疗"诸肢节疼痛,身体尪羸,脚肿如脱,头眩短气,温温欲吐,桂枝芍药知母汤主之"。

桂枝芍药知母汤是治疗"历节"的千古名方,"历节"的主要症状就包括"诸肢节肿痛",关节肿胀是类风湿关节炎最客观的体征,而关节疼痛是患者最痛苦之所在。方中白芍酸苦柔筋,活血逐痹,对于卫气实而亢奋者,使其疏通而不涩滞。药理研究表明,白芍有效成分白芍总苷可以通过多种途径调节自身免疫反应。白术、生姜、大枣、甘草皆可补益中焦脾胃,恢复营气的物质来源,从而使卫强营弱的营弱得治。治病必求于本,湿邪是痹证发病之关键因素,以白术性甘温且入中焦脾胃,求健脾化湿、燥湿除痹之功。以上药物全面针对卫气亢盛,营气衰弱的病机,此举与西医学治疗类风湿关节炎使用免疫抑制剂,调节肠道菌群有异曲同工之妙。但较有区别的是中医不是一味地对人体免疫系统进行打压,而是通过调节来调动自身正气驱除邪气。而桂枝、麻黄、防风、附子等祛风除湿,通络止痛,则是针对类风湿关节炎的启动因素——风邪。桂枝味辛甘,性温,能通利关节,温筋通脉,活络止痛。现代药理学也证实桂枝抗炎、解热镇痛疗效显著;附子辛甘大热,温经散寒止痛效力强,能抗炎镇痛、提高免疫力。麻黄、防风透络达表,散寒祛邪,且防风善于祛风除湿止痛。知母味苦性寒,又能滋阴。知母、芍药苦寒,可防其他药辛温发散太过,整个方子有寒有热,寒热平调。全方合之,扶营阴,抑卫阳,祛风通经络,寒温并用,补泻兼施,散收并举,邪正兼顾,气血同调,体现了"调和"二字。

四、尪痹胶囊

尪痹胶囊由已故名老中医焦树德创制,近年来以片剂、丸剂、颗粒等形式广泛应用于临床。在焦老的著作中,尪痹包括了以 RA 为主的多种关节病变,并对其病因病机进行了补充,在风、寒、湿三气合而致病的基础上提出了如下四点：①素体肾虚,寒湿邪盛深侵入骨;②冬季寒冷,复感三邪,肾气应之,故寒湿先伤肾;③复感风寒湿三邪,内舍于肝肾;④因热贪凉,寒从热化。由此极大丰富了尪痹的中医理论体系,为广大临床患者的中医治疗提供了强大的理论基础。尪痹胶囊从尪痹的病因病机特点出发,从补益肝肾、强筋健骨的角度发挥强有力的临床治疗作用。尪痹胶囊(又称尪痹片、尪痹颗粒等),是临床常用于抗炎止痛、抗风湿的中成药,其具体成分包括熟地黄、生地黄、续断、骨碎补、制附子、淫羊藿、狗脊、白芍、红花、知母、伸筋草等17味中药。尪痹胶囊不仅能有效控制疾病进展,减少关节骨质破坏,改善疾病预后,还能在一定程度上减少非甾体抗炎药、糖皮质激素的使用剂量,减少药物不良反应。在焦老多年经验总结的尪痹胶囊原方中,有强腰健骨、通利关节、以形补形的羊骨、狗脊;可温阳补肾、散寒祛湿的淫羊藿;活血化瘀的白芍、红花,联合滋阴补血的熟地黄一类,颇具“治风先治血,血行风自灭”之意,此外还有通经活络的威灵仙、独活,温阳助气之品桂枝,祛风防湿之防风,滋阴润肺、润肾之知母、生地黄等,诸药合用,具有补肾助阳、活血通络、强筋健骨、滋阴镇痛的功效。在药理学有效成分及生物技术分析方面,有关尪痹胶囊的研究不计其数,如经研究发现,白芍中的有效成分白芍总苷、淫羊藿的有效成分淫羊藿苷、红花的有效成分红花多糖及知母的有效成分多糖和皂苷类等,均具有明显的免疫调节活性。

助机体加速血液循环,维持四五平衡的一种治疗方法,疗效显著,于2010年被列入“国家级第三批非物质文化遗产”保护项目。具体操作:根据病情所需,将所需药研碎,置于器皿中加水、酒炒热或热,随后取出分为2份,1份平摊于床上并随后铺上纱布,待温度适中时让患者于上,以另一块纱布平铺患者身上,将药物覆盖于患者全身(除头部)。

第三节　治疗类风湿关节炎的中药化合物

目前,RA治疗主要以抗炎、消肿为主,常用药物有糖皮质激素、氨甲蝶呤等,可有效控制病情发展,缓解患者关节肿痛等症状。随着RA研究的不断深入,西医用药疗法日益丰富,肿瘤坏死因子(TNF)抑制剂等药物的发展及应用,极大地改善了西医用药治疗效果。此外,中医领域的中药熏蒸、植物药制剂等治疗用药及方法,也在RA治疗中有所应用,并有良好的应用效果反馈。

目前在临床上使用化学药物治疗 RA 已取得了一定的成效,短期疗效尤为显著,但易反复,不良反应多,价格昂贵。近年来,中药化合物有效成分抗 RA 作用已成为研究热点,大量的药理学研究表明,苷类、生物碱、黄酮及萜类等具有抗炎、镇痛和免疫调节等作用,其在抗 RA 作用的效果显著,且具有毒性低、取材广、价格低等优点,给 RA 患者带来了希望。

抗 RA 的中药化合物有效成分(组分)主要为生物碱类、萜类、黄酮类、苷类、酚类等,见表 2-1。

表 2-1 治疗类风湿关节炎的中药化合物

中药化合物	主要成分	作用靶点	趋势	作用机制
苷类	雷公藤多苷	滑膜组织以及细胞	↓	抑制滑膜组织中趋化因子及细胞因子的表达; 抑制 RA 患者血清中抗炎因子的表达; 抑制 RASF 的增殖,诱导 RA 滑膜细胞凋亡
	白芍总苷	滑膜细胞	↓	抑制 Wnt/β-catenin 通路;抑制炎症因子的表达及 NF-κB 通路的活化
	木瓜苷	关节滑膜细胞	↓	降低关节炎关节滑膜细胞的 PGE2 和 TNF-α 的水平,抑制细胞亢进的代谢、增殖和分泌功能而达到其治疗 RA 作用
	三七总皂苷	炎性细胞因子	↓	下调 NF-κB 的表达,抑制炎性细胞因子 TNF-α、IL-1β 分泌,改善大鼠关节滑膜炎症
	雷公藤内酯醇	成纤维样细胞	↓	抑制 RA 成纤维样滑膜细胞的增殖,改善 RA 关节炎状况和保护关节及软骨破坏
	栀子苷	成纤维样细胞	↓	调节类风湿关节炎血管新生中 SphK1 介导的糖酵解代谢紊乱
	芍药苷	成纤维样细胞	↓	通过 NF-κB 和 STAT 信号通路抑制 M1 巨噬细胞极化和促进 M2 表型极化,减轻 RA 滑膜炎症

续表

中药化合物	主要成分	作用靶点	趋势	作用机制
生物碱类	青藤碱	关节液、炎症细胞因子、滑膜细胞	⬇	通过抑制 NF-κB 活化从而降低滑膜炎症中炎性细胞因子 IL-1β、TNF-αmRNA 等表达；抑制 CIA 大鼠滑膜细胞增殖，促进细胞凋亡；抑制趋化因子受体蛋白（chemokine receptors protein，CRP）和 mRNA 的表达
	乌药总生物碱类	巨噬细胞	⬇	TARL 能阻断 NF-κB 信号通路，抑制巨噬细胞产生炎症介质；抑制滑膜细胞 TNF-α 的表达
	川芎嗪	滑膜细胞	⬇	通过抑制滑膜 VEGF 的表达，从而抑制血管病理性增生；抑制 T 淋巴细胞活化和增殖
	苦参碱	滑膜组织、细胞	⬇	调节 Th1、Th2 平衡分泌；抑制细胞内 NF-κB 信号通路的表达
	青藤碱	滑膜组织、细胞	⬇	下调单核、巨噬细胞系统炎症介质和细胞因子合成，发挥抗炎、抗风湿作用
	川芎嗪	破骨细胞、炎症因子	⬇	抑制 RA 炎症因子的分泌，防止自身抗体的大量产生，并通过调节 RA 大鼠外周血中 RANK/RANKL 表达发挥治疗 RA 的作用
	马钱子碱	炎症组织	⬇	抑制外周炎症组织 PGE2 的释放，抑制大鼠血浆 5-HT、6-keto-PGF1α 与血栓烷素（TXB2）炎症介质的释放
	龙须藤	滑膜组织、细胞、炎症因子	⬇	抑制 TNF-α、IL-1β 等炎性细胞因子的表达

续表

中药化合物	主要成分	作用靶点	趋势	作用机制
黄酮类	木犀草素	成纤维细胞	↓	抑制 LPS 诱导的炎症介质 PGE2 的生成,降低 NF-κB 的 DNA 结合活性;下调 LPS 诱导的 COX-2 mRNA、NF-κB 和 COX-2 蛋白的表达;抑制膜成纤维细胞的增殖
	槲皮素	滑膜细胞	↓	抑制 NF-κB 的生物活性,减少组织中 NF-κB 参与产生的相关细胞因子
	异柄苣素	滑膜细胞,组织	↓	通过抑制超氧阴离子的产生和抑制中性白细胞的激活
	淫羊藿苷	滑膜细胞,成纤维细胞	↓	通过调控 miR-223-3p/NLRP3 信号通路促进 RA 成纤维样滑膜细胞凋亡;通过抑制 PI3K/AKT 信号通路活化促进 RA-FLS 细胞凋亡;通过抑制胶原组织蛋白酶 K 活性控制 RA 活动;通过调节 STAT3/Th17/IL-17 轴缓解 RA
	川陈皮素	滑膜细胞、巨噬细胞、成纤维细胞	↓	抑制人滑膜纤维细胞中 IL-1β 介导的 ADAMTS-4 和 ADAMTS-5 的 mRNA 的表达;抑制关节炎小鼠滑膜纤维细胞中的 AD-AMTS-4 和 ADAMTS-5 的产生
	葛根素	细胞	↓	降低 LPS 诱导的 RAW264.7 细胞的 NF-κB 水平
	表没食子儿茶素酸酯	巨噬细胞、成纤维样化膜细胞	↓	通过调节 NF-κB 途径表现抗关节炎和抗 RA 的活性;抑制 RAW264.7 巨噬细胞中的 NF-κB 的表达,也可以抑制 NF-κB 诱导激活的 TNF-α 的产生;通过抑制蛋白激酶和 NF-κB 途径诱导 RA 成纤维样滑膜细胞的凋亡
	金雀异黄素	滑膜组织、成纤维细胞	↓	减少成纤维细胞分泌的促血管生成物质;通过抑制 NF-κB 的激活,下调 COX-2 的表达来治疗 RA

续表

中药化合物	主要成分	作用靶点	趋势	作用机制
苯丙素类	阿魏酸	滑膜,细胞	↓	下调滑膜 VEGF 表达及软骨 MMP-3 的表达,改善血管翳形成,改善软骨基质
酚类	白藜芦醇	滑膜细胞	↓	活化半胱天冬酶-8 通路来诱导 RA-FLS 细胞凋亡
	姜黄素	炎症因子、滑膜纤维细胞	↓	抑制 NF-κB 下调相关炎症因子;下调 TNF-α 和 IL-1β 的水平,降低滑膜细胞中 IL-1β 诱导的 COX-2 和 PGE2 的表达,抑制 IL-1β 刺激的 MMP 产生
萜类	雷公藤甲素	单核巨噬细胞、成纤维细胞、滑膜细胞	↓	抑制体外培养的滑膜成纤维细胞中促炎细胞因子 IL-1、TNF-α、IL-6、COX-2 的表达;抑制人外周血中单核细胞合成分泌 IL-8
	雷公藤红素	单核巨噬细胞	↓	抑制 IKKα 和 IKKβ 的活性,靶向 Cys-179 来抑制 NF-κB 的活化,抑制炎症因子的表达,减轻炎症反应
	青蒿琥酯	滑膜细胞	↓	抑制 LPS 诱导的 TNF-α 分泌及 NF-κB 活化
	京尼平苷	炎症组织、炎症因子	↓	降低血清中 TNF-α、IL-1β 水平;减少炎症因子的产生
醌类	紫草素	滑膜组织、滑膜成纤维细胞	↓	抑制炎症细胞因子 TNF-α 诱导的滑膜成纤维细胞 COX-2 m RNA 基因表达水平,减少 PGE2 合成,抗滑膜成纤维细胞增殖,抑制 RA 病程的发展,减轻关节炎症和改善临床症状

一、萜类

近年来萜类组分在抗风湿方面研究十分广泛。雷公藤内酯醇、秦艽环烯醚萜苷等可有效减少关节炎病变组织中的血管增生和炎细胞浸润情况;雷公藤内酯醇、栀子苷和芍药苷可通过抑制 RA 成纤维样滑膜细胞的增殖,改善 RA 关节炎状况和保护关节及软骨破坏;常春藤皂苷元可通过诱导细胞凋亡,从而有效控制 RA 病理进程等。

(一)雷公藤甲素

雷公藤甲素(Triptolide,TP),又称雷公藤内酯醇,属二萜内酯类,治疗 RA 临床疗效确切。TP 是中药雷公藤抗 RA 最主要的活性成分。RA 患者单核巨噬细胞异常活化、分泌大量促炎细胞因子,直接导致炎症损伤。IL-1、TNF-α 在 RA 发病中的作用主要表现在对免疫和炎症细胞的局部作用,促进滑膜纤维母细胞和软骨细胞产生前列腺素 E2(prostaglandin E2,PGE2)和胶原酶,导致关节软骨和骨质破坏。IL-6 能增强 IL-1 和 TNF-α 的局部效应,刺激 B 细胞产生类风湿因子。研究表明 TP 能显著抑制体外培养的滑膜成纤维细胞中促炎细胞因子 IL-1、TNF-α、IL-6、COX-2 的表达。TP 可抑制人外周血中单核细胞合成分泌 IL-8。RA 患者血清中,可溶性 RANKL 水平较正常人增高,且 RA 患者外周血中的多种炎症因子能促进 RANKL 表达而增强破骨细胞活性,如 IL-1、TNF-α 等。RANKL 能抑制破骨细胞凋亡。实验表明 TP 能抑制 AA 大鼠外周血单个核细胞 RANKL mRNA 表达,降低关节炎大鼠外周血中 IL-1β、TNF-α 水平,推测 TP 可促进破骨细胞的凋亡,减少 RA 的骨损失,缓解 RA 症状。

(二)雷公藤红素

雷公藤红素(Celastrol),又名南蛇藤素,属醌甲基三萜类化合物,雷公藤红素能通过抑制 IL-1β 的分泌,使 NF-κB 活性降低,下调 Cox-2 mRNA 的表达,抑制 PGE2 的释放且减少细胞黏附分子的分泌和表达,进而缓解炎症。在人外周血单核细胞中,雷公藤红素可以抑制脂多糖(lipolyaccharide,LPS)激活的 IL-1α、IL-1β、TNF-α、IL-6、IL-8 的产生及单核巨噬细胞中 NF-κB 的转录。IκB 激酶(IκB kinases,IKK)是一种复合酶,有 IKKα 和 IKKβ 两种亚型,参与细胞炎症反应,是上游 NF-κB 信号转导级联的一部分。外界信号刺激下,经复杂的信号转导,IKK 复合体被激活,进而使 NF-κB 转录因子进入细胞核,活化 NF-κB,而 NF-κB 可促进炎症因子的表达。有报道称,雷公藤红素在体内和体外均可以抑制 IKKα 和 IKKβ 的活性,在激活 IKKβ 循环中,雷公藤红素可以通过靶向 Cys-179 来抑制 NF-κB 的活化,进一步抑制炎症因子的表达,减轻炎症反应。

(三)青蒿琥酯

青蒿琥酯(Artesunate)是青蒿素的衍生物,青蒿素是来源于菊科植物黄花蒿的含过氧桥的倍半萜内酯,是用于抗疟的有效成分。青蒿琥酯可以降低 AA 大鼠外周血 $CD3^+CD4^+$ 及 $CD3^+CD8^+$、TNF-α 和 IL-6 水平,还可以降低 AA 大鼠膝关节滑膜 Bcl-2 基因的表达及 NF-κB 的表达。青蒿琥酯能显著抑制滑膜细胞的增殖,下调 TNF-α、IL-1β 水平。体外培养 RA 患者滑膜细胞实验发现,青蒿琥酯能明显抑制 LPS 诱导的 TNF-α 分泌及 NF-κB 活化。

(四) 栀子苷

栀子苷(Geniposide),属环烯醚萜葡萄糖苷类,是栀子的主要药效成分。栀子苷高、中剂量可显著抑制 CIA 大鼠足趾肿胀,抑制血清中 IL-1β 和 TNF-α 的水平。栀子苷酸是栀子苷的衍生物,可其在体内酯解而成,实验发现栀子苷酸可缓解佐剂性关节炎,可显著降低血清中 TNF-α、IL-1β 水平。栀子苷及其苷酸可能是通过减少炎症因子的产生,缓解或阻止关节炎的发展。

二、黄酮类

黄酮类化合物被认为是具有抗类风湿作用的重要中药组分,其基本母核为 2- 苯基色原酮,可分为黄酮(醇)、二氢黄酮(醇)、异黄酮、花色素等。研究表明,黄酮类化合物可通过抑制 NF-κB 信号通路调节细胞增殖而减轻 RA 炎症反应等。

(一) 川陈皮素

川陈皮素(Nobiletin)又名川皮亭、蜜橘黄素,属于黄酮类,来源于芸香科植物川橘和酸橙的果皮、柑橘的叶茎。

RA 的一个显著特征是前炎症因子及炎症因子的持续产生,其中 IL-1 和 TNF-α 是主要的促炎症细胞因子。细胞核因子(Nuclear factor-κB,NF-κB)是代表性的前炎症因子,可在转录水平上对炎症网络中的多种炎症因子的基因表达起调控作用,包括 TNF-α、IL-1β、IL-6 等。IL-1 可以诱导牛软骨组织和软骨细胞中产生有金属蛋白酶的凝血酶敏感蛋白 -4(ADAMTS-4),而 IL-1β(10ng/ml)能同时增强人的纤维样滑膜细胞中的 ADAMTS-4 和 ADAMTS-5 的表达。聚集蛋白聚糖酶 -1/ 解聚素、ADAMTS-4 和聚集蛋白聚糖酶 -2/ADAMTS-5 对 RA 的关节软骨破坏有重要作用。川陈皮素可以抑制小鼠巨噬细胞中 IL-1α、IL-1β、IL-6、TNF-α 蛋白及它们的 mRNA 的表达,降低人滑膜纤维细胞中 IL-1β 介导的 ADAMTS-4 和 ADAMTS-5 的 m RNA 的表达,抑制关节炎小鼠滑膜纤维细胞中的 ADAMTS-4 和 ADAMTS-5 的产生。在 Ⅱ 型胶原诱导(collagen induced arthritis,CIA)小鼠中,川陈皮素可以抑制关节软骨中聚集蛋白聚糖酶介导的聚集蛋白聚糖的形成。此外,基质金属蛋白酶(matrix metalloproteinase,MMP)对 RA 的基质成分有很大的破坏作用,川陈皮素可以抑制人滑膜细胞中 MMP-1 和 MMP-3 的产生,促进人滑膜细胞中内源性 MMP 的抑制剂(TIMP-1)的产生,有望成为新的抗 RA 药物。

(二) 葛根素

葛根素(Puerarin)又名葛根黄素,属于异黄酮类,来源于豆科植物野,是其根的主要有效成分。葛根素可以明显降低 RAW264.7 细胞上清液及 CIA 模型大鼠上清液中的 TNF-α 水平。采用乙酰化反应得到的葛根素衍生物 4AC,较葛根素具有更高的稳定性和生物利用度,其高剂量 90mg/(kg·d)对 CIA 大鼠关节肿胀度有一定改善,进一步研究显示 4AC 能明显降低 LPS 诱导的 RAW264.7 细胞的 NF-κB 水平。

(三) 表没食子儿茶素没食子酸酯

表没食子儿茶素没食子酸酯(Epigallocatechin gallate,EGCG)是一种酯型儿茶素,含酚性羟基,属黄烷醇类,有抗炎作用。NF-κB 是人类免疫应答中的调节因子,它可以调控编码炎症因子的基因表达,当 NF-κB 被激活时会诱导炎症酶 NO 合成酶的激活,也可以使大量编码炎症物质的基因表达,EGCG 通过调节 NF-κB 途径表现抗 RA 的活性。研究表明,EGCG 可以抑制 RAW264.7 巨噬细胞中的 NF-κB 的表达,也可以抑制 NF-κB 诱导激活的 TNF-α 的产生;EGCG 可以通过抑制蛋白激酶和 NF-κB 途径诱导 RA 成纤维样滑膜(fibroblast-like synovial,FLS)细胞的凋亡。

EGCG 可以显著抑制 FLS 细胞中 IL-1β 的表达,进而抑制 PGE2 和 IL-8 的产生。研究发现 EGCG 可以通过抑制人软骨细胞的分解,抑制软骨的退化,阻止 RA 的骨质损坏,同时能抑制人线粒体细胞中 TNF-α、IL-6 的分泌。

(四) 金雀异黄素

金雀异黄素(Genistein)又名染料木黄酮,是从大豆中提取的 4′,5,7- 三羟基异黄酮,是大豆异黄酮中的一种主要活性成分。研究表明 RA 患者关节滑膜中 COX-2 明显增加,其诱导血管生成是 RA 滑膜组织受损的重要机制之一。RA 患者的滑膜中 IL-1β 增加能刺激 FLS 细胞分泌一些血管原性的物质,如 PGE2、VEGF 和 IL-8,而抑制 COX-2 的生成可以明显减少成纤维细胞分泌这类促血管生成物质,从而发挥抗血管生成的作用。金雀异黄素能剂量依赖性地降低人软骨细胞 COX-2 的表达。体外研究表明金雀异黄素可以剂量依赖性地抑制 COX-2 阳性细胞生长,下调 COX-2 阳性细胞中 COX-2

的表达和降低 PGE2 的水平；并可通过抑制 COX-2 阳性细胞中的 NF-κB 和 COX-2 表达来诱导细胞凋亡。进一步研究表明金雀异黄素可抑制 FLS 细胞的增殖，调节其凋亡蛋白的表达，并能抑制 FLS 细胞分泌 IL-1β、TNF-α 等炎症因子，可通过下调 CIA 模型鼠中 IL-1β、TNF-α 的表达而抑制关节滑膜炎症的发生发展。因此，金雀异黄素可能通过抑制 NF-κB 的激活，下调 COX-2 的表达来治疗 RA。

(五) 木犀草素

木犀草素（Luteolin，LT）是一种天然的四羟基黄酮化合物，具有消炎、抗过敏、抗肿瘤、抗菌、抗病毒等多种药理活性。LT 能显著性抑制 LPS 诱导的炎症介质 PGE2 的生成，降低 NF-κB 的 DNA 结合活性；下调 LPS 诱导的 COX-2mRNA、NF-κB 和 COX-2 蛋白的表达；同时抑制非金属蛋白酶 1、3 的分泌，抑制 IL-6、IL-8、IL-15 和 TNF-α 的表达，从而抑制成纤维细胞的增殖。体外实验中发现，LT 呈剂量性抑制 LPS 刺激的人外周血单个核细胞释放促炎性因子 TNF-α、IL-1B、IL-6 水平，从而减轻炎症。

(六) 槲皮素

槲皮素（Quercetin，QT）是一种天然黄酮类化合物，来源广泛，有抗肿瘤、抗炎、抗氧化、抗血小板聚集和清除自由基等多种生物活性。QT 可通过抑制 NF-κB 的生物活性，从而显著减少组织中 NF-κB 参与产生的相关炎性细胞因子；在存在氧化应激反应相关疾病的人体内，QT 可显著抑制 LPS 诱导的 TNF-α 的产生、提高血浆的抗氧化程度，从而改善患者症状，但其在健康成人体内无此作用。

三、生物碱类

生物碱类化合物多具有复杂的杂环结构，生物活性显著。研究显示，生物碱类可降低 RA 炎症模型血清中炎症因子的分泌来保护损伤的关节及滑膜组织；还可通过调控 Th1、Th2 细胞平衡，抑制 RA 炎症反应等。

(一) 青藤碱

青藤碱（Sinomenine，SN），主要来源于防己科植物青藤的藤茎及蝙蝠葛的叶。青风藤是传统用于治疗风湿性疾病的良药。研究表明其主要成分 SN 具有抗炎、免疫抑制、镇痛等作用。

SN 可能的作用机制主要集中表现在两个方面。一方面，SN 能抑制滑膜细胞的增殖，促进其凋亡。体外实验证明 SN（2.8~3.2mmol/L）可显著抑制 RA

患者 FLS 细胞增殖并诱导其凋亡,且与浓度正相关,SN 亦能显著抑制 TNF-α 诱导的体外人滑膜组织中 VCAM-1、IL-6、NF-κB 的表达和抑制 RA-FLS 的增殖。深入研究发现 SN 能阻滞 G1 期细胞向 S 期移行,造成 G1 期细胞堆积,阻滞 DNA 合成,抑制滑膜细胞周期进程,推测 SN 可能通过抑制细胞周期蛋白磷酸化来调控 G1/S 期,抑制 FLS 细胞增殖,促进其凋亡。

另一方面,SN 能够抑制相关炎性细胞因子表达。在 RA 发病过程中,多种细胞因子参与,刺激滑膜细胞增殖,加重 RA 的病情。研究表明 SN 在体外可以调节 RA 患者外周血来源中环瓜氨酸肽抗原特异性 T 细胞(cyclic citrullinated peptide antigen specific T cells,CCP-AST)分泌的 IFN-γ、IL-4 的水平,诱导抗炎性细胞因子 IL-4 的产生,抑制炎性细胞因子 IFN-γ 的表达。体外酶反应实验观察显示:一定浓度的 SN 对 COX-2 所致 PGE2 合成表现出较强抑制作用,推测 SN 也可能是通过抑制 COX-2 活性,选择性抑制 PGE2 的合成。动物模型实验中,SN 能降低佐剂性关节炎(adjuvant arthritis,AA)大鼠腹腔巨噬细胞和滑膜细胞中 TNF-α 和 IL-1β mRNA 表达水平;在 AA 大鼠模型中,SN 通过抑制 NF-κB 结合的活性,在转录水平减少 TNF-α 和 IL-1β 的 mRNA 的表达。

(二)川芎嗪

川芎嗪(Ligustrazine),属吡嗪类生物碱,主要来源于伞形科植物川芎的根茎。川芎嗪是免疫抑制剂,能抑制 RA 炎症因子的分泌,防止自身抗体的大量产生,并通过调节 RA 大鼠外周血中 RANK/RANKL 表达发挥治疗 RA 的作用。骨保护素(osteoprotegerin,OPG)是一种新发现的以可溶性蛋白质形式存在的破骨细胞负性调节因子,属于 TNF-α 受体超家族成员,RANKL 是 OPG 的配体。OPG 通过与 RANKL 直接结合,竞争性抑制 RANK/RANKL 的结合,抑制破骨细胞分化和骨吸收,对维持骨骼的正常代谢起重要作用。研究发现高剂量川芎嗪(盐酸川芎嗪注射液 143.0mg/kg)能增加 $CD3^+T$ 细胞 OPG 表达,降低 RANK/RANKL 表达,推测这一途径可作为川芎嗪治疗 RA 的新靶点。

四、苯丙素类

阿魏酸(Ferulic acid)是肉桂酸的衍生物之一,来源于伞形科植物阿魏、川芎的根茎,十字花科植物莱菔的根等。阿魏酸的水溶性很差,所以一般使用其钠盐,即阿魏酸钠(sodium ferulate),具有抗氧化、改善血液流变学特征、

抗炎、解痉、镇痛等作用。RA 患者滑膜炎症的显著特征是血管增生伴有血管
翳形成，侵蚀和破坏骨关节及周围组织。VEGF、MMP、TNF-α 是参与血管新
生的重要因子。VEGF 能促进血管内皮细胞增殖和增加血管的通透性，促进
新生血管形成，刺激炎症的形成和发展，炎症的刺激又促使 TNF-α 生成增多，
二者形成恶性循环，共同作用，加重 RA 症状。研究表明阿魏酸钠可抑制小鼠
肿瘤组织 VEGF 的表达，从而抑制血管的生成。阿魏酸钠可能通过下调滑膜
VEGF 表达及软骨 MMP-3 的表达，抑制血管翳形成，改善软骨基质，从而发
挥对 RA 的治疗作用。

五、酚类

(一) 白藜芦醇

白藜芦醇（Resveratrol，Res），化学名芪三酚，主要存在于蓼科植物虎杖的
根及根茎、葡萄科植物葡萄的果实、豆科植物落花生的种子等植物中，资源丰
富。中医用虎杖治疗关节炎由来已久，取得了较好的疗效。

FLS 是 RA 滑膜细胞中最重要的一种，凋亡程度不足与 RA 的滑膜增生
密切相关。3- 磷酸肌醇激酶（PBK）/ 蛋白激酶（Akt）信号通路作为细胞内重
要信号转导途径，通过影响下游多种效应分子的活化状态，在 RA 中 FLS 细
胞内发挥着抑制凋亡、促进增殖的关键作用。

研究发现 Res 不同浓度均能抑制 TNF-α 诱导的 FLS 增殖，呈时间和剂
量依赖性，并能显著降低 FLS 细胞中 Akt 磷酸化水平，阻止 PBK/Akt 信号通
路的活化，导致其下游磷酸化促凋亡蛋白（BAD）表达减少，从而诱导 RA-FLS
细胞发生凋亡。此外，研究报道表明白藜芦醇也可以通过活化半胱天冬酶 -8
（caspase-8）通路来诱导 RA-FLS 细胞凋亡。

(二) 姜黄素

姜黄素（Curcumin）是从姜科植物郁金的块根、姜黄 C. longa L、莪术的根
茎中提取的一种具酚羟基的二酮类化合物，为姜黄属植物主要活性成分之一。
研究表明姜黄素具有抗炎活性。发现姜黄素可剂量依赖性地抑制 RA 患者体
外滑膜细胞的生长，并诱导其凋亡。姜黄素可以通过上调促凋亡基因 Bax 及下
调抗凋亡基因 Bcl-2 和 X- 连锁凋亡蛋白抑制剂的表达来介导 FLS 细胞的生长
抑制和凋亡，且呈剂量依赖性，这可能是姜黄抗 RA 的作用机制之一。

姜黄素还可以通过抑制 NF-κB 来下调相关炎症因子。姜黄素可以下调
CIA 小鼠踝关节中 TNF-α 和 IL-1β 的表达，降低人滑膜纤维中 IL-1β 诱导的

COX-2 和 PGE2 的表达,抑制 IL-1β 刺激的 MMP 产生,显著降低 CIA 小鼠血清中的抗 II 型胶原 Ig G2a Ab 水平。

六、苷类

(一) 雷公藤多苷

雷公藤多苷(tripterygium wilfordii multiglucoside,TWM)是从雷公藤植物根茎中提取的总苷,有效成分为环氧二萜内酯类化合物,如雷公藤红素(tripterine)、雷公藤内酯醇(triptolide,TP)等,具有止痛、免疫抑制、抗炎、抗增殖等多种药理作用,是目前治疗 RA 疗效最确切的药物之一。

研究发现,TWM 主要通过以下作用机制改善 RA 的症状:①抑制滑膜组织中趋化因子[如单核细胞趋化蛋白 -1(monocyte chemoattractant protein-1,MCP-1)mRNA、调节激活正常 T 细胞表达的分泌因子(regulated on activation normal T cell expressed and secreted,RAN-TES)mRNA 及细胞因子的表达。雷公藤红素能减少踝关节滑膜中炎性细胞因子白细胞介素 1β(IL-1β)mRNA、肿瘤坏死因子 -α(TNF-α)mRNA 的表达;TP 则主要通过抑制佛波酯(PMA)刺激的关节滑膜成纤维细胞(RASF)、白细胞介素 18(IL-18)及其受体(IL-18R)的蛋白和 mRNA 表达,降低 PMA 刺激的 RASF 的核转录因子 -κB 活性。②抑制 RA 患者血清中炎性细胞因子的表达。如抑制 TNF-α,促使血清中抗炎细胞因子 IL-4 水平升高。③抑制 RASF 的增殖,诱导 RA 滑膜细胞凋亡。TP 通过抑制诱导型氧化亚氮聚合酶(iNOS)及其产物前列腺素 E2(PGE2)和一氧化氮,从而抑制 RASF 的增殖[1-2];它还能抑制 RA 滑膜细胞分泌血管内皮细胞生长因子(VEGF)和基质金属蛋白酶 -9(MMP-9),从而抑制血管新生,减缓滑膜血管翳的形成与增殖,减轻其对关节软骨及骨的侵蚀破坏作用,发挥对 RA 的治疗作用。

(二) 白芍总苷

白芍总苷(total glucosides of paeonia,TGP)来自毛茛科植物芍药的干燥根,主要含有芍药苷、羟基芍药苷、芍药花苷、芍药内酯苷、苯甲酰芍药苷等,具有镇痛、抗炎和免疫调节等药理作用,已作为第一个抗炎免疫调节药上市。

[1] 杨坤,吴东方,程虹. 雷公藤提取物治疗类风湿关节炎的 Meta 分析[J]. 药物流行病学杂志,2016,25(11): 677-682.

[2] 李兰林,孙晓博,向大雄. 天然药物中有效成分抗类风湿关节炎研究进展[J]. 中南药学,2011,9(2): 130-134.

TGP 通过抑制滑膜成纤维细胞的增殖及细胞分泌因子 IL-1、TNF-α 及 PGE2 的产生来抑制胶原诱导型关节炎关节破坏[1]；同时诱导 Th1 细胞耐受，激活 Th2、Th3 细胞使 T 细胞自身功能稳定[2]，从而达到治疗 RA 的目的。临床研究发现[3-4]，TGP 对于 RA 有确切的治疗作用，且不良反应小，对患者有良好的耐受性，与氨甲蝶呤(MTX)联用治疗类风湿关节炎比单用 MTX 方案具有起效更快，疗效更稳定，安全性更高，依从性更高等特点，尤其适用于老年类风湿患者的治疗。

(三) 木瓜苷

木瓜苷(glucosides of chaenomeles speciosa, GCS)是从贴梗海棠的果实中提取的有效成分，具有较强的抗炎、镇痛和免疫调节等药理作用。GCS 作用的主要靶细胞是关节滑膜细胞，它可显著降低佐剂性关节炎(adjuvant arthritis, AA)大鼠致炎关节滑膜细胞的 PGE2 和 TNF-α 的水平，抑制细胞亢进的代谢、增殖和分泌功能而达到其治疗 RA 作用。杨德才等对木瓜治疗 300 例类风湿关节炎患者临床观察发现，木瓜对 RA 治疗总有效率达到 85.26%，显效率达 53%，与奥沙普秦肠溶片对照组比较，两者疗效无显著差异，证明其对 RA 具有良好的治疗作用。

(四) 三七总皂苷

三七总皂苷(panax notoginseng saponins, PNS)是三七的主要活性成分，具有镇痛、抗炎、免疫抑制等药理作用。实验证明，PNS 能显著抑制由脂多糖(LPS)诱导的 AA 大鼠腹腔巨噬细胞(peritoneal macrophages, PM)炎性细胞因子 TNF-α 与 IL-1β 的产生；也能抑制 LPS 诱导的 AA 大鼠腹腔巨噬细胞产生 IL-1 及 IL-6，从而缓解 RA 的症状。姚茹冰等研究证明，PNS 通过下调 NF-κB 的表达，进而抑制炎性细胞因子 TNF-α、IL-1β 分泌，从而改善大鼠关节滑膜炎症。

[1] 毛晓丹,孙赛君,裴紫燕,等.雷公藤内酯醇对类风湿关节炎滑膜成纤维细胞 IL-18 及其受体表达的影响[J].细胞与分子免疫学杂志,2009,25(7):606-608.

[2] 陈学旻,刘杨,李振英.雷公藤多甙治疗佐剂关节炎大鼠对 TH1/TH2 细胞平衡的影响[J].黑龙江医药科学,2009,32(2):95-96.

[3] JIANG S H, PING L F, SUN F Y, et al. Protective effect of taraxasterol against rheumatoid arthritis by the modulation of inflammatory responses in mice [J]. Experimental and Therapeutic Medicine, 2016, 12(6): 4035-4040.

[4] TONG Z, CHENG L, SONG J, et al. Therapeutic effects of Caesalpinia minax Hance on complete Freund's adjuvant(CFA)-induced arthritis and the anti-inflammatory activity of cassane diterpenes as main active components [J]. Journal of Ethnopharmacology, 2018, 226: 90-96.

七、多糖

麻黄具有抗炎活性[1]。研究发现,麻黄多糖对类风湿关节炎有很好的治疗作用[2],能够降低 LPS 刺激的 NF-Bp65 亚基的核易位,改善 RA 炎症指标,通过抑制 TLR4 信号通路减少[3]炎症因子(TNF-α、IL-1β 和 IL-6)和 NO 的释放。植物多糖中阿拉伯糖和葡萄糖的含量直接影响其免疫活性[4]。我们前期的研究发现,麻黄多糖(ephedra sinica polysaccharides,ESP)对类风湿关节炎有良好的治疗作用。其作用机制可能与 ESP 可以有效降低 IL-1β 和 IL-6 水平,保护肠道屏障,调节黏膜免疫系统与异常的局部微生物群之间的相互作用,进而维持人体免疫稳态,介导 HDAC/TLR4/NF-κB 抑制 FLS 增殖发挥抗炎免疫有关[5]。

此外还有多种中药化合物有效成分都具有一定的抗 RA 作用,如苷类中柴胡皂苷、黄芪总苷、红毛五总苷、山茱萸总苷、竹节参总苷;生物碱类的马钱子碱、粉防己碱、苦参碱;黄酮类的野菊花总黄酮;多糖类的灵芝多糖、虫草多糖;挥发油类的乙酸龙脑酯;醛酮类的鱼腥草素、姜黄素;有机酸类的甘氨胆酸以及一些植物中的蛋白、蛋白酶等。它们来源广泛,抗 RA 的机制还需进一步研究证实。

RA 作为慢性、全身性免疫炎性反应疾病,发病机制复杂。中药化合物有效成分在该疾病治疗中体现出多机制共存的特征,如萜类组分具有显著的抗微血管生成作用,黄酮类组分对抗炎及保护软骨作用尤为显著,生物碱类组分抗炎镇痛作用表现突出,酚酸类组分可明显抑制 RA 发展中促炎因子的分泌。

[1] ZHENG Q,MU X,PAN S,et al. Ephedrae herba: A comprehensive review of its traditional uses,phytochemistry,pharmacology,and toxicology [J]. Journal of Ethnopharmacology,2023,307: 116153.

[2] LI H,WANG Y,HAN X. ESP-B4 promotes nasal epithelial cell-derived extracellular vesicles containing miR-146a-5p to modulate Smad3/GATA-3 thus relieving allergic rhinitis: ESP-B4/miR-146a-5p in AR [J]. Phytomedicine,2023,108: 154516.

[3] WANG Q,SHU Z,XING N,et al. A pure polysaccharide from Ephedra sinica treating on arthritis and inhibiting cytokines expression [J]. International Journal of Biological Macromolecules,2016,86: 177-188.

[4] WANG A,LIU Y,ZENG S,et al. Dietary plant polysaccharides for cancer prevention: role of immune cells and gut microbiota,challenges and perspectives [J]. Nutrients,2023,15(13): 3019.

[5] MA Y,WEI X,PENG J,et al. Ephedra sinica polysaccharide regulate the anti-inflammatory immunity of intestinal microecology and bacterial metabolites in rheumatoid arthritis [J]. Frontiers in Pharmacology,2024,15: 1414675.

RA 尚无特效疗法,目前治疗以减轻疼痛、控制病情为主。西医治疗不良反应多,患者难以接受,中医药在防治类风湿关节炎方面积累了丰富的经验,中药化合物有效成分的化学成分多样,有极为重要的开发利用价值,在 RA 治疗药物中具有广阔前景。

第三章

微生态发展现状与趋势

第一节　微生物群的分布

生物群落对地球生态系统有着巨大的影响。例如海洋微生物组,负责生产地球上>50%的氧气。微生物在历史上促进了植物从淡水到陆地环境的适应,而细菌今天仍然通过共生来调节陆地植物群的生长和发育,例如通过固氮或植物激素的产生促进生长——对微生物群落及其宿主都有影响的动态和高度适应性的过程。同样,在人类中,微生物群落可能会影响药物的毒性,调节疾病进展并促进健康。因此对于这些微生物组的组成、丰度和相互作用以及扰动、稳定性和发育因素的进一步探索显得尤为重要。这可能会激发新的个性化医疗的发展,以改善生活质量和应对气候危机[1]。

地球上的生命形式主要包括古生菌、细菌和真核生物。肠道是体内高达80%的免疫细胞的居住地,肠道微生物群基因是宿主基因组的近150倍,其代谢物在调节免疫方面发挥着重要作用。同时,免疫系统也参与了塑造和保存肠道微生物群的生态过程。

随着现代技术的发展,通过高通量筛选等手段,中药发挥药效的活性成分逐渐被揭晓,有趣的是中药活性成分的生物利用度虽然低,却能发挥较好的治疗效果,有的服用后在个体间表现出较大差异,有的因其毒副作用而临床发展受限,这一系列问题严重阻碍了中医药的发展,而肠道菌群研究的开展为进一步研究其作用机制带来了希望,微生态学可能是打开中医药奥秘大门的一把金钥匙。传统中医药中五灵脂或金汁等的使用与现代粪菌移植技术(fecal microbiota transplantation,FMT)有异曲同工之妙。"粪菌移植"最早可追溯于《肘后备急方》:"绞粪汁,饮数合至一二升,谓之黄龙汤,陈久者佳。"无论过去还是现在,重塑菌群都有助于疾病的治疗。肠道菌群,一个曾被遗忘的"隐藏器官",重新进入大众视野。

人体已经进化出了一种特殊的机制,允许在肠道的不同部位被具有特定特性的微生物定植。肠道不同部位栖息着不同的微生物群落结构,进行多种微生物代谢。管腔内的pH影响了从胃到回肠末端的小肠内微生物群落的多样性,在回肠末端,pH值为微酸性或变为中性。十二指肠和空肠的耐酸需

---

[1] SCHIML V C,DELOGU F,KUMAR P,et al. Integrative meta-omics in Galaxy and beyond [J]. Environmental Microbiome,2023,18(1):56.

氧菌和兼性厌氧菌,主要属于乳酸菌属、链球菌属和变形菌门(假单胞菌门)。此外,初级胆汁酸和牛磺酸或甘氨酸偶联初级胆汁酸(胆盐)以及帕内特细胞释放的抗菌肽,抑制小肠中许多细菌的生长。因此,小肠内的微生物群落通常比大肠内的密度小,从小肠近端到远端 10^3~10^7/g 个细菌,增加到结肠内 10^{11}~10^{12}/g 个细菌。

大肠呈现了与小肠不同的微生物群落结构和代谢。在结肠中,缺氧有助于专性厌氧菌的定植。在稳态条件下,结肠细胞剧烈地消耗氧气以支持 β-氧化,导致了结肠上皮细胞的永久缺氧状态。通过微生物-上皮界面的氧气消耗,体氧限制了氧气从血管系统扩散进入肠腔,并创造了一个缺氧环境,这反过来促进了专性厌氧细菌的定植,如厌氧厚壁菌门和拟杆菌。微生物产生的丁酸盐,一种短链脂肪酸,促进结肠细胞进行 β-氧化,从而在宿主和微生物代谢之间创建一个反馈回路。由于氧气供应有限,兼性厌氧菌如变形菌门只是大肠微生物群的次要组成部分。绝大多数胆盐被回肠吸收,其余的初级胆盐被大肠中的微生物群代谢。饮食中消耗的营养物质在胃中被分解,而单糖和氨基酸等小代谢物在小肠中被有效地吸收。非消化碳水化合物(如膳食纤维)和非消化糖(如多元醇)进入结肠,作为细菌的碳和能量的主要来源。

胃肠道微生物群的分布主要包括:

一、胃

一直以来,人们认为胃中没有微生物的足迹,直至 1981 年,《柳叶刀》报道了胃中有大量耐酸的链球菌、奈瑟菌和乳酸菌。在胃中,超过 65% 的微生物系统类型起源于口腔。这些由口腔来源的细菌如细孔菌、乳酸杆菌和梭状芽孢杆菌耐酸,但存活时间短暂[1]。

二、小肠

小肠主要帮助食物和营养物质的消化和吸收。小肠分为十二指肠、空肠和回肠。十二指肠微环境包含胆汁酸、胰腺分泌物和抗菌素,其中食物运输和充足的氧气限制了细菌的密度和多样性。十二指肠中主要是厚壁菌门和放线菌门。空肠主要是革兰氏阳性需氧菌和兼性厌氧菌,包括乳酸菌、肠球菌和链

---

[1] KAZOR C E,MITCHELL P M,LEE A M,et al. Diversity of bacterial populations on the tongue dorsa of patients with halitosis and healthy patients [J]. J Clin Microbiol,2003,41(2):558-563.

球菌[1]。在向回肠过渡的过程中,细菌密度高达 10^9 CFU/ml,以需氧菌为主,而回肠远端靠近回盲瓣处充满了类似于结肠中的厌氧菌和革兰氏阴性菌。

三、大肠

大肠由于食物的运输较慢和厌氧条件,是未消化食物吸水和发酵的主要场所。在大肠中,厌氧菌的数量比需氧菌的数量多出 100~1 000 倍。细菌密度达到 10^{12} CFU/ml,主要以厚壁菌门和拟杆菌门为主。大肠肠腔内的细菌还包括双歧杆菌、链球菌、肠球菌、梭状芽孢杆菌、乳酸杆菌和瘤胃球菌等为主[2]。

第二节　微生物群的多样性

一、微生物群的差异性

微生物群是一个相对新的生物学概念。微生物群(microbiota)是特定时间特定生境所有微生物有机体的总称,其组成包括非细胞结构的病毒(包括噬菌体)、原核生物中的真细菌和古细菌,以及真核细胞微生物。微生物群是一个极为复杂的生态系统,不同部位的微生物群在组成和功能上都存在较大差异。以人体为例,口腔、肠道、皮肤等部位的微生物群区别很大,但又互相影响。口腔微生物群主要由数十种细菌组成;肠道微生物群则复杂得多,主要包括数百种细菌、古菌、真菌及其他微生物;皮肤微生物群中常见的有角质屑芽孢杆菌、葡萄球菌等。每个人的微生物群有相似之处,但也存在个体之间的差异性。即使同一人,不同年龄段的微生物群也会不同。

微生物群的重要性体现在多个方面,对人类健康、生态系统稳定以及社会经济发展都具有深远的影响。

首先,微生物群对人类健康的影响不容忽视。它们与人体之间存在着极

[1] EL A S,VAN DEN BOGERT B,KLEEREBEZEM M. The small intestine microbiota, nutritional modulation and relevance for health [J]. Curr Opin Biotechnol,2015,32: 14-20.

[2] MARIAT D,FIRMESSE O,LEVENEZ F,et al. The Firmicutes/Bacteroidetes ratio of the human microbiota changes with age [J]. BMC Microbiol,2009,9: 123.

为复杂的关系,二者是相互依存、互利共生的。人体为微生物群提供栖息地和营养源,而微生物群也对人体健康产生多方面积极影响。当微生物群的种类组成和数量失去平衡时,就可能对人体产生负面影响。微生物群参与了人体的新陈代谢过程,影响着我们的体重管理、免疫系统的调控以及基因表达。例如,肠道微生物群的影响力扩展到了影响大脑功能和精神状态,以及人体的免疫反应和代谢效率。此外,微生物群还能帮助抵御病毒和有害细菌的入侵,维护人体内部的微生态平衡,从而保障健康。

其次,在生态系统中,微生物群扮演着关键的角色。它们是生态系统内充满生气的一部分,各种不同的种群能以有规律的方式共存,同时具有各自明显的营养和代谢类型。微生物群的发展有助于维持生物体发展的平衡,对自然生态系统的产生、稳定和持续演化起到至关重要的作用。微生物广泛地存在于各种环境中,与动植物及其他微生物发生广泛的联系,参与地球化学循环,是不可替代的生命形式。

最后,微生物群还对社会发展有重要影响。它们是地球上最为丰富多样的生物资源之一,种类数量仅次于昆虫,是生命世界里的第二大类群。微生物与人类生活息息相关,极大地影响了人类的健康与生存。微生物可以通过产业化经营促进地方社会经济发展,在生物制药方面发挥健康保健的作用,也能在改善生态环境方面发挥重要作用。随着现代生物技术的发展和生物安全治理的加强,微生物与人类和谐共处的新时代正在到来。

(一) 微生物群的差异性

1. 微生物群随年龄的变化　人类的微生物群与宿主一起进化,是人体的组成部分。人体在出生时获得微生物群,与宿主平行发育,到成年期发挥重要作用。以往的研究认为,子宫、胎盘、羊膜胎儿和胎粪都是无菌的,微生物群在出生后才开始获得。然而,在胎盘、羊膜融合液和胎粪发现了细菌群落。母乳喂养婴儿的肠道微生物以双歧杆菌和乳酸菌为主[1]。而配方奶喂养的婴儿以梭状芽孢杆菌、颗粒杆菌、柠檬酸杆菌、肠杆菌为主[2]。此后,到3~5岁时,微生物群不稳定的结构和组成开始分化,与成年具有相似性(40%~60%)。在

［1］ CANI P D, VAN HUL M, LEFORT C, et al. Microbial regulation of organismal energy homeostasis [J]. Nat Metab, 2019, 1 (1): 34-46.

［2］ PINU F R, BEALE D J, PATEN A M, et al. Systems biology and multi-omics integration: viewpoints from the metabolomics research community [J]. Metabolites, 2019, 9 (4). DOI: 10.3390/metabo9040076.

此期间,肠道微生物群也从最早的乳酸利用,到植物多糖消化、维生素生物合成和异生物降解。如果在成年期的长期饮食习惯、抗生素治疗、应激和病理生理学方面没有变化,则已建立的微生物群的组成和功能保持不变,这一点与中医学当中的"体质学说"不谋而合。在我国,百岁老人中,*Akkermansia*、*Bifdobacterium*、*Christensenella* 菌是健康和长寿老人的某种特征[1]。

2. 微生物群受遗传变异的影响　宿主遗传可以注入肠道微生物群及其代谢表型。*Akkermansia* 和 *Christensenella* 菌属可以影响肥胖和体重表型,移植 *Akkermansia* 菌属能够减轻小鼠的肥胖和体重[2]。结肠上皮细胞有 6 000 个基因的表达与肠道微生物群有关,影响结肠直肠癌、2 型糖尿病和肥胖等众多疾病[3]。

3. 环境因素对微生物群的影响　寒冷的环境胁迫也是改变肠道微生物群和能量稳态的一个因素。将冷应激小鼠的肠道微生物群移植到无菌小鼠中,促进了白色脂肪转化为更多的棕色脂肪。此外,肠道微生物群通过增加肠道绒毛和微绒毛的长度来增强应激时对营养物质的吸收,以满足寒冷条件下对能量的需求[4]。

(二) 微生物群差异性的研究背景

微生物群差异性研究的背景涉及微生物在不同环境和宿主中的多样性及其对生态系统功能和宿主健康的影响。微生物群的多样性可以分为 α 多样性(群落内部的多样性)、β 多样性(不同群落之间的多样性)和 γ 多样性(不同地区或生态系统中的多样性)。这些多样性的研究有助于理解微生物如何在不同环境中分布、相互作用以及影响宿主的生理和病理过程。微生物群的差异性研究背景包括:

1. 微生物生态学的多样性研究　微生物生态学关注微生物在自然环境中的分布、多样性和功能。不同宿主物种的表面和内部、同一宿主物种个体之间、同一宿主位置上微生物群落随时间的变化,以及微生物群落在不同生态系

　　[1]　MARTIN-GALLAUSIAUX C,BEGUET-CRESPEL F,MARINELLI L,et al. Butyrate produced by gut commensal bacteria activates TGF-beta1 expression through the transcription factor SP1 in human intestinal epithelial cells [J]. Sci Rep,2018,8(1): 9742.

　　[2]　BLAD C C,TANG C,OFFERMANNS S. G protein-coupled receptors for energy metabolites as new therapeutic targets [J]. Nat Rev Drug Discov,2012,11(8): 603-619.

　　[3]　SKELLY A N,SATO Y,KEARNEY S,et al. Mining the microbiota for microbial and metabolite-based immunotherapies [J]. Nat Rev Immunol,2019,19(5): 305-323.

　　[4]　LEE J H,WOOD T K,LEE J. Roles of indole as an interspecies and interkingdom signaling molecule [J]. Trends Microbiol,2015,23(11): 707-718.

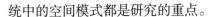

统中的空间模式都是研究的重点。

2. 种内多样性的研究　种内多样性指的是同一物种内部的遗传和表型变异。这种多样性在微生物中尤为显著,因为微生物能够快速适应环境变化。种内多样性的研究有助于揭示微生物的进化动态和生态功能。

3. 微生物群落结构的差异性分析　不同生境中的微生物群落结构存在显著差异,这些差异受到环境条件、资源可用性和生物间相互作用的影响。研究这些差异性有助于理解生态系统的功能和稳定性。

4. 微生物群落功能多样性的研究　微生物群落的功能多样性是指不同微生物在特定环境中执行的不同生态功能。这些功能对于生态系统的物质和能量循环至关重要。

5. 微生物群落与宿主健康关系的研究　微生物群在宿主的免疫系统调控、营养吸收、疾病防御等方面发挥作用。研究微生物群的差异性有助于揭示微生物与宿主健康之间的复杂关系,并可能指导疾病的预防和治疗策略。

6. 宏基因组学在微生物多样性研究中的应用　宏基因组学技术允许研究者直接从环境样本中分析所有微生物的基因组,从而提供了研究微生物群落整体多样性和功能的强大工具。

以上研究强调了微生物群差异性研究在生态学、进化生物学、环境科学和医学等领域的重要性,以及在全球变化和生物技术发展中的潜在应用价值。

(三) 微生物群差异性研究的目的和意义

1. 研究目的　微生物群差异性研究的目的在于探究不同环境、宿主或条件下微生物群落的组成、结构和功能的变化。这些研究有助于理解微生物群落的动态性、稳定性以及它们在生态系统中的作用,特别是在环境监测、生物技术和医学健康等领域的应用价值。

2. 研究意义　微生物群差异性研究的意义体现在:

(1) 环境监测与保护:通过分析微生物群落的差异性,可以监测环境变化和污染程度,为环境保护和生态恢复提供科学依据。

(2) 生物技术的发展:了解微生物群落的多样性有助于开发新的生物技术,如生物修复、生物能源生产和生物制药。

1) 医学健康:微生物群与宿主健康之间的关系研究有助于揭示疾病的微生物机制,为疾病的预防、诊断和治疗提供新策略。

2) 农业可持续性:通过研究土壤和植物微生物群落的差异性,可以优化农业管理实践,提高作物产量和质量,同时减少化肥和农药的使用。

3)科学知识的积累:微生物群差异性研究有助于深化对微生物生态学和进化生物学的理解,增进对微生物多样性起源和维持机制的认识。

微生物群差异性研究不仅对基础科学研究具有重要意义,而且对解决实际问题和促进相关产业的发展具有深远的影响。

二、微生物群的多样性与组成

(一)微生物群的种类

微生物群可以分为病毒群、细菌群、古细菌群和真核细胞型微生物群。这些分类基于微生物的不同生物分类学特征,涵盖了从病毒到细菌、真菌、藻类、原生动物等多种类型的微生物。具体来说:

1. 病毒群 病毒是一类由核酸和蛋白质等少数几种成分组成的非细胞生物,它们的生存必须依赖于活细胞。

2. 细菌群 细菌是一类形状细短、结构简单、胞壁坚韧的原核生物,主要以二分裂方式繁殖,广泛分布于温暖、潮湿和富含有机质的地方。

3. 古细菌群 古细菌是一类生活在极端环境中的微生物,它们与真细菌在系统发育上有一定的联系,但生存条件和生活方式与普通细菌有所不同。

4. 真核细胞型微生物群 这包括真菌、藻类、原生动物等,它们具有复杂的细胞结构和多细胞结构,与古细菌群和细菌群在分类上有所区别。

(二)环境、宿主与微生物群的关系

1. 环境与微生物群的关系 环境与微生物群之间存在着密切的相互关系,这种关系是双向的,即环境条件的变化可能会对微生物产生影响,同时微生物也可以通过改变环境条件,适应新的生态环境。

(1)微生物对环境的影响

1)分解营养物质:微生物能够分解有机物为无机物,这是环境中物质循环的核心过程。通过这个过程,一些物质如碳、氮、磷等从有机形式转化为无机形式,释放出能量,这些无机物质可以被植物吸收,通过植物链再向上转移给更高级的消费者。

2)维持土壤生态系统:微生物是土壤生态系统的重要组成部分,它们可以分解营养物质,矿化有机质,促进植物的生长和繁殖。微生物分解有机材料,释放出氮、磷等元素,提高了土壤的肥力。同时,微生物也能够分解土壤中

的农药、重金属等有害化学物质,防止污染物的积累。

3)参与生态土壤修复:微生物在生态土壤修复中扮演了非常重要的角色。它们能够分解土壤中的油污、化学污染物等有害物质,有助于恢复土壤的生命力,并保护外部环境的安全。微生物还能分解富含蛋白质的化学物质,转化成土壤能够利用的营养物质,促进了土壤的更新和生态修复。

(2)环境因素对微生物的影响

1)温度:微生物具有温度适应性,温度对微生物群落结构有显著影响。

2)湿度:湿度对微生物的生理代谢有重要影响,适宜的湿度有利于微生物的生长和活动。

3)酸碱度:微生物具有一定的酸碱适应性,酸碱度对微生物多样性和群落结构有影响。

此外,微生物与环境污染的关系也非常密切。微生物对环境中的污染物具有降解作用,能够降解有机污染物,对重金属污染也有一定的耐受性。这些特性使得微生物在生物处理中有着重要的应用价值。

2. 宿主与微生物群的关系　宿主与微生物群之间存在着复杂而微妙的相互作用关系,这种关系涉及共生、寄生、病原体感染等多个方面,对宿主的健康和疾病状态有着深远的影响。

(1)共生关系:微生物群与宿主之间存在共生关系,这种关系可以是互生的、共栖的或寄生的。在共生关系中,微生物可以从宿主那里获得生存所需的营养物质,而宿主则从微生物那里获得益处,如免疫调节、营养物质的合成等。正常菌群是定植于人体各部位的细菌群,它们与宿主之间形成了一种微生态平衡,对宿主的健康至关重要。

(2)寄生关系:某些微生物以寄生方式生活,即它们依赖宿主生存,但对宿主造成损害。这些微生物被称为病原体,能够引起机体感染和疾病。

(3)合作关系:宿主相关的微生物群(如肠道菌群)与宿主的免疫系统紧密合作,共同抵御外来病原体。然而,这种微生物 - 宿主免疫的动态平衡很容易受到外界因素的影响,如抗生素的使用、有害物质的传播等,从而引起宿主各种疾病的发生。

(4)遗传影响:宿主基因也会影响肠道菌群的组成或结构。这意味着,由于遗传差异,个体内部的某些肠道菌群的含量可能不同,这进一步影响了宿主的健康状态。

三、微生物群差异性的实例分析

（一）人类肠道微生物群的差异

1. 人体肠道菌群研究概述　肠道菌群的研究自 20 世纪 60 年代便引起广泛关注，主要包括使用无菌动物模型研究肠道菌群对于宿主健康的影响。随着 20 世纪 80 年代 16S rRNA 基因分子测序技术的出现和 21 世纪初高通量测序方法的应用，肠道菌群的研究在过去 20 年内再次引起广泛关注，越来越多的肠道"暗物质"被发现，目前已建立全球微生物多样性档案和 100 万个人类宏基因组测序数据资源库，肠道菌群研究已经达到前所未有的规模。

肠道微生物群包括细菌、真核生物、古细菌和栖息在胃肠道的病毒，与人体细胞总数的比例约为 1.3∶1，因此有人提出了一种观点，即人类应该被视为超级有机体，而肠道微生物群属于一个相关的隐藏器官，这凸显了肠道微生物对人体的重要性。肠道微生物群是人体细菌群的主要来源，由于参与肠道中多种生理作用，会对机体产生积极或有害影响，与人体健康密切相关。近年来，"组学"技术革命增强了我们对这些微生物群在人类生理和健康中所发挥作用的了解。有证据表明，肠道菌群通过多种不同的途径，如肠 - 脑轴、肠 - 肝轴和肠 - 皮轴等多种方式促进机体健康。

2. 肠道菌群的功能　人类肠道微生物群代表一个复杂的生态系统，为宿主提供基本功能。微生物群通过一系列生理功能，如加强肠道完整性或塑造肠上皮、收集能量、抵御病原体和调节免疫等为宿主提供许多益处。微生物群还具备一些与人体生理相关的功能，如提供人体必需营养素、合成维生素 K、协助纤维素消化、促进血管生成和促进肠神经功能等。

3. 影响肠道菌群的主要因素　已报道的影响肠道菌群结构的主要因素包括宿主遗传、地理、饮食习惯、种族、性别和年龄等。

4. 不同家庭肠道菌群组成存在显著差异　同一家庭内部成员肠道菌群与其余不同家庭成员相比更相似。此外研究发现不同家庭角色、民族和性别人群肠道菌群结构均存在显著差异。家庭背景下包含的饮食、生活环境及遗传等因素对于肠道菌群结构的影响是众多因素中最显著的。女性肠道菌群功能 α 多样性显著高于男性。年长人群肠道菌群功能 α 多样性显著高于年幼人群。城镇与农村人群间的肠道菌群功能 α 多样性没有显著性差异。不同地区人群肠道菌群功能组成没有显著性差异。而不同家庭角色、民族、性别和年龄分组中虽具有显著性差异，但因 R 值偏小，说明其不是解释肠道菌群功能产生差异的主要因素。总体上,女性肠道富集辅因子和维生素的代谢功能,而男性肠道代谢功能显著富集。年长人群肠道 RNA 聚合酶合成和植物致病性功能显著富集,农村地区属于遗传信息处理的 DNA 聚合酶和蛋白酶体合成功能显著富集[1]。

5. 肠道微生物组在人类健康中的重要作用　肠道微生物群携带的抗生素抗性基因(Antibiotics resistance gene,ARG)可能会不断对人类健康构成威胁。有研究者借助 16S rRNA 基因测序和高通量定量 PCR 技术对中国和巴基斯坦参与者的 ARG 和微生物组进行了研究。发现在不同的民族中,肠道微生物组的分布不同。总体而言,肠道中占主导地位的微生物门是拟杆菌门、厚壁菌门和变形杆菌门。巴基斯坦人群中,*Prevotella* 和 *Dialister* 等一些属更为丰富,而中国人群中,拟杆菌门和粪杆菌门等其他一些属更丰富。中国人的微生物多样性高于巴基斯坦人。此外,中国人和巴基斯坦人的微生物群落结构也不同。而 ARG 在每个时间点的分布并不明显[2]。

6. 生物地理学是研究生态系统内物种分布和多样性的学科,是在宏观尺度上理解生态系统动态和相互作用的核心　在肠道微生物群落中,曾依赖批量测序来探测群落组成和动态,忽视了微尺度相互作用影响系统级微生物群功能和与宿主关系的关键过程。近年来,更高分辨率的测序和新的单细胞水平数据揭示了微生物组成中令人难以置信的异质性,并使人们能够对肠道微生物群进行更细致的空间理解。在空间转录组学和单细胞成像和分析已成为哺乳动物细胞和组织生物学的关键工具的时代,许多这些技术现在正被应用于微生物群。这种新的肠道生物地理学方法提供了跨越时间和空间尺度的重要见解,实现了从发现微生物群的黏液包囊到量化整个肠道的细菌种类[3]。

7. 真核生物　真核生物在历史上一直被认为与寄生虫有关,但最近的证据表明,它们可能是健康肠道生态系统的指标。有研究者观察了 2~5 岁儿童胃肠道沿线的真核生物,并测试了其与贫血、肠道炎症、慢性营养不良和年龄等临床因素的关系。发现所有粪便样本中有一半显示出微真核读数,主体间

[1]　姚彩青.内蒙古呼伦贝尔地区少数民族肠道菌群特征及潜在益生菌分离研究[D].呼和浩特:内蒙古农业大学,2023.

[2]　FENG T,HILAL M G,WANG Y,et al. Differences in gut microbiome composition and antibiotic resistance gene distribution between Chinese and Pakistani university students from a common peer group [J]. Microorganisms,2021,9(6):1152.

[3]　MCCALLUM G,TROPINI C. The gut microbiota and its biogeography [J]. Nature Reviews Microbiology,2024,22(2):105-118.

差异很大,只有少数类群可能是胃肠道的栖息者,并且个体内真核生物经常共存。真核生物在胃、十二指肠和粪便中有所不同,并且受到原产地的强烈影响。数据显示,与未接种的对照组相比,发育迟缓的儿童中,木贼镰刀菌(一种产生霉菌毒素的真菌)的含量呈上升趋势,原生芽囊原虫的含量呈下降趋势[1]。

8. 肠道微生物群是一个复杂的生态系统,对宿主的新陈代谢、免疫力和健康至关重要　肠道微生物群在营养吸收和代谢中也起着至关重要的作用,营养物质会影响肠道微生物群的生长和组成。研究结果表明,肠道微生物群落的丰富度和多样性从小肠到大肠逐渐增加。空肠和回肠中变形菌的相对丰度较高,而盲肠和结肠中厚壁菌门的比例较高。盲肠和结肠中 SCFA 的浓度较高。小肠中的氨基酸浓度高于大肠,而升结肠中的氨基酸含量明显高于横结肠和降结肠[2]。直肠和粪便细菌的群落组成和结构不同[3]。

(二) 疾病状态下的微生物群变化

1. 食管癌　食管癌患者(esophageal cancer,EC)与健康人群(NC)肠道菌群(gut microbiota)之间在物种丰度、物种多样性上的差异。肠道内的生态失调可能会引发炎症信号通路,影响整个免疫功能。

EC 患者的肠道菌群与健康人群相比群落多样性增加,而丰富度无明显差别。EC 组肠道菌群在结构上与 NC 组存在一定的差异性,进而导致在肠道菌群功能上存在一定的差异性,这种差异可能与该病的发生发展相关。其中罗尔斯通菌可以成为诊断 EC 的标志物,这也为 EC 患者肠道微生物诊治提供新思路[4]。

2. 龋齿　儿童牙菌斑内微生物群落存有差异性,菌群变化可能会造成龋病的发生与发展。不同龋病严重程度儿童牙菌斑内微生物群落具有明显差异性,且龋病发展期间,牙菌斑内细菌类别、数目等情况均会出现复杂转变,导致龋病形成[5]。

————————

[1] VONAESCH P,BILLY V,MANN A E,et al. The eukaryome of African children is influenced by geographic location,gut biogeography,and nutritional status [J]. Microlife,2023,4:uqad033.

[2] SONG Y,CHEN K,LV L,et al. Uncovering the biogeography of the microbial commmunity and its association with nutrient metabolism in the intestinal tract using a pig model [J]. Frontiers in Nutrition,2022,9:1003763.

[3] JIAO L,KOURKOUMPETIS T,HUTCHINSON D,et al. Spatial characteristics of colonic mucosa-associated gut microbiota in humans [J]. Microbial ecology,2022:1-11.

[4] 阚秋扬. 食管癌患者与健康人群肠道微生物差异性分析[D]. 赣州:赣南医科大学,2023.

[5] 周莹,张桂珍,甄明慧. 不同程度龋病儿童牙菌斑内微生物群落的差异性分析[J]. 临床医学,2022,42(8):1-4.

3. 新型冠状病毒感染　在新型冠状病毒感染患者中观察到肠道微生物组成改变,其特征是共生物种减少,机会致病物种增加。严重疾病与四种微生物物种(即污染伯克氏菌、诺氏拟杆菌、长双歧杆菌和 *Blautia sp. CAG 257*)、六种微生物途径(如糖酵解和发酵)和 10 个毒力基因的丰度较高有关。这些与严重程度相关的微生物特征与宿主免疫反应进一步相关。此外,从血液和粪便样本中鉴定的人源蛋白表明新型冠状病毒感染患者的肠道屏障功能障碍。重症患者的脂多糖结合蛋白循环水平升高,与循环炎症生物标志物和免疫细胞有关。此外,在患者的血液样本中可检测到与疾病相关的细菌(如长双歧杆菌)的蛋白质[1]。

4. 酒渣鼻　酒渣鼻是一种严重影响生活质量的慢性炎症性皮肤病。研究发现酒渣鼻患者和健康对照组之间面部细菌微生物群的丰度和多样性存在差异。酒渣鼻患者的 α 多样性高于健康对照组,但这种差异没有统计学意义。此外,与健康个体相比,酒渣鼻患者的角质层杆菌的平均相对丰度显著降低,表皮葡萄球菌的平均相对丰富度较高,且微生物丰度和多样性的变化与酒渣鼻的发病机制有关[2]。

痤疮和酒渣鼻尽管临床表现相似,但遵循不同的临床过程,这表明它们的病理生理学存在根本差异。有研究者将酒渣鼻和痤疮患者的皮肤微生物群与对照组进行了比较,发现在有炎性丘疹和脓疱的酒渣鼻中,痤疮角质杆菌的平均相对丰度升高[3]。

5. 重度抑郁症　重度抑郁症肠道黏膜和管腔微生物组的组成存在差异,其特征是门级厚壁菌门和细菌门,以及科级 *Prevotelaceae* 和 *Lachnospiraceae*。大多数具有辨别力的微生物与抑郁样行为表型相关。慢性不可预知温和应激动物应激模型(CUMS)动物中涉及这些途径的总共九种代谢物被耗尽。具有抑郁样行为的 CUMS 猕猴与黏膜和管腔中微生物群、碳水化合物和能量代谢的明显改变有关[4]。

[1]　SUN Z,SONG Z G,LIU C,et al. Gut microbiome alterations and gut barrier dysfunction are associated with host immune homeostasis in COVID-19 patients [J]. BMC medicine,2022,20(1): 24.

[2]　XIONG J,CHEN S,WANG P,et al. Characterisation of the bacterial microbiome in patients with rosacea and healthy controls [J]. European Journal of Dermatology,2023,33(6): 612-617.

[3]　THOMPSON K G,RAINER B M,ANTONESCU C,et al. Comparison of the skin microbiota in acne and rosacea [J]. Experimental Dermatology,2021,30(10): 1375-1380.

[4]　TENG T,CLARKE G,MAES M,et al. Biogeography of the large intestinal mucosal and luminal microbiome in cynomolgus macaques with depressive-like behavior [J]. Molecular Psychiatry,2022,27(2): 1059-1067.

(三) 多因素导致的微生物群差异

1. 年龄 年龄是显著影响各种哺乳动物肠道微生物群的重要因素。有学者分析了来自四个年龄组的圈养斑海豹粪便的细菌组成：幼仔 (<1 岁)、幼年 (1~2 岁)，亚成年 (2~3 岁) 和成年 (≥ 4 岁)。厚壁菌门是所有测量粪便中的优势细菌；发现不同年龄海豹肠道微生物群的组成存在差异。幼崽中，*Blautia*、*Slackia* 和未分类的 *Peptostreptoccacae* 更为丰富；梭菌在幼体中大量存在；梭杆菌、拟杆菌和 *Psychrobacter* 在亚成年中含量丰富；*Dorea* 和 *Peptostreptoccus* 在成年中大量存在。2 岁和 4 岁可能是肠道微生物群变化最为明显的时间节点[1]。

2. 土壤性质和土壤微生物群落影响水稻产量 水稻产量与不同土壤类型的微生物群落和土壤性质之间存在关系，不同土壤类型水稻生产特性不同。五种代表性水稻土壤 (花岗岩砂土、紫色黏土、红黄色黏土、黄色黏土和冲积砂土) 的土壤细菌群落和土壤特性，会影响水稻的产量。花岗岩沙质土壤显示出最大的水稻增产潜力，单株产量为 39.2g，比最低产量土壤类型高 24.56%，这些差异与土壤微生物群落和土壤性质的差异有关。不同土壤类型的微生物群落和化学性质存在显著差异，其中花岗岩沙质土壤类型的全氮、有效氮、有效钾和土壤有机碳含量最高。此外，特定细菌类群、土壤性质和水稻产量之间存在显著相关性，拟杆菌与水稻产量呈显著正相关。pH 值、碱性可溶性氮和速效钾是影响土壤群落和水稻产量的关键土壤特性[2]。

3. 根际 不同作物根际土壤微生物的种类和组成差异显著，但均以表征革兰氏阴性菌、革兰氏阳性菌和真菌的特征脂肪酸为主。尽管在门水平，变形菌门、放线菌门、酸杆菌门和厚壁菌门是 7 种作物根际微生物的主要优势门，但是在纲水平和目水平不同作物根际微生物组成存在差异。根际敏感微生物的筛选和比较进一步说明不同作物对根际微生物的选择具有差异性，群落中某些特定菌群优势度存在区别，不同作物具有不同敏感微生物的选择倾向。

根际是土壤和植物相互作用的主要区域。根际微生物是受植物影响最大的土壤微生物群体，也被称为植物的第二基因组，对植物的健康至关重要。植物根系通过向根际释放各种根系分泌物，吸引细菌、真菌、藻类和原生动物

［1］ TIAN J, DU J, HAN J, et al. Age-related differences in gut microbial community composition of captive spotted seals (Phoca largha) [J]. Marine Mammal Science, 2020, 36 (4): 1231-1240.

［2］ LI P, YAN Y, LI C, et al. Response of rice growth to soil microorganisms and soil properties in different soil types [J]. Agronomy Journal, 2023, 115 (1): 197-207.

等各种微生物在根际定植,然后经营养选择与富集作用影响微生物群落的结构和生态功能。微生物通过不同的胞外酶能快速利用可溶性的根系分泌物,获取丰富的有效性碳源及其他营养物质,通过调节土壤有机质分解和提高土壤肥力促进植物生长。

此外,根际存在着能防止病原菌定植的细菌,如荧光假单胞菌(*Pseudomonas fluorescens*),该菌部分基因型能生产抗生素氰化氢(hydrogen cyanide,HCN)和2,4-二乙酰基藤黄酚,抑制病原菌的生长,增强农作物对生物胁迫的耐受能力。根际微生物在植物养分获取中也发挥着关键作用。根际微生物群落组成还受环境条件、土壤理化性质、土壤背景微生物组成和植物发育阶段等多种因素的影响。在对药用植物根际、草原植物根际和荒漠植物根际的土壤微生物群落结构研究中发现,同类型生态环境的不同植物根际土中微生物群落组成、数量和多样性均存在显著差异,植物的不同种类或同种类的基因型对根际微生物群落也有显著影响。[1]

4. 土壤微生物对植物生长和病害抑制的影响　细菌对抑制性土壤和有利于根腐病土壤之间的变化较敏感,真菌对不同烟草生长期的变化更为敏感。与有利土壤相比,烟草抑制土壤可以通过调节土壤微生物群落结构来抵抗病原体,尤其是真菌的入侵,潜在的病原体 Boeremia 始终较低。根腐病病原镰刀菌在抑制性土壤中成熟期迅速减少。随着烟草的生长,抑制性土壤和有利土壤之间的微生物群落组成和结构发生了显著变化,抑制性土地可以通过促进有益细菌和抑制潜在病原体来抑制土传疾病的发生[2]。

5. 叶层　叶片表面是微生物群落独特而广泛的栖息地。叶状细菌是继真菌和病毒之后与植物关系第二密切的微生物群,也是最丰富的,在叶状微生物群落中占据主导地位。寄主物种是影响叶层微生物群落多样性和结构的主要因素。在相同的林分条件下,不同的杨属植物产生了不同的叶际细菌群落。细菌群落结构主要受叶片碳和可溶性糖含量的影响,叶片氮、磷和碳/氮是影响叶际细菌相对丰度的主要因素[3]。

6. 微生物固氮　有研究者观察了三种不同染色体倍性的桤木(*A. cremas-*

[1]　唐杰,陈知青,郭安南,等.不同作物根际土壤微生物的群落结构特征分析[J].核农学报,2021,35(12):2830-2840.

[2]　DING Y,CHEN Y,LIN Z,et al. Differences in soil microbial community composition between suppressive and root rot-conducive in tobacco fields[J]. Current Microbiology,2021,78:624-633.

[3]　LIU J,ZHANG W,LIU Y,et al. Differences in phyllosphere microbiomes among different Populus spp. in the same habitat[J]. Frontiers in Plant Science,2023,14:1143878.

togyne、*A. glutinosa* 和 *A. formosana*)固氮微生物的差异,利用 16S rRNA 和固氮酶基因测序对根瘤和根际土壤中潜在固氮微生物的群落结构和组成多样性进行了比较分析,测定了根瘤和根际土壤中的氮含量。发现三种桤木根瘤中的全氮和硝态氮含量显著高于根际土壤,而铵态氮含量则呈相反趋势。三种桤木根瘤和根际土壤中潜在固氮微生物的群落组成和结构存在显著差异。*A. glutinosa* 表现出比 *A. formosana* 和 *A. cremastogyne* 相对更强的固氮能力[1]。

7. 微生物发酵酿酒 不同于酿酒酵母(Saccharomyces cerevisiae),非酿酒酵母(non-Saccharomyces yeasts)发酵能力弱,乙醇耐受性低,难以充当酒精发酵的主要菌株,但其代谢产物及分泌的酶类能促进酿酒酵母降解葡萄糖等发酵底物,产生醛、酯、酸等芳香化合物,对最终酒产品的风味产生积极影响。非酿酒酵母与酿造环境中其他微生物间的不同相互作用,如有利于双方共同生长的协同作用,或是两者相互抑制的营养竞争等,都可改变体系中的发酵环境和微生物稳定性,增加风味复杂性,对酿酒酵母的生长和酒产品的质量产生重要影响[2]。

在堆发酵和窖池发酵初期,环境微生物是发酵谷物中细菌和真菌群落的主要贡献者。在窖池发酵结束时,窖泥是发酵谷物中细菌群落的主要环境源,而工具和大曲是发酵谷物真菌群落的主要的环境源。环境微生物在北京地区生产的酱香型白酒发酵颗粒中的功能微生物上繁衍生息,从而显现出挥发性化合物的特征,而贵州省和北京地区酱香型白酒的环境微生物存在显著差异,这在一定程度上解释了不同地区酱香白酒发酵谷物微生物群落结构的独特特征[3]。

有研究者将芒果浆用 6 种不同的益生菌微生物(植物乳杆菌、嗜热链球菌、干酪乳杆菌、酿酒酵母 D254、酿酒酵母 DV10 和酿酒酵母 R2)发酵,以开发具有更高生物活性的产品。测定了 pH 值、还原糖、有机酸和挥发性化合物的变化。并监测了发酵过程中的总酚和抗氧化能力。在使用的菌株中,发现酿酒酵母 D254 在芒果浆中对糖的利用最快;产生了不同的挥发性化合物,主要由脂肪酸、醇类和酯类组成。酿酒酵母 DV10 可产生更高量的酯和醇。

8. 地下水微生物群落结构对地下水水质有显著影响 微生物群落分析

[1] YUAN Y,CHEN Z,HUANG X,et al. Comparative analysis of nitrogen content and its influence on actinorhizal nodule and rhizospheric microorganism diversity in three Alnus species [J]. Frontiers in Microbiology,2023,14: 1230170.

[2] 李海峰,李砷,牟志勇,等.非酿酒酵母在酒类酿造过程中的微生物相互作用及功能特性研究进展[J].食品与发酵工业,2024,50(7): 313-323.

[3] LU Y,ZHANG C,ZHAO H,et al. Effect of environmental microorganisms on fermentation microbial Community of Sauce-Flavor baijiu [J]. Foods,2022,12(1): 10.

表明,三个含水层中不同优势微生物物种的分类水平存在明显差异。环境物理和化学条件根据微生物功能选择优势物种。与铁氧化有关的 *Gallionella* 在干旱地区占主导地位,而与反硝化有关的 *Rhodocyclaceae* 在沿海地区占主导,与硫转化有关的 *Desulfurrivibrio* 在低渗带占主导地位。因此,当地优势细菌群落可以作为当地环境条件的指标[1]。

9. 季节对哺乳动物肠道微生物的影响　粪便微生物测序揭示了肠道微生物多样性和丰富度的季节性变化。例如,中国美利奴细毛羊的肠道微生物在夏季最高。厚壁菌门和拟杆菌门是优势门,不受季节波动的影响。LEfSe 分析表明,*Lachnospiraceae* 是春、夏、冬三季环境条件恶劣的代表性微生物;而在环境条件较好的秋季,瘤胃球菌科是代表性微生物。秋季,ABC 转运蛋白和丙酮酸代谢途径显著高于其他季节。*Lachnospiraceae* 参与了 ABC 转运蛋白代谢途径,导致血液生理指标发生变化。为了应对季节变化,中国美利奴细毛羊在舍饲下调整了肠道微生物群落结构,导致代谢变化,从而改变了血液的生理条件[2]。

10. 环境对肠道微生物的影响　纬度、年平均温度、海拔、人类足迹、种群密度和年降水量等环境因素都会影响肠道细菌的 α 多样性和群落结构。进一步分析表明,地理变异下大黄蜂肠道细菌群落的组成和变化主要是由随机漂移驱动的,而不是由生态位分化的变量选择驱动的。

11. 动物的肠道微生物　反刍动物依赖其肠道微生物群从植物饮食中提取营养。相对于小肠和大肠,CAZymes 在瘤胃中富集。有趣的是,大肠的分类多样性最高,这表明该器官的重要作用尚未得到充分研究。尽管这两个研究群体被海洋和六千年的进化历史分隔开来,但肠道微生物组结构非常一致。驯鹿亚种胃肠道的肠道微生物组具有较强的生物地理学选择性特点[3]。

梅花鹿的肠道微生物群已被广泛研究,但共生微生物在胃肠道物理生态位之间的空间分布仍未阐明。有研究者对沿鹿胃肠道纵轴(瘤胃、网状物、皱胃、小肠、盲肠、结肠和直肠)获得的管腔内容物进行 16S rRNA 基因测序。发

[1] DAI H,ZHANG Y,FANG W,et al. Microbial community structural response to variations in physicochemical features of different aquifers [J]. Frontiers in Microbiology,2023,14:1025964.

[2] ZHANG X,LI C,SHAHZAD K,et al. Seasonal differences in fecal microbial community structure and metabolism of house-feeding Chinese merino fine wool sheep [J]. Frontiers in Veterinary Science,2022,9:875729.

[3] KAMENOVA S,DE MUINCK E J,VEIBERG V,et al. Gut microbiome biogeography in reindeer supersedes millennia of ecological and evolutionary separation [J]. FEMS Microbiology Ecology,2023,99(12):fiad157.

现瘤胃、小肠和盲肠中的 SCFA 水平存在显著差异，拟杆菌和 *Spirochaetes* 在 SCFA 的产生中起着关键作用。大多数草食哺乳动物的胃肠道中都有共生微生物，它们有助于从难消化的植物纤维中获取能量[1]。

猪是一系列人畜共患肠道沙门氏菌亚种的主要宿主。不同的猪相关人畜共患病肠道菌血清型可以诱导肠道微生物组生物地理学的共性（特异性）和独特（抗性改变）改变，这有助于为未来的饮食调整研究提供信息，可通过胃肠道微生物组改变来提高对沙门氏菌的定植抗性[2]。

由于蛇独特的消化生理和冬眠行为，对蛇肠道微生物组的研究引起了人们的兴趣，黏膜微生物组更频繁地参与遗传信息处理和细胞过程，而管腔微生物组通常参与代谢调节。研究者在管腔部位发现了更多的机会致病菌属埃希菌及志贺菌，在黏膜部位发现了更高水平的脂质调节代谢产物芬氟拉明。蛇的管腔和黏膜微生物群在组成和功能上是不同的[3]。

12. 性和性相关激素等因素对微生物组组成的影响　研究者观察了性别对上消化道和下消化道微生物组差异的影响。结果发现显著的性别相关差异，雄性结肠中梭菌 *sensus* 更为丰富，而雌性在 6 周时所有器官中的 *Dubosiella newyorkensis* 水平更高[4]。

13. 地理对肠道微生物的影响　肠道中的早期微生物定植会影响动物的表现和终身健康。随着年龄的增长，空肠和结肠中的微生物多样性显著增加。在空肠和结肠中，所有年龄段的微生物群结构和成员都明显不同。每个肠道隔室中与生长阶段相关的微生物群也被确定为生物地理学的标志。

研究发现两种宿主物种之间存在明显的遗传分化，微生物群也存在显著差异。随着海拔的升高，宿主及其细菌（*Snodgrassella*）都发生了物种更替。

［1］HU X，WEI Y，ZHANG T，et al. Gastrointestinal biogeography of luminal microbiota and short-chain fatty acids in sika deer（Cervus nippon）［J］. Applied and Environmental Microbiology，2022，88（17）：e00499-22.

［2］GOMES-NETO J C，PAVLOVIKJ N，KORTH N，et al. Salmonella enterica induces biogeography-specific changes in the gut microbiome of pigs［J］. Frontiers in Veterinary Science，2023，10：1186554.

［3］WEI Y，ZHOU M，FANG W，et al. Differences in the luminal and mucosal gut microbiomes and metabolomes of oriental rat snake（Ptyas mucosus）［J］. Applied Microbiology and Biotechnology，2023，107（10）：3257-3271.

［4］ORTIZ-ALVAREZ DE LA CAMPA M，CURTIS-JOSEPH N，BEEKMAN C，et al. Gut biogeography accentuates sex-related differences in the murine microbiome［J］. Microorganisms，2024，12（1）：221.

海拔极高的大黄蜂进化出与多种生物过程相关的积极特征。参与宿主免疫系统的阳性选择基因可能导致肠道微生物群的变化,而肠道微生物群产生的丁酸盐可能会影响宿主的能量代谢和免疫系统。这表明宿主物种的基因组与其微生物组之间存在着某种程度的自然选择。大黄蜂对高海拔的适应与它们的肠道微生物群两大生物过程——能量代谢和免疫反应密切相关[1]。

　　肠道微生物组在广泛的地理范围内存在显著差异。动物肠道微生物组通常是宿主营养、消化和免疫力的关键要求,并且可以根据宿主地理和环境因素而变化。然而,在无脊椎动物中很少研究跨越大地理范围的微生物群落聚集的生态驱动因素。几种可能的生态驱动因素,包括土壤和植被组成、栖息地复杂性、栖息地类型和人类影响,影响着动物肠道微生物组的变异。如蜗牛肠道微生物组与植被的相似性高于土壤微生物组[2]。

　　14. 黏细菌　黏细菌是一种独特的捕食性微生物,具有独特的社会生活方式。这些分类群体在不同生态系统的微生物食物网中起着关键作用,并调节着土壤微生物群落的群落结构。与常规管理条件相比,有机土壤中的黏细菌丰度增加,这可能与有机条件下施用的堆肥中黏细菌含量丰富有关。细菌群落多样性和 Mg^{2+}、Ca^{2+} 浓度是影响不同堆肥处理下黏细菌群落的主要因素。此外,有机碳、pH 值和总氮影响了堆肥中黏细菌的群落特征。堆肥中黏细菌和特定细菌类群(微球菌)之间的相互作用可以解释细菌对黏细菌群落结构的影响[3]。

　　(四) 微生物群差异性的调控与干预——益生元、益生菌的应用

　　根据国际营养学界的定义,益生元是指一种能够被宿主体内的有益菌分解利用,并促进其生长繁殖的膳食纤维。也就是说,益生元是一种特殊的膳食补充剂,它能够促进肠道中有益菌群的生长和活性,从而改善人体健康。益生元并不直接为人体提供能量或者营养,但它能够通过调节肠道微生物群落的结构和功能,对人体的消化、吸收、代谢和免疫等方面产生积极的影响。

　　益生菌是一类对宿主(人体)有益的、活的微生物,它们可以在肠道、生殖道或其他身体部位定植,并改善宿主健康状况或预防疾病。这些微生物通常

　　[1]　DONG J H,XU X,REN Z X,et al. The adaptation of bumblebees to extremely high elevation associated with their gut microbiota [J]. Msystems,2024,9(3): e01219-23.

　　[2]　CHALIFOUR B N,ELDER L E,LI J. Diversity of gut microbiome in Rocky Mountainsnail across its native range [J]. Plos one,2023,18(11): e0290292.

　　[3]　DAI W,WANG N,WANG W,et al. Community profile and drivers of predatory myxobacteria under different compost manures [J]. Microorganisms,2021,9(11): 2193.

包括乳酸菌、双歧杆菌、酵母菌等,其主要作用机制是通过调节肠道微生物群落的结构和功能改善肠道健康。益生菌是一类对人体有益的微生物,通过定植在肠道内发挥其保健作用,可以对肠道微生物的组成和功能产生积极的影响:①益生菌能够调节肠道微生物群落,增加有益菌的数量和活性,抑制有害菌的生长繁殖,有助于恢复肠道微生物群落的平衡,改善肠道健康。②益生菌能够产生一些具有生物活性的物质,如乳酸、醋酸等,能够降低肠道内的 pH,促进钙、铁、维生素 D 等营养物质的吸收,同时抑制有害菌的生长繁殖。③益生菌能够通过刺激免疫细胞的活性和数量来调节免疫系统。这种调节作用有助于预防感染和疾病,提高机体免疫力。同时,还能够改善胃肠道的消化功能,解决消化问题,缓解便秘等肠道问题。此外,益生菌能够促进肠道上皮细胞的生长和分化,增强肠道屏障功能,减少肠道内毒素和细菌的入侵,对于维持肠道健康和预防肠道疾病具有重要意义[1]。

肠道菌群可分为有益菌、有害菌和共生菌,益生菌是具生物活性的微生物,通常通过宿主摄食过程进入体内并在肠道定植,调节了肠道内环境菌群结构的平衡,打造优良的肠道微生态,对人及动物产生有益影响。

肠道微生物群被广泛认为是维持体内平衡最重要的组成部分之一,与人类及其他哺乳动物的健康和疾病密切相关,许多疾病的发生都伴随着肠道微生物的紊乱。研究显示,饲喂益生菌饲料后,高脂肪饮食喂养的小鼠显示出肠道微生物群组成的变化,小鼠体内革兰氏阳性菌和放线菌(*actinomycetes*)数量减少。目前,大量的动物实验结果表明,双歧杆菌、植物乳杆菌、干酪乳杆菌和鼠李糖乳杆菌等益生菌通过增加肠道有益菌比例及改善肠道菌群失调,从而缓解体内代谢紊乱和平衡能量消耗,进而表现出显著的降血糖作用。一些益生菌常常被用来改善微生物群、调控机体免疫、缓解机体疾病并维持机体健康。

益生菌可以在人体肠道定植,改善人体肠道菌群,调节代谢,维护肠道系统平衡。益生菌缓解及治疗糖尿病主要作用机制包括调节免疫反应和改善肠屏障,改变肠道菌群,增加短链脂肪酸含量,降低氧化应激及抗氧化作用,抑制与葡萄糖吸收相关的酶的活力,增加胆盐水解酶活性和吸收或吸附胆固醇,并且各个机制是相互关联作用共同达到抗糖尿病的功效。在体外寻找更多筛选降糖菌株的方法,将为具有缓解糖尿病作用的益生菌产品的研发奠定基础。

---

[1]　郑雪松,孙建伟,董碟,等.食品中的益生元和益生菌对肠道微生物的作用和影响研究[J].现代食品,2023,29(20):139-141.

1. 肠道黏蛋白聚糖　结肠的上皮表面覆盖着两层不同的黏液：内层附着牢固且相对无菌，为抵抗微生物入侵宿主提供了屏障；外层松散，并含有多种黏膜共生体。肠道黏液层由宿主分泌的黏蛋白型 O- 聚糖组成。由于生态位差异，黏膜和管腔部分含有在组成、多样性、物种丰度分布方面不同的微生物群落。黏液层具有较高丰度的厚壁菌门，并且管腔内容物富含拟杆菌门。黏膜和管腔群落对通过肠道的营养物质或其他化合物表现出不同的反应，宿主抗菌肽、糖皮质激素和黏液分泌受昼夜节律的影响。黏膜黏附细菌的组成和功能还表现出昼夜振荡。

只有一部分肠道共生体可以在黏液中使用黏蛋白聚糖。*Akkermansia* 主要降解黏蛋白，可通过细胞外 β- 半乳糖苷酶分解黏蛋白糖苷链，并释放微生物组可利用的寡糖。此外，双歧杆菌可以降解饮食和宿主产生的聚糖，随后的交叉喂养机制增强了其他肠道微生物丁酸盐的形成。在肠道中可用营养物质种类有限、游离短链碳水化合物含量低的情况下，细菌交叉进食机制在维持微生物组多样性和动态稳定性方面发挥重要作用。

宿主在维持肠道稳态方面也起着重要作用。一方面，宿主分泌营养物质，如黏蛋白聚糖，以容纳肠道共生体的储存库；另一方面，黏膜表面可作为抵御细菌攻击的第一道防线。宿主免疫系统在维持黏膜表面的稳态方面起着至关重要的作用。宿主通过表达受先天性和适应性免疫系统细胞因子调节的抗菌蛋白和肽，抵抗病原体的入侵。除了宿主清除病原体，IgA 抗体还可以选择性地促进共生细菌的黏附。这些活动促进了特定黏膜生态位的稳定定植，并排除了外源性竞争者。黏膜屏障受损和错位到黏膜的共生体激活病态免疫，与炎症性肠病等疾病有关。

肠道昼夜节律是如何促进黏膜 - 管腔界面稳态的呢？生态位理论可能仍然不足以解释高度多样化的肠道物种的稳定共存，因为营养物质的种类远远少于肠道中的物种数量。而环境变化（如食物摄入）可以诱导微生物生态位的改变，影响昼夜群落组装。环境的时间变化可能为不同物种提供替代竞争优势，或许可以解释微生物组的稳定性和多样性。

肠上皮细胞通过黏液层隔离，不与肠道微生物直接接触。该黏液层由分泌的黏蛋白糖蛋白组成。大肠中的外黏液层形成一个生态位，吸引特定的肠道微生物群，其中几种肠道共生体可以降解黏蛋白。黏蛋白聚糖降解是一个复杂的过程，需要广泛的聚糖降解酶，因为黏蛋白聚糖是复杂多样的分子。因此，微生物黏蛋白分解可能需要肠道黏膜中多种常驻微生物网络中各种酶的协同作用。

肠道微生物群能够降解宿主来源的黏蛋白聚糖。分泌的黏蛋白糖蛋白是黏液层的组成部分,在恶劣的身体环境中覆盖上皮细胞,例如呼吸系统、胃肠道和几个器官的上皮表面。在肠道中,黏液层在宿主上皮和肠腔之间形成物理屏障。覆盖结肠上皮的黏液层需要两层:内层由牢固附着的黏蛋白网络组成,因此几乎无法穿透肠道细菌;另一方面,外层松散地附着一部分肠道微生物群。此外,粪便颗粒被黏液层包裹,包裹着粪便物质和相关微生物群。

共生肠道微生物群的一些成员水解黏蛋白聚糖部分,将它们用作碳、氮、硫酸盐和能量的来源,并将它们代谢为短链脂肪酸。它们在外黏液层中的存在,并在肠道内形成了一个独特的生态位。

因此,黏蛋白聚糖的消化是一个复杂的过程,需要在微生物组内编码的大量碳水化合物活性酶(CAZymes)。为了实现降解,来自肠道微生物群不同成员的CAZymes需要按顺序协调一致地起作用。

黏蛋白聚糖降解细菌在肠道中引发微生物相互作用。肠道细菌很少产生一整套糖苷酶,这些糖苷酶是黏蛋白聚糖降解为寡糖和单糖及其下游代谢所必需的。因此,肠道中黏蛋白聚糖的代谢依赖于几种微生物的协同作用。微生物群落内的交叉喂养涉及物种之间的化合物交换,并导致群落的生长增加。不能水解黏蛋白聚糖的肠道菌群直接受益于其他微生物群降解黏蛋白聚糖的代谢产物。这可能是通过代谢物交叉喂养或底物交叉喂养引起的。在代谢物交叉喂养过程中,生物体使用黏蛋白聚糖降解剂代谢的最终产物。例如,肠道黏膜的菌群将黏蛋白聚糖降解剂产生的乙酸盐转化为丁酸盐。在底物交叉喂养过程中,一种生物体释放细胞外酶,将黏蛋白聚糖水解为单糖、双糖和寡糖,这些糖不仅可以被生物体本身吸收到细胞中,还可以被其他肠道共生体吸收。例如,短双歧杆菌可以使用两歧双歧杆菌从黏蛋白聚糖中释放出唾液酸。

黏蛋白聚糖衍生的寡糖和单糖可以发酵成短链脂肪酸。碳水化合物在肠道中发酵的主要产物是有益的短链脂肪酸,包括丁酸盐、丙酸盐和乙酸盐,以及包括氢气(H_2)、甲烷(CH_4)、硫化氢(H_2S)和二氧化碳(CO_2)。短链脂肪酸是含有六个或更少碳原子的脂肪酸。短链脂肪酸对宿主具有广泛的有益作用,丁酸盐是维持肠道上皮内壁完整性的结肠细胞的主要能量来源。因此,黏蛋白层定植者在上皮附近产生丁酸盐是有利的。乙酸盐和丙酸盐在宿主细胞脂质代谢和葡萄糖稳态中发挥作用。此外,短链脂肪酸具有抗炎和抗癌作用,并显示出对肠道病原体的抗菌活性。因此,细菌群落的黏蛋白降解可以使细菌生长,从而将有益的代谢物输送到宿主。

2. 硫酸盐代谢　肠道中分泌的黏蛋白被严重硫酸化。高度硫酸化黏蛋白的分泌与大量微生物群的存在有关,就像结肠中的情况一样。因此,有假设提出黏蛋白的硫酸化在防止细菌酶促黏蛋白聚糖降解中起作用,脱硫可能形成黏蛋白聚糖降解的瓶颈。尽管如此,一些肠道细菌仍具有硫酸酯酶,可以从黏蛋白中释放硫酸盐,这允许通过硫酸酯的水解进入下面的聚糖链。

唾液酸是黏蛋白中常见的末端糖。人们认为,唾液酸终止糖链是一种保护机制,可防止细菌酶进入聚糖链。然而,某些肠道菌可以使用唾液酸作为能量、碳和氮的来源,其释放、摄取和代谢唾液酸,分别需要细胞外唾液酸酶、唾液酸转运蛋白和用于降解唾液酸的酶。

3. 岩藻糖代谢　岩藻糖是黏蛋白聚糖中的另一种末端糖。为了从黏蛋白聚糖中获取岩藻糖,它通常通过分泌的岩藻糖苷酶的活性释放,这使得释放的岩藻糖也通过底物交叉喂养提供给其他肠道微生物群。岩藻糖可以通过丙二醇途径代谢为丙酸。

4. 半乳糖代谢　半乳糖苷酶水解含有半乳糖亚基的聚糖键。半乳糖苷酶根据靶向半乳糖苷键的构象分为 α- 半乳糖苷酶和 β- 半乳糖苷酶。由于半乳糖苷键在黏蛋白聚糖中很常见,半乳糖苷酶在黏蛋白聚糖降解细菌中也很常见。与黏蛋白聚糖降解有关的 α- 半乳糖苷酶已被归类为 GH27、GH36、GH97 和 GH110。

5. GlcNAc 和 GalNAc 代谢　N- 乙酰氨基葡萄糖苷酶和 N- 乙酰半乳糖胺酶分别从黏蛋白聚糖中去除 GlcNAc 和 GalNAc 亚基。黏蛋白聚糖降解剂广泛表达这些己糖胺酶。可在黏蛋白聚糖降解过程中起作用的 N- 乙酰氨基葡萄糖苷酶存在于 CAZyme 家族 GH18、GH20、GH84、GH85 和 GH89 中。

6. 代谢物交叉喂养　当生物体以黏蛋白聚糖降解剂代谢的最终产物为食时,就会发生肠黏液层中的代谢物交叉喂养。通常,黏蛋白聚糖降解剂从黏蛋白聚糖中产生乙酸盐和丙酸盐,然后分泌到环境中。醋酸盐可以被某些细菌转化为丁酸盐。

覆盖肠上皮的黏蛋白聚糖的细菌降解是一个复杂的过程。为了实现完全降解,需要在黏膜微生物组内编码的多种酶。研究发现黏蛋白聚糖降解发生在交叉喂养共生体网络中。一些研究表明,在体外或体内,黏蛋白聚糖降解剂和伴侣生物体的不同组合之间对黏蛋白进行交叉喂养,促进了有益的短链脂肪酸的产生。

第三节　肠道微生物群代谢对宿主的影响

人类与其共生的微生物群有密切的关系。我们肠道中的 10^{13}~10^{14} 种细菌群落以其在人类健康和生理方面的许多作用而闻名。这些作用涉及免疫系统发育、营养获取、药物代谢和宿主行为的调节。近年来人们对于肠道微生物群越来越感兴趣。2019 年,全球人类微生物群疗法、分析和诊断市场估计为 2.75 亿~4 亿美元,预计到 2024 年将上升至 7.5 亿~15 亿美元。

人类胃肠道拥有庞大、多样和关键的微生物群,它们与人类宿主密切相互作用,形成一个相互依存和相互制约的生态系统,执行代谢功能,如碳水化合物发酵和维生素生物合成。肠道微生物群产生种类繁多的生物活性小分子代谢物,可参与信号转导、黏膜屏障维持或免疫系统调节。鉴于对宿主生理学和免疫学的影响如此广泛,目前尚不清楚特定微生物(及其产生的小分子)如何相互作用以引起、维持、减轻或预测肠道相关疾病。

肠菌可以通过促进上皮屏障功能和组织修复来保护肠道生理机能。尽管特异性肠道微生物和相关代谢物已被证实参与 Treg 介导的免疫耐受的诱导,但其潜在的分子机制尚未阐明。

一、肠道微生物与宿主免疫

肠道微生物群在宿主免疫系统的发育和成熟中起着重要作用。先天性和适应性免疫细胞在微生物病原体的控制和清除中都具有关键作用。先天性和适应性免疫细胞有助于调节肠道微生物群沿胃肠道的生物地理分布,与其他解剖部位相比,十二指肠黏膜中的微生物群对宿主免疫变化的反应更灵敏[1]。

肠道菌群和免疫系统之间存在密切的相互关系。肠道菌群是指人体肠

---

　　[1]　GU M,SAMUELSON D R,DE LA RUA N M,et al. Host innate and adaptive immunity shapes the gut microbiota biogeography[J]. Microbiology and immunology,2022,66(6):330-341.

道内的微生物群落,包括细菌、真菌、病毒等。它们与宿主的免疫系统之间进行着复杂的相互作用。首先,肠道菌群对免疫系统的发育和功能具有重要影响。早期接触和定植于肠道的微生物可以促进免疫系统的正常发育,尤其是调节性 T 细胞的生成和功能。调节性 T 细胞对于维持免疫平衡和抑制过度免疫反应至关重要。其次,肠道菌群通过与免疫细胞的相互作用影响免疫应答。微生物群落中的某些成分可以激活免疫细胞,促进炎症反应和免疫应答。另一方面,肠道菌群也可以产生抑制性分子,抑制免疫细胞的活性,从而调节免疫反应的强度和方向。此外,肠道菌群还通过影响肠道屏障功能和黏膜免疫系统来调节免疫应答。它们可以增强肠道屏障的完整性,防止有害物质的渗透,同时促进黏膜免疫细胞的活性和免疫球蛋白 A(IgA)的产生,以保护肠道免受病原体的侵袭[1]。

胃肠道是肠道微生物群和肠道免疫系统相互作用的场所。肠道免疫系统的第一层,包括肠道相关的淋巴细胞和 Peyer's 补丁,限制了共生体与上皮细胞表面的直接接触。第二层免疫可以快速检测并杀死细菌。第三层免疫反应定位于黏膜内。先天免疫屏障由黏液、抗菌肽和分泌性 IgA 组成。

(一) 抗菌肽

抗菌肽(antimicrobial peptide,AMP)是由肠上皮细胞分泌的,可以抵御共生体和病原体对上皮细胞的侵扰。AMP 包括防御素、抗菌肽和 c 型凝集素。防御素是主要抗菌肽,分为 α、β 和 θ 防御素。α- 防御素以前体蛋白的形式表达,可以保护微生物对黏膜的黏附。β- 防御素在小肠和大肠的上皮细胞中表达,并依赖于来自管腔的微生物信号。c 型凝集素在先天免疫和适应性免疫中发挥着控制肠道细菌感染的重要作用。微生物相关的分子模式激活 Toll 样受体(Toll-like receptor,TLR),防止细菌通过上皮层渗透。

为了应对这些不同的微生物学挑战,肠上皮会产生多种抗菌蛋白(AMP),这些抗菌蛋白具有广泛不同的一级序列,可快速杀死或灭活微生物。肠道 AMP 被分泌到覆盖在肠上皮上的黏液层中,在那里它们限制了细菌与上皮的接触,从而限制了细菌对宿主组织的侵袭。各种上皮 AMP 进化的一个原因是单个抗菌蛋白靶向不同的细菌群体,因此需要多个 AMP 来抵御复杂细菌群体的挑战。

[1] RAMANAN D,PRATAMA A,ZHU Y,et al. Regulatory T cells in the face of the intestinal microbiota [J]. Nature Reviews Immunology,2023,23(11):749-762.

其他微生物群诱导的肠道抗菌蛋白的一个关键功能是通过限制覆盖肠上皮的黏液层的细菌定植来限制细菌与肠上皮表面之间的接触。

为了防止感染,哺乳动物的肠上皮会产生先天免疫效应物,包括 AMP,这些效应物大量分泌,生产起来非常昂贵。这表明肠道先天免疫可能表现出昼夜节律,预计宿主食物摄入时病原体暴露。

肠道中的许多生物过程表现出由生物钟产生的日常节律。然而,肠道的独特之处在于它的许多昼夜节律也需要肠道微生物群。例如,微生物群与生物钟协调,在控制脂质代谢的基因表达中产生节律。

肠道微生物群和生物钟协调以产生肠道先天免疫的昼夜节律。时钟夹带的宿主摄食节律在分段丝状细菌(segmented filamentous bacteria,SFB)的肠道表面附着中产生节律。节律性 SFB 附着驱动上皮信号转导和转录激活因子 3(signal transducers and activators of transcription 3,STAT3)表达和激活的振荡,从而在上皮 AMP 表达中产生昼夜节律振荡。这些先天免疫节律导致对鼠伤寒沙门氏菌感染的抵抗力在昼夜循环中发生变化。因此,微生物群在肠道先天免疫中产生节律,从而预期暴露于外源微生物。

其他上皮 AMP 也表现出需要微生物群的节律性表达。这些包括脂质运载蛋白 -2,一种限制细菌铁获取的 AMP 和 S100A8,一种限制细菌钙获取的 AMP。相比之下,其他先天免疫基因的表达是无节律的。这些包括编码溶菌酶的 Lyz1,以及产生活性氮和黏液所必需的基因。因此,节律性表达可能是多个 AMP 的特征。

(二) 免疫球蛋白 A

分泌性 IgA(secretory IgA,SIgA)是第三道防线,保护肠上皮免受肠道毒素和病原微生物的侵害。病原体和共生体的双重免疫识别维持免疫耐受,激活皮氏斑、淋巴滤泡或薄层中的细胞。管腔内 IgA 的胞吞作用将细菌包裹在黏液中,以中和毒素和病原体,从而阻止它们进入上皮受体。此外,由共生体产生的丁酸盐等代谢物也可以激活由 Treg 细胞介导的抗炎反应。病原体的暴发和对免疫系统的耐受性的破坏能够激活促炎反应。菌群移位导致了肠上皮屏障的迅速破坏和脓毒症,而这种脓毒症可以通过使用两种 IgA 靶向细菌来预防。

二、肠道屏障

肠道屏障是机体抵抗外界有害物质的重要保障,与人体健康息息相关,主要由机械屏障、免疫屏障与生物屏障构成。其中机械屏障由肠上皮细胞、细胞间紧密连接蛋白与菌膜三者构成；免疫屏障由细胞因子、免疫球蛋白（immunoglobulin，Ig）与免疫活性细胞等共同组成；生物屏障由肠道菌群和肠上皮细胞结合产生的黏蛋白、活性肽等共同组成。

黏液屏障是将微生物群与上皮细胞分开的主要防御层。它由杯状细胞分泌的黏液组成，覆盖在肠上皮细胞上。小肠只有一个黏液层，而结肠有两个黏液层，外层允许细菌定植，内层不允许管腔细菌穿透。因此，黏液层不仅是肠上皮细胞的保护者，也是宿主 - 细菌相互作用的关键介质。结肠黏液屏障是肠道病原体的主要防御者。多年来的研究已经证明了黏液层的生理重要性，报道了黏液层功能的几个缺陷，包括黏液层厚度和黏液化学成分的降低，以及细菌对黏液屏障的渗透增加。

MUC2 黏蛋白是黏液层的主要成分。由 MUC2 黏蛋白形成的结肠黏液层在宿主和细菌微生物群之间建立了功能屏障。研究表明，缺乏 MUC2 的小鼠会自发发生炎症，并且更容易受到病原体的感染。此外，MUC2 是由糖基转移酶形成的高分子量糖蛋白。黏蛋白糖基化主要负责四个关键 O- 糖核心结构的形成。黏蛋白型 O- 聚糖是保护肠黏液屏障免受损伤的关键因素。研究还表明，O- 聚糖链缺陷会导致肠道菌群组成的改变，从而导致细菌依赖性肠道炎症[1]。

ZO-1 对上皮屏障功能和黏膜愈合至关重要，并且 ZO-1 的丢失会导致修复过程的激活缺陷。ZO-1 是免疫介导的黏膜损伤后有效上皮修复所必需的[2]。益生菌通过影响免疫屏障中的 p38 丝裂原活化蛋白激酶 / 核转录因子 -kappa B（p38-mitogen-activated protein kinase/nuclear factor kappa B，p38 MAPK/NF-κB）信号通路，降低炎症因子 IL-6、TNF-α、IL-8 的转录与表达，减少上皮细胞凋亡，改善炎症病变。益生菌还可促进紧密连接蛋白[包括闭合蛋白（Occludin）、密封蛋白（Claudin）、闭合小环蛋白（zonula occludens，ZO）-1、2、3 表达从而保护肠道机械屏障完整性。如双歧杆菌 Bi-07 通过上调尿毒症大鼠肠道紧密连接蛋白 Occludin 和 Claudin-1 的表达水平来促进肠上皮屏障的完整性。婴儿双歧杆菌和嗜酸乳杆菌可抑制 Caco-2 细胞中 IL-lb 诱导

[1] SANG X，WANG Q，NING Y，et al. Age-related mucus barrier dysfunction in mice is related to the changes in muc2 mucin in the colon [J]. Nutrients，2023，15（8）：1830.

[2] KUO W T，ZUO L，ODENWALD M A，et al. The tight junction protein ZO-1 is dispensable for barrier function but critical for effective mucosal repair [J]. Gastroenterology，2021，161（6）：1924-1939.

的 NF-κB 信号通路活化,调节 Claudin 和 Occludin 表达,降低上皮细胞通透性,保护肠道屏障。益生菌可通过修复病原菌诱导的紧密连接蛋白内吞,改善肠道屏障功能。如鼠李糖乳杆菌修复了大肠杆菌诱导的紧密连接蛋白内吞,并将紧密连接蛋白重新分布到细胞边界,改善致病菌造成的肠道上皮功能障碍。

三、肠菌与表观遗传的相互作用

肠道屏障是机体抵抗外界有害物质的重要防线之一,屏障功能受损将严重影响宿主肠道健康,并诱发各种肠道疾病。miRNA 是一类非编码 RNA,在肠道组织中表达丰富,可通过与 mRNA 靶标结合发挥抑制靶基因表达的功能。近年来国内外越来越多的研究发现益生菌可通过影响 miRNA 表达进而调节肠道免疫,减少肠道上皮细胞凋亡,调节紧密连接蛋白表达保护肠道屏障。但 miRNA 受益生菌调控的机制、特定功能的 miRNA 对应具体哪个或哪些菌株,尚未阐明。研究益生菌调控 miRNA 的分子机制,加深益生菌促进健康作用的认识,将会为保护肠道健康及预防各种肠道疾病提供新的策略。

肠道微生物主要由共生菌、机会致病菌以及病原菌组成,在调节机体营养代谢、拮抗病原菌定植、维持肠道屏障功能等方面发挥重要作用,被认为是连接基因、环境和免疫系统的重要纽带。最近研究表明,肠道微生物群可通过调控宿主 miRNA 表达来影响宿主肠道健康。Nakata 发现共生菌诱导的 miR-21-Sp 在肠道上皮细胞中显著过表达。miRNA 可靶向作用于核糖基化因子 4 调节紧密连接蛋白(Claudin 和 Occludin)表达继而影响肠上皮通透性。Liang 等研究发现定植于牛肠道内的双歧杆菌或乳酸菌的数量与 miR-15/16,miR-29 和 miR-196 的表达水平呈正相关,对淋巴组织和免疫细胞的发育有重要意义。此外,一些病原菌降低机体免疫力使宿主患病也与影响 miRNA 表达有关。大肠杆菌感染使小鼠肠道内 miR-107 表达降低,导致该 miRNA 靶向抑制的炎性因子 IL-23 大量生成,破坏肠道稳态。Archambaud 等报道李斯特菌通过下调小鼠肠道 miRNA(miR-192,miR-200b 和 miR-215)和抗炎因子 IL-2、IL-10 表达,上调促炎因子 IL-22 水平,降低小鼠免疫力从而导致小鼠感染。与此相似,幽门螺杆菌和土拉菌可通过干扰正常 miRNA 表达引发宿主感染。

(一)肠菌次生代谢物调控 miRNA 表达
共生菌代谢低聚糖产生的短链脂肪酸(如乙酸、丙酸、丁酸等)也可通过调控肠道组织 miRNA 表达影响肠道屏障稳态。丁酸是重要短链脂肪酸之一,不仅为上皮细胞提供能量,还有抗癌功效。丁酸盐能抑制组蛋白脱梭酶诱导的蛋白乙酰化,增加细胞周期阻滞的关键调控因子 p21 的转录,从而限制癌细胞增殖。最近的研究发现 miRNA 也参与丁酸盐的抗癌作用,如丁酸能抑制 miR-106b 表达、促进细胞周期抑制蛋白 p21 转录、减少肿瘤细胞增殖。另一研究发现丁酸钠通过上调 HT-29 细胞和 Caco-2 细胞中 miR-203 表达来诱导细胞凋亡,进一步研究发现,miR-203 还可靶向肿瘤细胞转移相关蛋白NEDD9,下调 NEDD9 表达,抑制癌症恶化。肠道菌群种类及其代谢产物可通过影响 miRNA 表达来调节宿主肠道屏障功能。事实上,益生菌作为肠道微生物中的一部分,其对肠道屏障的调节作用也是通过介导 miRNA 表达实现的(见表 3-1)。

表 3-1 益生菌调节 miRNA 保护肠道屏障

益生菌	实验对象	参与调节的 miRNA	作用机制及效果
鼠李糖乳杆菌、德氏乳杆菌保加利亚亚种	树突状细胞	miR-146,miR-155	减轻炎症反应
大肠杆菌 1917	肠道上皮细胞 T84	miR-146	抑制抗炎因子 IL-8 和趋化因子 CX CLI 的产生
副干酪乳杆菌	外周血单核细胞	miR-27a	促进抗炎因子 L-10 转录
植物乳杆菌	鸡	miR-193,miR-375	减轻沙门氏菌引起的炎症反应
双歧杆菌 MIMB675	小鼠	miR-148	减少抗炎因子 TNF-α 分泌、预防小鼠结肠炎发生
嗜酸乳杆菌	小鼠	miR-21,miR-155	减轻小鼠牛乳过敏反应
粪肠球菌	仔猪	miR-423	增强体液免疫、减轻仔猪腹泻
大肠杆菌 1917	小鼠	miR-150	减少上皮细胞凋亡
发酵乳杆菌、唾液链球菌	小鼠	miR-150	减少上皮细胞凋亡
嗜酸乳杆菌	人内皮细胞	miR-21,miR-155	减少上皮细胞凋亡

续表

益生菌	实验对象	参与调节的 miRNA	作用机制及效果
肠膜明串珠菌	结肠癌细胞 HT29	miR-21,miR-200	诱导结肠癌细胞凋亡
大肠杆菌 1917	肠道上皮细胞 T84	miR-203,miR-595,miR-483	促进紧密连接蛋白表达、增强肠道屏障功能
鼠李糖乳杆菌	小鼠	miR-122a	促进紧密连接蛋白表达
布拉酵母菌	小鼠	miR-155	促进紧密连接蛋白表达、降低 DSS 小鼠肠道通透性

(二) miRNA 与益生菌共同调节肠道免疫屏障

肠道依赖于天然免疫和适应性免疫来实现免疫调节作用。天然免疫是通过抗原呈递细胞识别病原体并呈递给 T 细胞来启动获得性免疫应答,同时通过合成炎性因子和抗炎因子引发免疫反应。特异性免疫分为细胞免疫和体液免疫。其中体液免疫是以 Ig 起主要作用的免疫应答反应。益生菌对肠道天然免疫和适应性免疫均可产生有益影响。

宿主肠道上皮细胞、树突状细胞和巨噬细胞等抗原呈递细胞上存在的一系列模式识别受体(pattern recognition receptor, PRR),可识别分布于致病菌表面的致病相关分子模式。Toll 样受体 4(Toll-like receptor 4, TLR4)是一种重要的 PRR。当 TLR4 的胞外区域与刺激物结合后,其胞内区与髓样分化因子 88(myeloid differentiation factor 88, MyD88)结合,从而使 IL-1 受体相关激酶 1(IL-1 receptor-associatedkinase 1, IRAK1)磷酸化,进而结合 TNF 受体相关因子 6(TNF receptor associated factor 6, TRAF6),导致转化生长因子激酶 1(transforming growth factor kinase 1, TAK-1)及 TAK-1 结合蛋白(TAK binding proteins, TAB)募集并形成复合物,并启动下游信号 - 通路:① TRAF6 通过磷酸化激活 MAPK,继而活化 P38 MAPK 信号通路;② TAK-1 诱导核转录因子抑制因子(inhibitor of nuclear factor kappa B, IkB)蛋白抑制剂磷酸化,使 IkB 与 NF-κB 复合物解离,导致 NF-κB 向细胞核移位,激活 NF-κB 信号通路。上述信号转导过程被称为 TLR4/p38 MAPK/NF-κB 信号通路,该通路是机体发挥先天免疫作用的重要途径,过度活跃的 TLR4/p38 MAPK/NF-κB 信号通路将常导致炎性因子大量产生,进而诱发炎症反应。

炎症反应激活 TLR4/p38 MAPK/NF-κB 信号通路,同时诱导特异性 miRNA 表达;而上调的 miRNA 可通过靶向沉默 TLR4/MyD88 下游关键蛋白,如 IRAKI 和 TRAF 表达,减弱 NF-κB 信号活化,抑制 IL-6,TNF-α 等炎症因子产生。如 Zhang 等发现 miR-146a 缺失使得痛风关节炎模型鼠的 TRAF6,IRAKI 上调,并增加 IL-1,TNF-α 水平。此外,miR-146,miR-155,miR-21,miR-9,miR-148,miR-27a 也可靶向作用于 TLR4/p38MAPK/NF-κB 信号通路,参与免疫调节反应。miRNA 仿佛强大的"刹车片",协同其靶基因参与负向调节 TLR4 信号通路中的关键分子,从而可能成为缓解和终止炎症反应的治疗靶点。

近年来研究者发现,益生菌可通过调控 miRNA 表达来影响 TLR4/p38 MAPK/NF-κB 信号通路,抑制促炎因子(TNF-α、IL-8、IL-6)合成,促进抗炎因子 IL-10 分泌,从而增强肠道免疫屏障功能。

机械屏障主要由单层柱状上皮细胞及细胞间连接复合物构成,柱状上皮细胞使肠腔与固有层分离,在对抗毒素和肠道病原体方面发挥积极的作用。细胞间连接复合物将上皮细胞紧密结合在一起,包括紧密连接、黏着连接、桥粒和缝隙连接。

上皮细胞的增殖、分化和凋亡之间保持着良好的平衡,是一个不断自我替代的细胞屏障,保护自身不受病原体侵袭。当大量病原菌在机体肠道内增殖时,不仅引发肠上皮细胞的异常凋亡并造成严重肠道屏障损伤,还会加速病原菌进入肠组织引发炎症、导致癌变,可见控制肠上皮细胞的凋亡对维持肠道屏障的稳态和功能至关重要。

miRNA 作为一种转录后调控因子,能够调节紧密连接蛋白的表达进而影响肠道机械屏障。在肠道上皮细胞中,过表达的 miR-122 与 Occludin mRNA 的 3' 端非翻译区结合,诱导其降解,损害肠道屏障功能导致肠通透性增加,进一步研究发现 miR-122 通过降低上皮生长因子受体转录来下调 Occludin 表达水平[1]。

四、微生物群为细菌和真菌病原体提供竞争屏障

真菌的一个重要毒力决定因素是它们的代谢可塑性。真菌在其代谢过程中利用许多不同的合成代谢和分解代谢来源的能力非常重要,这归因于碳源和氮源之间的切换。营养供应、环境因素、竞争和致病因素都会影响这种

---

[1] 李艾黎,张欣,李颖,等. miRNA 参与益生菌调节肠道屏障功能的研究进展[J].食品科学,2020,41(19): 318-326.

可塑性。对糖酵解基因(例如 Tye2 和 Gal4)和糖酵解途径酶(己糖分解代谢)的念珠菌物种特异性转录调节因子的研究表明,这些因子在感染事件期间通常应用的中枢碳代谢中起着至关重要的作用。糖酵解代谢可以激活毒力因子,启动菌丝形成、激活发酵途径、抑制糖异生和 TCA 循环。白假丝酵母菌可以切换到糖异生和乙醛酸循环,以在系统性念珠菌病期间执行完整的发病机制。碳水化合物代谢与细胞壁结构的变化、宿主免疫反应调节以及黏附、生物膜形成、应激反应和耐药性相结合。如果碳水化合物来源有限,念珠菌属可以使用氨基酸和脂质作为代谢适应的补充。白假丝酵母菌产生的氨基酸已被证明可以通过启动应激反应和调节周围环境 pH 值来驱动组织损伤,从而有助于诱导宿主入侵过程。但目前对念珠菌中氨基酸代谢的调控、过程和利用知之甚少。

白假丝酵母菌使用氨基酸来替代碳和其他氮源。念珠菌将精氨酸转化为尿素中和酸性环境,从而触发菌丝和生物膜的形成。最近的研究表明,由巨噬细胞吞噬的白假丝酵母菌诱导脂肪酸 β 氧化和乙醛酸途径诱导菌丝形成以逃逸。在缺乏氮源的恶劣环境中,念珠菌可以在没有宿主硝酸盐的情况下回收并生产自己的蛋白质和多胺。

所有多细胞生物的屏障表面不断被微生物群填充,微生物影响许多宿主的生理过程。其中绝大多数是驻留在肠道内的专性细胞外细菌。微生物对免疫系统的发育和成熟至关重要,并通过竞争这些病原体的营养物质或附着位点,产生抗菌物质,促进或防止病毒入侵。

Ⅰ 型干扰素(IFN-Ⅰs)对抗病毒免疫至关重要。虽然在感染期间大量产生 IFN-Ⅰs,但也以稳态产生,尽管水平较低。IFN-Ⅰs 主要通过三个先天免疫受体家族诱导:血浆/内体膜定位的 Toll 样受体(TLR),可感知 RNA 的细胞内 Rig-I 样受体(RLR),以及检测细胞质中微生物 DNA 的环状 GMP-AMP 合酶(cGAS)或错位的自我 DNA。通常这些受体的亚细胞定位决定了它们识别的微生物类别;TLR 等细胞表面受体感知细胞外微生物,而胞质 RLR 和 cGAS 感知病原体(如在细胞内复制的病毒)的存在[1]。

然而,新型衣原体已经进化为避免细胞内杀伤,在宿主吞噬细胞内复制,并通过宿主细胞裂解(裂解性胞吐作用)或非溶解过程(吞噬作用)从吞噬细

[1] ERTTMANN S F, SWACHA P, AUNG K M, et al. The gut microbiota prime systemic antiviral immunity via the cGAS-STING-IFN-I axis [J]. Immunity, 2022, 55(5): 847-861.

胞中逃逸。吞噬溶酶体膜通透性（PMP）的调节是决定新型梭菌 - 巨噬细胞相互作用的关键事件。诱导的 PMP 可增强巨噬细胞以触发溶解性胞吐作用,而非溶解性胞吐作用在无 PMP 的患者中很常见。吞噬细胞逃逸对于将新生衣原体细胞扩散到其他宿主组织(尤其是在中枢神经系统中)和疾病进展至关重要。隐球菌具有多种毒力因子,可支持免疫逃避并增强其在吞噬细胞内快速成长的能力,包括黑色素、细胞外酶(如磷脂酶和脲酶)以及在哺乳动物宿主温度下生长的能力。

　　真菌细胞壁的外糖蛋白层高度富集甘露糖部分,被认为是宿主相互作用的关键结构。感染在宿主中引起多种反应,包括先天免疫系统的激活、炎症和细胞死亡。受感染宿主细胞的死亡通常与感染因子的死亡同时发生,从而促进病原体的有效清除。另一方面,病原体已经进化出操纵细胞死亡的机制来发挥其优势。具体而言,胞内病原体已经进化出利用宿主细胞死亡作为实现宿主细胞逃逸的策略。因此,宿主细胞死亡的结果,无论是对宿主的保护还是对病原体传播有利,都是高度复杂的,并且涉及有利于宿主和病原体的促死亡和抗死亡策略之间的微妙平衡。受感染的病原体激活宿主细胞死亡有几种类型,包括细胞凋亡、坏死性凋亡、焦亡和肿瘤,新型隐球菌可通过多种机制损伤宿主细胞[1]。

五、肠菌与糖、碳水化合物活性酶

(一) 多糖

　　由于大多数简单的营养物质在小肠中被吸收,许多大肠微生物群成员的主要碳和能量来源是膳食中复杂的多糖(纤维)。这类分子包括植物来源的聚糖,如纤维素、半纤维素、b- 葡聚糖、菊粉和果胶,以及动物来源的糖原。复杂多糖中的糖苷键可以高度多样化,降解需要连接特异性的糖苷水解酶。革兰氏阴性,专性厌氧类拟杆菌属成员,如拟杆菌属和普雷沃氏菌,在降解复杂多糖方面效果突出。这些细菌拥有大量的细菌碳水化合物活性酶,如碳水化合物结合蛋白、糖苷水解酶和由不同的多糖利用位点编码的多糖裂解酶。研究最充分的多糖利用位点的例子是拟杆菌 16 中的淀粉利用系统(SUS)。拟杆菌编码了大量不同的 sus 样系统和 CAZymes,与其多样性相称。

---

　　[1]　THAK E J,LEE S B,XU-VANPALA S,et al. Core N-glycan structures are critical for the pathogenicity of Cryptococcus neoformans by modulating host cell death [J]. MBio,2020,11(3): 10.1128/mbio.00711-20.

梭状芽孢杆菌纲的革兰氏阳性菌(原梭状XIVa簇)和瘤胃球菌科(原梭状IV簇)降解复杂的多糖并促进SCFAs的产生。革兰氏阳性菌的降解涉及细胞外CAZymes和被经典的高亲和力转运体摄取,如ATP结合盒(ABC)转运体和磷酸转移酶系统。针对特定类型底物的酶活性,以及底物诱导的调节系统,通常编码在基因簇中。通过纤维素体的细胞壁成分降解植物的能力,虽然在瘤胃微生物群中很常见,但在大多数人类的肠道微生物群中却不存在[1]。

此外,多糖还是大型藻类和浮游植物生物量的主要成分,在海洋中产生和降解的有机物中占很大比例。目前我们对海洋多糖的了解还很有限,因为它们的结构非常复杂,微生物群落用来降解它们的酶机制也相应复杂,并且缺乏可行的方法来详细分离和表征多糖。碳水化合物化学、生物信息学、分子生态学和微生物学的进步为多糖的结构、细菌降解的方式以及多糖生产和分解的生态学带来了新的见解。

海洋多糖特征和转化途径方面的差异与其复杂的结构相关,这对化学家和微生物学家构成了重大挑战。与其他生物聚合物,如蛋白质和核酸不同,多糖的单糖成分可以通过多种方式连接,创造了巨大的分子多样性。此外,多糖也可以在其任何羟基上分支,并且经常在不同的单糖单位上的一个或多个位置包含额外的官能团(硫酸盐、氨基、甲基或醋酸基)。多糖还可以形成不同大小、电荷和物理状态的聚集物和凝胶。

(二) 碳水化合物活性酶的分类

下消化道的人体肠道微生物群(HGM)是一个数万亿的复杂群落的单个微生物,以拟杆菌门、厚壁菌门和放线菌门的细菌为主。这个复杂的生态系统主要由膳食聚糖的广泛结构多样性提供能量,包括植物储存和细胞壁多糖(主要包括膳食纤维)、动物结构多糖、植物和动物糖蛋白、用作食品流变调节剂的天然和衍生化多糖以及"益生元"低聚糖和多糖。因此,HGM的许多成员编码大量碳水化合物活性酶和相关蛋白质,以觅食肠道中存在的富含碳水化合物的人类饮食和宿主相关聚糖。

HGM对聚糖的酶促糖化,随后发酵产生短链脂肪酸和其他代谢物,它们被结肠内皮吸收,进入全身循环,并为宿主提供众多益处。维持HGM稳态对代谢乃至神经系统疾病都有重要作用,因其强大的代谢能力和与人类健康密

---

[1] MURAMATSU M K, WINTER S E. Nutrient acquisition strategies by gut microbes [J]. Cell Host & Microbe, 2024, 32(6): 863-874.

切联系,又被称为被遗忘的器官。

HGM 中的关键门,包括拟杆菌门、厚壁菌门和放线菌门,已经进化出与其特定细胞结构和营养生态位相称的不同聚糖利用系统。以革兰氏阴性菌中的拟杆菌为代表,需要能够通过跨两个膜运输聚糖及其降解产物的系统,具有厚而动态的细胞外多糖荚膜。革兰氏阳性物种,包括厚壁菌门和放线菌门,具有较厚的细胞外肽聚糖层,只有一层细胞膜,聚糖及其裂解产物必须通过该膜运输。这些不同分类群的聚糖利用系统具有许多共同的功能元件:①细胞表面的非催化聚糖结合蛋白,其启动底物附着并协助转运;②连锁特异性CAZymes 的集合,包括糖苷水解酶(GH)、多糖裂解酶(PLs)和碳水化合物酯酶(CEs),它们催化糖化作用,最终产生用于初级代谢的单糖;③碳水化合物转运蛋白,介导通过细胞膜摄取产物;④碳水化合物传感器/转录调节因子,它们驱动基因表达以响应营养可用性。这些聚糖结合、催化、转运和调节元件的个体特异性决定了聚糖利用系统对其靶底物的整体特异性。

拟杆菌门可以编码 100 至 300 多个 CAZymes,因此被认为是聚糖利用的"通才",因为它们深厚的 CAZymes 库允许它们通过响应底物可用性的快速转录转换来获得各种结构不同的聚糖。拟杆菌聚糖利用的另一个显著特征是将 CAZymes,聚糖结合蛋白,转运蛋白和传感器/调节剂组织成共线性和共调节的多基因簇,称为多糖利用位点(PUL)[1]。

CAZymes 是一种主要针对糖苷键来降解、合成或修饰地球上所有碳水化合物的酶。CAZymes 在植物和植物相关微生物中非常丰富。例如,人类肠道是一个富含碳水化合物的环境,具有非常高多样性的碳水化合物降解细菌。肠道微生物组的 CAZyme 组合库数量增加到数万个基因。CAZyme 对人类健康、营养、肠道微生物组、生物能源、植物病害和全球碳循环的研究至关重要[2]。

纤维素是植物细胞壁的主要成分。纤维素在人类食物干物质中的百分比可高达 17%。纤维素是一种复杂的多糖,由连接的 d- 葡萄糖单元组成,组织成结晶或无定形纤维素。它既不能被哺乳动物消化也不被吸收,只能通过纤维素分解微生物与其宿主之间建立的共生关系被分解。因此,纤维素分解

[1] BRIGGS J A,GRONDIN J M,BRUMER H. Communal living: glycan utilization by the human gut microbiota [J]. Environmental Microbiology,2021,23(1): 15-35.

[2] ZHENG J,HU B,ZHANG X,et al. dbCAN-seq update: CAZyme gene clusters and substrates in microbiomes [J]. Nucleic Acids Research,2023,51(D1): D557-D563.

细菌在食物能量的积累中起着至关重要的作用,并影响着宿主的健康。纤维素分解微生物群的主要贡献之一是通过将 d- 葡萄糖单元的复杂链代谢为杂食性大肠中的短链脂肪酸向宿主提供能量。短链脂肪酸在维持身体健康方面具有重要意义。短链脂肪酸对肠黏膜完整性、局部肠道免疫具有有益作用,并在微生物群 - 肠道 - 健康中发挥作用。

哺乳动物的大肠是发酵的场所,其环境有利于微生物活动。它是消化道的一部分,沿着小肠,从盲肠开始,包括阑尾(仅人类有)、结肠、直肠和肛门。大肠含有少数能够降解纤维素的微生物,包括细菌和某些厌氧真核生物(真菌和原生动物)。相比之下,由"初级"纤维素降解产生的可溶性多糖上生长的微生物丰度很高。尽管纤维素分解细菌的数量很少,但纤维素分解细菌在这一过程中起着至关重要的基础作用,其缺失会大大降低重要底物的降解和利用,从而影响微生物群落。

拟杆菌门菌株是纤维素溶解杆菌,这种新发现的纤维素分解细菌生长在纤维素(Avicel、Sigmacell 和菠菜细胞壁)上,能代谢各种各样的糖:葡萄糖、果糖、麦芽糖、木糖、半乳糖、核糖、美利二糖、甘露糖、乳果糖和半乳糖醛酸;并生产乙酸盐、丙酸盐、琥珀酸盐、H_2、乳酸和甲酸盐。

微生物厌氧分解和纤维素在哺乳动物大肠中的水解产生短链脂肪酸的,主要是乙酸盐。除了为草食性和杂食性哺乳动物提供能量外,短链脂肪酸还对宿主健康和微生物群 - 肠道 - 健康互作发挥着有益的作用。在短链脂肪酸中,丁酸盐已被确定为宿主肠道健康的主要贡献者,因为它可以改善大肠屏障的完整性和功能,防止局部肠道炎症,并刺激宿主局部免疫反应。纤维素分解细菌能够从膳食植物细胞壁中产生大量的乙酸盐、琥珀酸盐和甲酸盐,这可能支持微生物生态系统的其他成员产生丁酸盐。

纤维素分解细菌的新物种和新菌株的研究,有助于了解它们在自然环境中的功能,提高植物细胞壁的利用率,或在饮食改变、抗生素治疗或微生物感染等压力下发生生态失调后恢复大肠稳态[1]。

肠道微生物群组成紊乱(生态失调)相关的免疫改变,破坏免疫耐受性,诱发过敏。由于过度卫生、城市化和现代农业方法导致的对环境微生物的接触减少,以及过度使用抗生素,会影响对 Th2 的免疫反应,从而促进过敏的发生。

[1] FROIDUROT A, JULLIAND V. Cellulolytic bacteria in the large intestine of mammals [J]. Gut Microbes, 2022, 14(1): 2031694.

在特应性儿童中,分解复杂碳水化合物活性酶完全耗尽。这些 CAZymes 将抗性淀粉分解成单糖和双糖,然后将其交叉喂给产生短链脂肪酸)的发酵细菌。其中一种 SCFA 是丁酸盐,对预防食物过敏至关重要。丁酸盐也以其促进抗炎调节性 T 细胞(Treg)的数量和功能以及上皮细胞的完整性而闻名,而这有助于预防敏化。

纤维分解和 SCFA(如丁酸盐)的产生有助于减轻过敏哮喘。负责免疫耐受的一个关键免疫子集是 Treg,纤维 /SCFAs 促进了 Treg 的数量和功能。对于哮喘而言,Treg 是一种重要的细胞类型,与疾病的发病机制有关。上皮细胞的完整性可能会影响对食物抗原的敏感性。上皮细胞的完整性受到代谢物,如丁酸盐的影响。丁酸等 SCFA 通过与特定的 G 蛋白偶联受体如 GPR43、114 GPR41 和 GPR109a 结合,调节免疫系统。

了解过敏和哮喘的漫长之路可能正在逐渐清晰。从健康饮食中提取的丁酸盐等短链脂肪酸非常重要,此外,醋酸盐和丙酸盐也会发挥作用。对食物和其他过敏的饮食 /SCFA 解释符合人类流行病学、动物模型数据,以及关于 SCFA 如何抑制炎症和促进 Treg 功能和对肠道上皮完整性的新认识[1]。

为了利用多糖作为底物,微生物需要具有正确的结构特性的碳水化合物活性酶。CAZymes 包括 167 个糖苷水解酶、40 个多糖裂解酶、17 个碳水化合物酯酶、110 个家族糖基转移酶,16 个具有辅助活性的酶家族,以及 86 个碳水化合物结合模块家族。由于 CAZymes 是根据序列相似性和共同物种进行分类的,而不管它们的底物特异性如何,所以每个 CAZyme 家族都包括具有不同底物特异性的酶。此外,每一个独特的糖苷键——以及在一个复杂的多糖中可能有许多——都需要一种特殊适应的酶来有效地结合和水解。酶必须识别键和相邻糖的局部几何形状,糖上的化学基团修饰,以及大分子组装中更远的糖,所有这些都增加了酶结合、裂解和解聚的复杂性。此外,由于空间排斥作用,其补体酶可能无法获得深埋在高分支多糖的三维分子网络中的糖苷连接。因此,许多去分支酶必须以正确的序列发挥作用,以水解多糖为主干。如果没有必要的酶存在,多糖可能只能部分降解。因此,水解高度复杂的多糖需要级联协调的酶。

CAZymes 是异养微生物用来启动海洋多糖降解的必要工具。这些酶的活性和结构特性决定了哪些有机物被水解到更小的尺寸,并被运输到细胞中

[1]　MACIA L,MACKAY C R. Dysfunctional microbiota with reduced capacity to produce butyrate as a basis for allergic diseases [J]. The Journal of allergy and clinical immunology,2019,144(6): 1513-1515.

进行进一步的代谢。

拟杆菌门的成员,特别是黄杆菌门,与微藻类和大型藻类相关,被认为是关键的多糖降解细菌。多糖降解的调控可能是由基因组大小提供的,与更小和流线型的基因组相比,更大、更复杂的基因组具有更多的重复调控。具有较大基因组的细菌只能在与相关底物接触时才诱导其整个 CAZyme 库的表达,如含有硫酸软骨素的聚合杆菌和海藻酸盐的半乳杆菌。

复杂的多糖只有在具有特定酶系统的生物体中才能将其水解成更小的亚基。[1]。

CAZymes 的广泛多样性反映了在其活性的植物细胞壁聚合物的组成和化学键方面同样广泛的多功能性。这种多样性也通过各种策略来表达,以规避这些底物对生物降解的抗拒。糖苷水解酶(GHs)是最丰富的 CAZymes,作为分离的催化模块或与碳水化合物结合模块(CBM)结合表达,在复杂的酶阵列中发挥协同作用。在多糖利用位点(PUL)中,GHs 也分布在一些细菌的细胞膜上,以协调多糖的解构和代谢碳水化合物的内化。

多酶级联的空间排列在细胞中非常常见,特别是在代谢途径方面。在这种情况下,酶彼此靠近,促进底物通道,包括将代谢产物从一种酶转移到下一种酶,以减少在散装水溶剂中的扩散。因此,酶必须足够接近和正确定位。在某种程度上,由于 CAZymes 的作用模式和协同作用的多样性,必须被视为多酶级联。碳是微生物代谢的核心,其中一些是木质纤维素分解生物,已经发展了广泛的酶来解构复杂的植物细胞壁,释放碳水化合物聚合物中的碳分子。在这些酶中,GHs 负责水解相邻碳水化合物之间或碳水化合物和非碳水化合物之间的糖苷键。

大多数 GHs 都有几个模块,并带有一个或多个催化模块。为了促进催化结构域的结合及其与底物的长期接触,碳水化合物结合模块(CBMs)提供了一种接近效应和靶向功能。然而,CBM 的存在并不总是需要的,因为位于某些 GHs 催化结构域上的底物结合位点也可能发挥类似的作用。CBM 的存在可以区分催化结构域对底物的活性[2]。

[1] ARNOSTI C,WIETZ M,BRINKHOFF T,et al. The biogeochemistry of marine polysaccharides:sources,inventories,and bacterial drivers of the carbohydrate cycle [J]. Annual Review of Marine Science,2021,13(1):81-108.

[2] BARBA-CEDILLO V,MONTANIER C Y. Effect of multimodularity and spatial organization of glycoside hydrolases on catalysis [J]. Essays in Biochemistry,2023,67(3):629-638.

糖苷水解酶催化各种碳水化合物底物中糖苷键的水解,根据它们在碳水化合物底物中的裂解位置,可以分为外糖苷水解酶和内糖苷水解酶。糖基转移酶通过激活的供体将糖转移到特定的受体上,如蛋白质、脂类或其他聚糖。多糖裂解酶利用一种独特的机制来分解含有糖醛酸的多糖。

(三) CAZymes 作用

1. 黏蛋白 O- 聚糖　在宿主和微生物之间,覆盖肠腔的是一层黏液。这种黏膜衬里的主要成分是一个被称为黏蛋白的蛋白质家族,分泌的 O- 糖基化以及少量的 N- 糖基化的黏液通过包裹肠道内容物(肠道菌群等),将肠道菌群与宿主细胞有效分隔开。厚厚的黏液层是抵御细菌感染的屏障。

黏膜碳水化合物结构复杂,具有许多不同的单糖成分,糖苷连接和修饰,可能是阻止细菌穿透黏液的一个重要屏障。尽管如此,一些细菌确实实现了这一目标,通常是通过分布在许多糖苷水解酶家族中的大量酶,以及辅助酶(如硫酸酯酶)。

2. 葡萄糖醛酸化连接 CAZymes 和药物代谢　肠道微生物组在药物代谢中具有重要作用。为了使某些外源生物和内源性生物失活和增加溶解度,人糖基转移酶 1(GT1)UDP- 葡萄糖醛酸转移酶将 β- 葡萄糖醛酸片段共价地附着在小分子官能团上,进入到胃肠道中。某些肠道细菌可以利用 β- 葡萄糖醛酸酶(主要是 CAZy 家族 GH2),将这些葡萄糖醛酸作为碳源释放,重新激活该化合物。在许多情况下,这种再激活已被证明会导致毒性作用,如使用伊立替康治疗癌症引起的严重腹泻。

大多数病原体不能与当地的微生物群竞争其碳水化合物的食物来源,因此在正常条件下被有效地排除在肠道之外。因此,肠道生态系统的破坏导致致病菌产生。例如,抗生素治疗破坏黏蛋白降解物与非黏蛋白降解并允许增殖致病菌如鼠伤寒沙门氏菌和 Clostridioides difficile。在这种情况下,缺乏宿主聚糖降解酶的病原体将清除微生物群释放的游离单糖,而新的生态位也会导致生态失调。

虽然大多数共生细菌在黏膜外层,但在感染期间,病原体经常必须通过黏膜屏障。为此,细菌和病毒病原体表达糖苷水解酶,可以分解肠道和气道中的黏膜聚糖。微生物黏附素、凝集素和 CBMs 通常会协助这一过程,它们赋予细菌附着在黏膜上的能力,从而定位降解 CAZymes。微生物也可以利用具有凝集素活性的宿主表达蛋白。

在感染过程中,许多 CAZymes 参与逃避宿主免疫反应。最著名的例子是糖基转移酶,它合成宿主聚糖类似结构,以帮助病原体非自我逃避。酶分解参与免疫反应的分子是病原体使用的另一种手段。

来自人类肠道微生物群的糖基转移酶是糖生物学中有价值的工具。与真核生物相比,细菌糖基转移酶通常更容易在大肠杆菌中表达,并且没有严格的底物要求。此外,由于许多细菌合成模仿人类糖基化的多糖(以逃避免疫),细菌糖基转移酶可以用于合成具有真核糖基化模式的糖蛋白。例如,细菌唾液基转移酶能够产生半衰期延长的治疗性糖蛋白[1]。

3. 碳水化合物结合模块(Carbohydrate-binding module,CBM)　通常附加到 CAZymes 中,通过增加底物亲和力增强催化活性。鉴于全球气候变化和石油储量的持续枯竭,植物被认为是可再生能源和生物材料的宝贵来源。然而,植物的利用受到植物细胞壁固有复杂性的阻碍,这是由复杂的多糖和其他成分的复杂组装引起的。作为自然碳循环的一部分,细菌和真菌已经进化出有效的机制,通过广泛的碳水化合物活性酶来分解多糖结构的巨大多样性。CAZyme 通常被附加到非催化碳水化合物结合模块(CBM)中,其通过底物靶向和邻近效应增强活性。

植物细胞壁(PCW)由多糖组成,是绿色材料和能源的重要资源。多糖的分解和利用在自然界中起着至关重要的作用,促进了碳循环的进展。在工业中,有限的石油供应增加了对可再生能源如来自 PCW 的生物燃料产品的需求。PCWs 的解构过程通常由糖苷水解酶(GHs)介导,这些水解酶在碳水化合物活性酶数据库中被分类为不同的家族。催化 PCW 中碳水化合物水解的 GHs,包括纤维素和半纤维素,由于其广泛的应用,同时也具有工业重要性。纤维素酶切割纤维素中的 β- 糖苷键,主要分为葡聚糖酶外切酶、葡聚糖内切酶和 β 葡糖苷酶。外切葡聚糖酶和内切葡聚糖酶协同合作[2]。长期以来,破译酶如何相互作用、修饰和识别碳水化合物一直是基础科研、制药和工业研究感兴趣的话题。碳水化合物结合模块是附着在碳水化合物活性酶上的非催化球状蛋白结构域,可增强酶与底物的亲和力,并通过靶向和邻近效应提高酶效率。CBM 被认为是纺织、食品和饲料工业各种生物技术用途的重要组成部分,是基础科学研究和生物医学的宝贵工具。

　　[1] WARDMAN J F,BAINS R K,RAHFELD P,et al. Carbohydrate-active enzymes(CAZymes) in the gut microbiome[J]. Nature Reviews Microbiology,2022,20(9):542-556.

　　[2] YE T J,HUANG K F,KO T P,et al. Synergic action of an inserted carbohydrate-binding module in a glycoside hydrolase family 5 endoglucanase[J]. Acta Crystallographica Section D:Structural Biology,2022,78(5):633-646.

CBM 结构和功能表征的进展有助于我们理解碳水化合物活性酶和蛋白质-碳水化合物相互作用,推动蛋白质工程策略并增强糖苷水解酶辅助模块的潜在生物技术应用。

糖苷水解酶是能够破坏糖苷键的酶。它们存在于所有生物中,并参与基本功能,例如细胞壁建模、防御、共生、信号转导、生物合成和营养获取。

GH 由催化结构域组成,该结构域通常与一个或多个调节其活性的辅助模块共价连接,例如碳水化合物结合模块。CBM 是能够与不同类型的碳水化合物结合的离散折叠单元,其主要作用是介导酶与靶底物之间的相互作用,从而改变催化效率。更具体地说,CBM 可发挥多种功能,例如通过破坏纤维素的晶体结构来增加底物的可及性、促进特异性以及补充催化结构域的底物结合位点。迄今为止,在碳水化合物活性酶数据库中,CBM 已根据氨基酸序列相似性分为 89 个不同的家族。CBM 也根据其功能特性进行分类:A 型 CBM 具有扁平的结合面,能够与结晶多糖结合;B 型 CBM 通过裂隙状接触位点与可溶性多糖内部结合;C 型 CBM 通过蛋白质袋状位点与碳水化合物的末端区域相互作用。

CBM 是基础科学研究的重要工具,用于多糖的原位可视化、植物生理学研究中的体内表达以及基于微阵列的多糖高通量分析。在合成生物学计划中,这些蛋白模块被用作构建微型纤维素体的构建块。在生物医学中,CBM 用于功能化基于碳水化合物的生物材料并改进重组蛋白技术,促进异源蛋白的表达、纯化、稳定和固定。CBM 可用于在病原体蛋白表面表达,例如严重急性呼吸综合征冠状病毒 2 的抗原蛋白片段[1]。

许多研究人员对 CBMs-底物相互作用的结合机制感兴趣。大量研究表明,CBM 表面需要三个芳香族残基才能结合纤维素晶体,因此,色氨酸比酪氨酸具有更高的结合亲和力[2]。

厌氧生态系统中的微生物群落已经进化到可以在整个地球上降解和循环碳。从厌氧微生物群落中分离出许多菌株,这些菌株富含碳水化合物活性酶,可以从粗植物生物量(木质纤维素)中释放出可发酵糖。然而,天然厌氧

[1] LIBERATO M V,CAMPOS B M,TOMAZETTO G,et al. Unique properties of a Dictyostelium discoideum carbohydrate-binding module expand our understanding of CBM-ligand interactions [J]. Journal of Biological Chemistry,2022,298(5):101891.

[2] LIU Y,WANG P,TIAN J,et al. Carbohydrate-binding modules of potential resources:occurrence in nature,function,and application in fiber recognition and treatment [J]. Polymers,2022,14(9):1806.

群落拥有丰富的微生物多样性,这些微生物多样性尚未被用于生物技术应用,将粗生物质水解为糖和增值产品。

虽然在厌氧生态系统中发现了一些微生物菌株的特征,但没有一种微生物菌株能够单以维持生物能源和可再生所需的高转化率,快速降解粗木质纤维素。木质纤维素生物质的生物加工受到酶促和转化限制的阻碍,这需要广泛的预处理和分离步骤来去除木质素,并分别将碳水化合物聚合物水解成可发酵糖。通常,许多水解副产物对个体化微生物都是有毒的。因此,降解木质纤维素的途径涉及通过化学手段对生物质进行稳定,从而导致一系列异质产物。因此,我们需要采用动态厌氧群落中的分解策略,而微生物已经进化成全套的木质纤维素降解酶,它将分解产物和代谢物分布在成员之间,并减轻对群落的整体毒性。

绝大多数关于厌氧微生物群的研究都描述了细菌的成员和功能,但重要的是要认识到复杂的厌氧微生物群落往往以真菌、古细菌、原生生物、病毒和噬菌体的宿主为特征。尽管与细菌相比,这些类群的丰度较低,但它们对微生物群落改变碳的流动以及关键发酵产物的产生发挥了关键作用。在瘤胃系统中,厌氧菌(如梭状芽孢杆菌、瘤胃球菌科)是众所周知的纤维素降解剂,并产生广泛的糖基水解酶和生长激素纤维素小体,将纤维素解聚成纤维二糖,运输到细菌细胞。此外,在厌氧微生物群中已经发现了原生生物,一系列病毒和噬菌体,其隐蔽的大多未探索的功能,可能介导微生物种群,物种进化,甚至甲烷生成。

CAZymes 在厌氧生物降解群落中存在广泛的分布,CAZymes 被定义为合成、降解或结合糖的酶,被分为六个不同的类别——糖苷水解酶(GH)、糖基转移酶(GT)、多糖裂解酶(PL)、碳水化合物酯酶(CE)、碳水化合物结合模块(CBM)和辅助活性(AA),其中包括木质素水解酶和裂解多糖单加氧酶。这些类别包含了大量的科和亚科,反映了这些酶之间的活性和特异性的巨大多样性。宏基因组学和宏转录组学的努力为序列信息的巨大增长做出了贡献,但需要注意的是,这些分析反映了已测序样本中的基因组潜力和表达基因,并不一定反映活性蛋白的产生。生物质降解微生物的宏蛋白质组学分析,迄今为止,仅报告了数十个阳性识别的 CAZymes,反映了使用质谱蛋白质组学识别蛋白复合物样本的挑战。此外,使用组学方法对基因、转录本或蛋白质功能进行基于同源性的注释仍然是假定的,需要大规模的实验表征将序列和功能联系起来。

六、微生物代谢产物

人类缺乏降解膳食碳水化合物所必需的大部分酶。相反,我们把这些酶的需求外包给我们的肠道细菌。细菌降解这些碳水化合物来为自己的需求提供燃料,同时为宿主提供短链脂肪酸作为能量,通常高达身体能量的 10%。短链脂肪酸还具有抗炎活性,可以调节表观遗传重构,影响宿主代谢。在很大程度上,碳水化合物、微生物群和人类健康之间的相互作用平稳而平静地进行。

(一) 短链脂肪酸

在哺乳动物的纤维素降解性肠道共生体中存在着物种水平的变异。由于交叉喂养,不同的微生物代谢最终产物可能有助于不同微生物的定植。

肠道微生物产生的最主要的短链脂肪酸包括简单的 2 碳到 5 碳脂肪链脂肪酸,如乙酸(60%)、丙酸(25%)、丁酸(15%)和戊酸。最主要的可用 SCFA 是醋酸盐,它被肠道微生物用来合成其他短链脂肪酸,如丁酸、丙酸等,以促进生长的交叉喂养方式。丁酸盐是结肠细胞最重要的能量来源,并能改善上皮完整性和屏障功能,从而预防炎症。醋酸盐主要用作能量来源,也可以降低食欲。丙酸可降低肝细胞内脂质含量、血清胆固醇,减少体重增加,并调节食欲。SCFA 还有助于血管扩张和降低血压。

1. SCFA 的运输机制 SCFA 的运输通过结肠细胞的根尖膜和基底外侧膜发生。短链脂肪酸的运输可以通过三种不同的方式进行。其中一种机制是通过反端口运输,即 SCFA 从肠腔外的运输与碳酸氢盐进入肠腔的运输相结合。另一种机制是通过单羧酸转运体 1(MCT-1),其中 SCFA 与 H^+ 共同转运。第三种运输方式是共同运输。在这些机制中,SCFA 主要通过 MCT-1 和 SMCT-1 进行主动转运。SCFA 运输这些机制调节宿主生理通过直接抑制组蛋白去乙酰化酶(HDACs),增强组蛋白乙酰化,导致基因的转录增强,基因表达改变。HDAC 通过短链脂肪酸的抑制导致改变核因子 kappa- 轻链增强子激活 B 细胞(NF-κB)信号通路,降低炎症细胞因子 IL-8,IL-6 和 TNF-α 从而提供抗炎效益[1]。

丁酸及其衍生物可以调节肠道 pH 值,抑制有害菌生长,促进有益菌生长,抑制炎症反应,增强机体抗氧化能力[2]。

2. 丁酸的来源及代谢途径 微生物发酵是生产丁酸的主要自然途径之

[1] RAJEEV R,SEETHALAKSHMI P S,JENA P K,et al. Gut microbiome responses in the metabolism of human dietary components:Implications in health and homeostasis [J]. Critical Reviews in Food Science and Nutrition,2022,62(27):7615-7631.

[2] ABDEL-LATIF H M R,ABDEL-TAWWAB M,DAWOOD M A O,et al. Benefits of dietary butyric acid,sodium butyrate,and their protected forms in aquafeeds:a review [J]. Reviews in Fisheries Science & Aquaculture,2020,28(4):421-448.

一。这一过程涉及多种微生物,特别是丁酸梭菌属(*Clostridium spp.*)和其他厌氧菌,它们能够将各种碳源(如纤维素、半纤维素、淀粉、果胶物质以及简单糖类)转化为丁酸。首先,微生物通过酶的作用将复杂的碳水化合物(如淀粉、纤维素)分解成简单的单糖,如葡萄糖。单糖经过糖酵解途径转化为丙酮酸,这是一个产生能量(ATP)和还原力(NADH)的过程。随后,丙酮酸在不同微生物中通过不同的途径转化为丁酸。一种常见途径是通过丁酸发酵途径,其中丙酮酸先被还原成乳酸或乙醇,然后再进一步转化成丁酸。另一途径是通过β-氧化的逆过程直接从丙酮酸生成丁酸。丁酸发酵是一个终产物抑制过程,意味着当丁酸浓度达到一定水平时,会反馈抑制发酵酶的活性,从而减缓丁酸的进一步产生。

目前,产丁酸菌至少有 10 个属,它们都是厌氧微生物。其中,梭菌属(*Clostridium*)菌株在工业上生产丁酸应用最广泛,其中研究较为深入的产丁酸菌株有丁酸梭菌(*C.butyricum*)、土丁梭菌(*C.tyobutyricum*)和热丁烯梭菌(*C.thermobutyricum*)。丁酸梭菌和土丁梭菌生长环境的温度一般在 25~37℃,热丁烯梭菌的最适生长温度是 55℃;培养基的 pH 范围是 4.0~9.8,培养基 pH 差异通常会导致乙酸盐和丁酸盐这两种产物比例的变化。土丁梭菌生长时可被利用的碳源有葡萄糖、木糖和果糖,热丁烯梭菌生长时可被利用的碳源有单糖(但不能利用阿拉伯糖、半乳糖)、二聚糖、低聚糖和多聚糖。

通过微生物发酵生产丁酸的细胞代谢过程是:首先,产丁酸菌通过糖酵解途径将碳水化合物变为丙酮酸(PA),丙酮酸与辅酶 A 形成乙酰辅酶 A,再通过饱和脂肪酸合成途径将乙酰辅酶 A 变为丁酰辅酶 A。当丁酸激酶存在时,部分丁酰辅酶 A 会直接转变为丁酸,还有部分丁酰辅酶 A 与乙酰辅酶 A 转移酶结合形成丁酰辅酶 A、乙酰辅酶 A 转移酶,这种转移酶在一定的条件下可以产生丁酸,以及乙酰辅酶 A。有部分乙酰辅酶 A 生成乙酸。

植物也能通过特定的代谢途径产生丁酸,但其并不是丁酸的主要自然来源。植物中的丁酸合成通常与脂肪酸的降解和代谢有关,尤其是在种子萌发期间或在应对某些环境压力时。代谢过程:存储在植物组织中的脂肪酸首先被激活,通过与辅酶 A(CoA)结合形成脂酰 -CoA。在某些特定条件下,脂酰 -CoA 可以进入 β- 氧化途径,尽管这通常发生在线粒体中用于能量产生,但特定酶的活性可导致丁酸的生成。植物中可能存在特定的代谢途径,通过修饰脂肪酸合成或降解过程中的中间体直接或间接产生丁酸。例如,通过特定酶的作用直接从更长链的脂肪酸切割或改造生成丁酸。需要注意的是,植物中丁酸的具体合成机制不如微生物发酵途径那样清晰明了，且在自然界中，微生物发酵是丁酸产生的主要天然途径。植物中丁酸的生成更多地被视为代谢副产物或在特定条件下的应激响应。

目前丁酸的合成途径共有 3 种：①丙二酰辅酶 A 途径，2 分子乙酰辅酶 A 缩合还原成丁酰辅酶 A，再通过磷酸丁酰转移酶和丁酸酯激酶转化为丁酸。②肠道中某些微生物可以利用乳酸盐和乙酸盐合成丁酸。③通过赖氨酸途径从蛋白质中进行合成。

3. 丁酸代谢的相关酶及控制基因　丁酸合成的关键酶是磷酸丁酰转移酶（phosphotransbutyrylase）和丁酸激酶（butyrate kinase），这两个酶分别由磷酸丁酰转移酶基因（ptb）和丁酸激酶基因（buk）控制。另外，丁酸梭菌的丁酸代谢途径中还有两个关键基因，分别是磷酸乙酰转移酶基因（pta）和乙酰激酶基因（ack）。这 4 个基因可以控制丁酸梭菌代谢过程中丁酸、乙酸两条代谢途径的碳源并对其重新分配。已有研究团队为探究这 4 种基因对菌体代谢的影响，将这 4 个基因分别敲除后进行研究，结果显示，同野生型菌株相比，分别敲除 pta 和 ack 基因的工程菌丁酸产量有所提升（60% 和 109%），并且获得了较高丁酸得率和丁酸 / 乙酸值，但是敲除后细胞的比生长速率下降了33%~36%，并推测此现象与乙酸代谢伴随 ATP 生成有关。

4. 丁酸及其衍生物的作用　丁酸是一种短链脂肪酸，易挥发，半衰期短，不利于实际应用。实际生产中多采用丁酸衍生物，其中以丁酸钠、三丁酸甘油酯和 γ- 氨基丁酸较为常见。丁酸能阻止组蛋白脱去乙酰基团，所以它可以防止癌细胞的扩增，具有抗癌的作用。丁酸由结肠微生物发酵未被分解的碳水化合物获得，为肠黏膜上皮细胞提供其所需的 60%~70% 的能量，且有助于稳定肠道 pH 值，肠道菌群及肠道电解质等，促进肠上皮细胞增殖，还可以通过识别 G 蛋白偶联受体和过氧化物酶受体，影响炎症因子和趋化因子的表达，也可以抑制炎症因子的表达，促进抗菌肽分泌，维持肠上皮的完整性，从而缓解溃疡性结肠炎。丁酸可以介导 AMPK 磷酸化，抑制 MLC2 磷酸化，促进 ZO-1 形成紧密连接，修复屏障障碍，改善肠上皮的结构及功能，调控肠黏膜的通透性。

（1）丁酸钠（sodium butyrate，SB）为吸湿性能的白色粉末，具有奶酪酸败样的特殊气味。SB 具有水脂两亲的特性，光稳定性和热稳定性好，不容易分解。丁酸钠靶向基因主要与生长因子、细胞存活以及免疫或炎症反应有关。研究表明，丁酸钠可通过增强软骨细胞的自噬作用而抑制骨关节炎软骨细胞的分解代谢、炎症反应和凋亡。丁酸钠通过抑制 mTOR 信号通路在病理状态下的磷酸化而激活并促进软骨细胞自噬。丁酸钠通过促进软骨细胞的自噬而发挥抑制分解代谢与炎症因子(IL-6、TNF-α、IL-10、COX-2、Collagen Ⅱ、aggrecan、MMP3、ADAMTS-5)和促凋亡因子(Bax、cleaved-caspase-3、Bcl-2)的表达。丁酸钠可通过激活软骨细胞自噬,抑制由 IL-1β 诱导的软骨细胞异常活性氧生成和 DNA 损伤与细胞周期阻滞。

丁酸钠是膳食纤维在肠道微生物的作用下产生的一种四碳短链脂肪酸的钠盐。丁酸钠可为肠道上皮细胞提供能量,在保持肠道上皮细胞的完整性、抑制肠道炎症和肿瘤等方面有着重要的作用。丁酸钠可以通过抑制组蛋白去乙酰化酶活性、caspase 介导和内质网应激、JAK2/STAT3 信号和 Wnt 信号、调控 miRNAs 表达和活性氧的产生介导结直肠癌细胞凋亡。因此,丁酸钠可通过多途径、多种机制诱导癌细胞凋亡,从而抑制结直肠癌的发生、发展。

(2)三丁酸甘油酯(tributyrin,TB)又称甘油三丁酸酯,是 3 分子的丁酸和 1 分子甘油脂化后的产物[1]。TB 是丁酸的前体物,由 4 个碳原子组成的短链脂肪酸酯。在一般情况下,TB 为无色的近油状液体,无气味或略带有脂肪香味,难溶于水,易溶于乙醚、乙醇等有机溶剂。在高温、光照等刺激条件下性质不发生改变。研究表明,三丁酸甘油酯可保护肠道黏膜结构,促进肠道的消化吸收功能,提高动物机体免疫功能。

(3)γ- 氨基丁酸(γ-aminobutyricacid,GABA)为一种白色粉末,味微苦,无旋光性,极易溶于水,微溶于热乙醇,不溶于其他的有机溶剂。GABA 以带有正电的氨基和带有负电的羧基的两性离子形式存在。研究表明,GABA 在提高动物的采食量、缓解应激、促进生长发育等方面具有重要作用。[2]随着 GABA 制备技术的进步和生产成本的下降,GABA 已被广泛应用在畜牧生产中。GABA 在医药食品领域应用广泛,富含 GABA 的食品有助于提高睡眠质量、促进新陈代谢、恢复脑细胞活力等[3]。见表 3-2。

[1] MELAKU M,ZHONG R,HAN H,et al. Butyric and citric acids and their salts in poultry nutrition:Effects on gut health and intestinal microbiota [J]. International Journal of Molecular Sciences,2021,22(19):10392.

[2] RASHMI D,ZANAN R,JOHN S,et al. γ-aminobutyric acid(GABA):Biosynthesis,role,commercial production,and applications [J]. Studies in natural products chemistry,2018,57:413-452.

[3] SUN Y,MEHMOOD A,BATTINO M,et al. Enrichment of gamma-aminobutyric acid in foods:From conventional methods to innovative technologies [J]. Food Research International,2022,162:111801.

表 3-2　丁酸及其衍生物的作用

丁酸及其衍生物	作用	机制
丁酸	抗癌 抗炎	阻止组蛋白脱去乙酰基团,防止癌细胞的扩增 介导 AMPK 磷酸化,抑制 MLC2 磷酸化,促进 ZO-1 形成紧密连接,修复屏障障碍,改善肠上皮的结构及功能
	调控肠黏膜的通透性; 为肠黏膜上皮细胞提供能量	识别 G 蛋白偶联受体和过氧化物酶受体,影响炎症因子和趋化因子的表达,抑制炎症因子的表达,促进抗菌肽分泌,维持肠上皮的完整性
丁酸钠(sodium butyrate,SB)	抑制结直肠癌发生、发展; 保持肠道上皮细胞完整性; 抑制肠道炎症	抑制组蛋白去乙酰化酶活性、caspase 介导和内质网应激等多种途径介导结直肠癌细胞凋亡,调控 miRNAs 表达和活性氧的产生介导结直肠癌细胞凋亡 通过激活软骨细胞自噬而抑制由 IL-1β 诱导的软骨细胞异常活性氧生成和 DNA 损伤与细胞周期阻滞,抑制分解代谢与炎症因子(IL-6、TNF-α、IL-10、COX-2、Collagen Ⅱ、aggrecan、MMP3、ADAMTS-5)和促凋亡因子(Bax、cleaved-caspase-3、Bcl-2)的表达
三丁酸甘油酯(tributyrin,TB)	保护肠道黏膜结构; 促进肠道的消化吸收功能; 提高动物机体免疫功能	
γ-氨基丁酸(γ-aminobutyric acid,GABA)	提高动物的采食量、缓解应激、促进生长发育; 提高睡眠质量、促进新陈代谢、恢复脑细胞活力等	

　　丁酸衍生物通过不同的途径改善动物机体的免疫功能。研究表明,SB 通过抑制 IκB 的磷酸化抑制 NF-κB 信号通路的活性,通过抑制 NF-κB 信号通路的活性降低促炎细胞因子的转录,减轻炎症反应。SB、GABA 通过促进肠道 SIgA 分泌、增强肠道屏障功能,从而提高免疫功能[1]。GABA 能够以直接或间接的方式提高免疫球蛋白的合成,调节肠道微生物群落、促进激素分泌,

　　[1]　KANG S,LIU L,WANG T,et al. GAB functions as a bioenergetic and signalling gatekeeper to control T cell inflammation[J]. Nat Metab,2022,4(10):1322-1335.

提高免疫力。丁酸衍生物主要通过提高抗炎因子表达和控制机体的炎症反应提高机体免疫能力。

5. 丁酸的生理功能

(1)维持肠道屏障作用：丁酸可以抑制肠道内潜在致病菌的生长，通过竞争性占据肠道上皮细胞的黏附位点，减少有害菌的定植，同时促进有益菌(如双歧杆菌、乳酸菌)的增殖，维持肠道微生态平衡。它能促进肠道上皮细胞的增殖和紧密连接蛋白的表达，保护肠壁完整性，防止毒素和病原体透过肠道屏障，减少炎症和感染风险。

丁酸作为肠道上皮细胞的主要营养物质，对维持结肠稳态至关重要。其在肠道内的作用机制包括抑制致病菌生长、促进有益菌群增殖、维持肠道菌群平衡、提高动物免疫功能、抑制炎症反应及保护肠道结构完整性。丁酸梭菌等产丁酸菌通过抑制病原体繁殖、增加肠道微绒毛高度、增强免疫活性及促进Treg细胞分化，为肠道健康筑起一道坚固的防线。研究发现肠道菌群的衍生代谢物可抑制RA，尤其是短链脂肪酸通过调节糖代谢增加T细胞数量，缓解RA症状。另外，丁酸对抑制关节炎至关重要，可能通过Treg/IL-10/Th17轴或调节B细胞来治疗RA[1]。

(2)抗炎作用：丁酸具有直接的抗炎效果，通过抑制NF-κB等炎症信号通路的激活，减少促炎因子的生成，减轻肠道和其他组织的炎症状态。在类风湿关节炎的治疗中，丁酸的抗炎作用尤为突出。丁酸盐通过抑制NF-κB信号通路，减少促炎因子如TNF-α、IL-6和IL-1β的表达，保护关节不受自身免疫性炎症侵害。此外，丁酸盐还能通过激活GPCRs和HDACs，促进IL-10分泌，抑制RA滑膜中的血管内皮生长因子(VEGF)和血管生成素-1表达，从而减轻RA病情。这些发现为非药物治疗RA提供了新的策略，特别是通过调节肠道微生物群与宿主代谢互作来治疗自身免疫性疾病。

(3)抑癌作用：丁酸作为G蛋白偶联受体(GPCRs)GPR41、GPR43和GPR109A的激动剂，能够调节免疫细胞功能，尤其是通过促进Treg细胞的分化和抗炎特性，抑制炎症反应。丁酸通过抑制组蛋白脱乙酰酶(HDACs)，促进Foxp3位点的组蛋白H3乙酰化，增强了Treg细胞的稳定性与活性，从而发挥抗炎作用。

---

[1] QIAO S, LIAN X, YUE M, et al. Regulation of gut microbiota substantially contributes to the induction of intestinal Treg cells and consequent anti-arthritis effect of madecassoside [J]. International Immunopharmacology, 2020, 89: 107047.

丁酸通过促进结肠细胞的正常分化,减少 DNA 损伤,以及抑制可能的致癌过程,有助于预防肠道肿瘤的发生。丁酸在肠道中积累可以降低局部环境的 pH 值,创造一个不利于许多病原微生物生长的酸性环境[1],从而直接抑制它们的繁殖。丁酸能够促进肠道上皮细胞的增殖和分化[2],加强紧密连接蛋白的表达,维护肠上皮屏障的完整性,减少病原微生物穿透肠道的机会。丁酸作为肠道有益菌的主要能源之一,能够促进有益菌群的生长,通过与病原微生物竞争营养物质和定植位点,间接抑制病原体的增殖。丁酸可以激活肠道相关淋巴组织,促进免疫细胞(如 T 细胞和 B 细胞)的成熟和分化,增强宿主对病原微生物的免疫应答。此外,它还能通过抑制 NF-κB 信号通路减少促炎因子的产生[3],降低过度的炎症反应,从而间接抑制病原微生物引起的炎症损伤。丁酸及其衍生物能够诱导肠道上皮细胞和某些益生菌产生抗菌肽,这些肽直接杀灭或抑制病原微生物的生长[4]。

丁酸可以通过干扰病原微生物的遗传物质形成或调节其代谢途径,影响其生存和致病能力[5]。例如,它可以抑制细菌毒素的产生,降低其毒力。GLP-2 作为肠道衍生的激素,可以通过提高调节胃黏膜血流量和亚油酸代谢途径来防止胃黏膜受损,同时可有效降低动物肠道屏障通透性,保护肠道健康。丁酸钠被证实能够上调小肠中 GLP-2 蛋白表达量,刺激肠道内分泌 L 细胞合成分泌 GLP-2,并提高相关连接蛋白表达,增强胃肠道屏障功能。

6. 丁酸与类风湿关节炎

(1)丁酸对炎症反应的干预:核因子 -κB(NF-κB)与丝裂原活化蛋白激酶(MAPK)信号不仅是细胞存活的关键调节因子,也是炎症反应的有效诱导者,与动物体的多项炎症疾病相关。脂多糖(LPS)作为革兰氏阴性菌细胞壁的活性成分,能与免疫细胞和上皮细胞等表面 Toll 样受体 4(TLR4)

[1] TUGNOLI B,GIOVAGNONI G,PIVA A,et al. From acidifiers to intestinal health enhancers:how organic acids can improve growth efficiency of pigs[J]. Animals,2020,10(1):134.

[2] YANG Y,HUANG J,LI J,et al. The effects of butyric acid on the differentiation,proliferation,apoptosis,and autophagy of IPEC-J2 cells[J]. Current molecular medicine,2020,20(4):307-317.

[3] MARKOWIAK-KOPEĆ P,ŚLIŻEWSKA K. The effect of probiotics on the production of short-chain fatty acids by human intestinal microbiome[J]. Nutrients,2020,12(4):1107.

[4] LIU B,ZHANG Y,WANG R,et al. Western diet feeding influences gut microbiota profiles in apoE knockout mice[J]. Lipids Health Dis,2018,17(1):159.

[5] MIRZAEI R,DEHKHODAIE E,BOUZARI B,et al. Dual role of microbiota-derived short-chain fatty acids on host and pathogen[J]. Biomedicine & Pharmacotherapy,2022,145:112352.

结合,激活下游 NF-κB 和 MAPK 信号通路,刺激炎症因子生成,引发机体炎症。

NF-κB 是一种关键的转录因子,参与调控许多促炎基因的表达,包括促炎细胞因子(如 TNF-α、IL-1β、IL-6 等)、生长因子、热激蛋白和炎症诱导酶。丁酸通过直接或间接抑制 NF-κB 的激活,减少了这些促炎物质的生成,从而发挥抗炎效应。丁酸作为 HDAC 的抑制剂,能够促进组蛋白乙酰化,这有利于基因的开放状态,促进抗炎基因的表达,同时抑制促炎基因的表达[1]。这种表观遗传学的调节机制有助于整体上降低炎症水平。组蛋白去乙酰化酶(HDAC)抑制剂活性提高可促进肿瘤细胞增殖、细胞周期阻滞和凋亡。丁酸能够减轻自由基引起的氧化应激损害,自由基是导致组织损伤和炎症反应的关键因素。通过抗氧化作用,丁酸有助于保护细胞免受炎症相关的损伤[2]。丁酸的抗炎作用是通过多种机制协同实现的,不仅直接干预炎症信号转导途径,还通过改善肠道环境和增强宿主防御机制来达到抗炎目的。这些特性使丁酸成为研究肠道相关炎症性疾病及其治疗的重要靶点[3]。

(2)丁酸对骨代谢的干预:RA 的发展过程中,骨代谢的改变是类风湿关节炎的发生发展的重要特征,最近的研究表明,肠道微生物群失衡与肌肉骨骼系统功能的异常相关。肠道菌群及其次级代谢物可以通过调节炎症、免疫和代谢活动等,影响肌肉骨骼系统[4]。

丁酸调节骨代谢的潜在机制主要包括①影响肠道钙吸收:一方面,丁酸可直接增加小肠上皮的绒毛结构和表面积,促进细胞旁途径的钙吸收和钙结

[1] CHRIETT S,DĄBEK A,WOJTALA M,et al. Prominent action of butyrate over β-hydroxybutyrate as histone deacetylase inhibitor,transcriptional modulator and anti-inflammatory molecule [J]. Scientific Reports,2019,9(1):742.

[2] KUMAR A P,CHOUGALA M,NANDINI C D,et al. Effect of butyric acid supplementation on serum and renal antioxidant enzyme activities in streptozotocin-induced diabetic rats [J]. Journal of Food Biochemistry,2010,34:15-30.

[3] ZHANG M,WANG Y,ZHAO X,et al. Mechanistic basis and preliminary practice of butyric acid and butyrate sodium to mitigate gut inflammatory diseases:a comprehensive review [J]. Nutrition Research,2021,95:1-18.

[4] WANG Y,LI Y,BO L,et al. Progress of linking gut microbiota and musculoskeletal health:casualty,mechanisms,and translational values [J]. Gut Microbes,2023,15(2):2263207.

合蛋白的表达,从而增加小肠绒毛的钙吸收[1];另一方面,丁酸还可以降低肠道中的 pH 值,这有助于改善矿物质的溶解性,使钙更容易被吸收[2]。②通过调节 GLP-1 参与间接调节:已有研究报道 GLP-1 具有改善骨代谢、抗骨质疏松的作用。尽管目前对单链脂肪酸促进 GLP-1 分泌的研究尚不深入,相关机制尚不清楚,但 GLP-1 作为一种肠道激素,可能在很大程度上与肠道微生物区系和骨代谢密切相关[3]。在此,先前的一项研究表明,益生菌 VSL 3 促进了小鼠 GLP-1 的分泌,并伴随着粪便丁酸水平的提高[4]。丁酸也被证实可以刺激肠黏膜细胞的增殖,扩大肠上皮的表面积,进一步提高吸收钙的能力[5]。③短链脂肪酸与细胞表面 G 蛋白偶联受体(GPCRs)结合可降低细胞内环磷酸腺苷(cAMP)水平,激活免疫反应,促进 Treg 的增殖和分化,抑制肠道炎症和破骨细胞分化,调节骨代谢[6]。

(3)丁酸对肠道屏障功能的维持:丁酸通过 GPCR 作用于上皮干细胞、上皮柱状细胞和肠内分泌细胞,它们通过促进抗菌因子的产生、调节上皮细胞的周转和维持上皮屏障的完整性,直接增强健康肠道中的屏障功能。例如,体外研究表明,短链脂肪酸刺激亚上皮肌成纤维细胞产生前列腺素,然后触发上皮细胞表达黏蛋白[7]。丁酸盐直接诱导人极化杯状细胞系以及灌注的大鼠结

[1]　ZENG H,HUANG C,LIN S,et al. Lotus seed resistant starch regulates gut microbiota and increases short-chain fatty acids production and mineral absorption in mice [J]. J Agric Food Chem, 2017,65(42): 9217-9225.

[2]　HONG C J,CHEN S Y,HSU Y H,et al. Protective effect of fermented okara on the regulation of inflammation,the gut microbiota,and SCFAs production in rats with TNBS-induced colitis [J]. Food Res Int,2022,157: 111390.

[3]　HAN X,WANG Y,ZHANG P,et al. Kazak faecal microbiota transplantation induces short-chain fatty acids that promote glucagon-like peptide-1 secretion by regulating gut microbiota in db/db mice [J]. Pharm Biol,2021,59(1): 1077-1087.

[4]　YADAV H,LEE J H,LLOYD J,et al. Beneficial metabolic effects of a probiotic via butyrate-induced GLP-1 hormone secretion [J]. J Biol Chem,2013,288(35): 25088-25097.

[5]　CHEN R,XU Y,WU P,et al. Transplantation of fecal microbiota rich in short chain fatty acids and butyric acid treat cerebral ischemic stroke by regulating gut microbiota [J]. Pharmacol Res,2019, 148: 104403.

[6]　ZHAO II,LAZARENKO O P,CHEN J R.,et al. Hippuric acid and 3-(3-hydroxyphenyl) propionic acid inhibit murine osteoclastogenesis through RANKL-RANK independent pathway [J]. J. Cell Physiol,235: 599-610.

[7]　WILLEMSEN L E,KOETSIER M A,VAN DEVENTER S J,et al. Short chain fatty acids stimulate epithelial mucin 2 expression through differential effects on prostaglandin E(1) and E(2) production by intestinal myofibroblasts [J]. Gut,2003,52(10): 1442-1447.

肠中黏蛋白的表达[1]。此外,短链脂肪酸可以刺激人上皮细胞系中抗菌肽的产生。丁酸对 GPR43 的激活通过刺激 mTOR 和 STAT3 磷酸化促进了人和小鼠结肠细胞系中 β-防御素和 regii γ 的产生。除了支持上皮细胞的更新,丁酸盐还通过形成紧密连接来调节屏障的完整性。丁酸盐增加了紧密连接蛋白的表达,包括上皮细胞系[2]中 claudin 3 和 claudin 4 的表达,以及小鼠模型中 claudin 1 和 occludin 的表达[3]。丁酸是肠道上皮细胞的主要能量来源,能够促进肠道上皮细胞的增殖和分化,增强肠道黏膜屏障的完整性。一个健康的肠道屏障可以有效阻止细菌移位和毒素渗透,减少由此引发的炎症反应。丁酸能够促进有益菌群的生长,抑制有害菌的过度繁殖,帮助维持肠道菌群平衡,从而间接减少因菌群失调引起的炎症状态。

7. 丁酸与 RA 伴发的间质性肺病　间质性肺病(interstitial lung disease, ILD)是导致风湿性疾病(如结缔组织病、类风湿关节炎和系统性血管炎)患者的发病率和死亡率上升的原因之一。尽管胃肠道和呼吸系统相距甚远,但二者具有共同的胚胎起源和高度结构相似性,这表明这两个系统虽然位置不同,但可能以不同的方式相互串扰。肠道和肺通过微生物和免疫功能相互作用,以实现双向调节。肠道和肺都有强大的黏膜防御系统来抵御细菌,在生命的早期阶段表现出相似的微生物定植特性。肠肺轴代表肠道和肺之间的相互作用,因为许多研究表明,肠和肺通过微生物和免疫过程相互通信,实现双向、相互控制[4]。

(1)肺部过敏反应:除了肺微生物群在肺中有限的局部 SCFAs 供应外,进入血液的肠道 SCFAs 可以通过其对骨髓中髓系细胞前体的影响来调节肺免疫反应。小鼠高纤维饮食导致的丙酸循环水平增加被证明可以产生抗炎树突

[1] GAUDIER E,JARRY A,BLOTTIERE H M,et al. Butyrate specifically modulates MUC gene expression in intestinal epithelial goblet cells deprived of glucose[J]. American Journal of Physiology-Gastrointestinal and Liver Physiology,2004,287(6): G1168-G1174.

[2] YAN H,AJUWON K M. Butyrate modifies intestinal barrier function in IPEC-J2 cells through a selective upregulation of tight junction proteins and activation of the Akt signaling pathway[J]. PLoS One,2017,12(6): e0179586.

[3] FACHI J L,DE SOUZA FELIPE J,PRAL L P,et al. Butyrate protects mice from Clostridium difficile-induced colitis through an HIF-1-dependent mechanism[J]. Cell reports,2019,27(3): 750-761.

[4] ZHAO Y,LIU Y,LI S,et al. Role of lung and gut microbiota on lung cancer pathogenesis[J]. Journal of Cancer Research and Clinical Oncology,2021,147(8): 2177-2186.

细胞,从而为肺部提供限制过敏 TH2 细胞反应[1]的种子。因此,用抗生素万古霉素治疗小鼠,会消耗产生丁酸盐的细菌,加重过敏性气道疾病,而补充丁酸盐可以预防与万古霉素[2]相关的任何过敏反应。这些数据支持人类流行病学研究,将早期使用抗生素与成年后患哮喘的倾向联系起来。早期微生物群的破坏和 SCFAs 的恢复似乎是改变成人肺部过敏反应[3]的关键,这可能部分归因于 SCFAs 通过表观遗传改变引起长期免疫印记的能力。

(2)呼吸道感染:丙酸盐和丁酸盐都能促进 $CD8^+$ 肺部 T 细胞反应,以保护小鼠免受流感感染[4]。从机制上讲,肠道中产生的 SCFA 水平的增加促进了骨髓中 Ly6C-monocytes 的产生。在肺中,Ly6C-monocytes 分化为巨噬细胞,中性粒细胞吸引趋化因子 CXCL1 的表达减少。因此,在感染期间,中性粒细胞向气道的募集被减弱。同时,$CD8^+$T 细胞效应功能通过 SCFA 的代谢重分布得到进一步支持。肠道来源的醋酸盐在流感病毒感染后的肺部继发性细菌感染中起保护作用,醋酸盐能够增强肺泡巨噬细胞的杀菌活性,以减少细菌负荷和肺部损伤,从而提高甲型流感病毒和肺炎链球菌共感染小鼠的存活率[5]。

众所周知,肠道中产生的短链脂肪酸能够到达全身循环,并被输送到不同的器官。然而,考虑到肺微生物群在调节与慢性肺部疾病相关的先天免疫反应中的基础作用[6],不能完全排除直接从肺微生物群产生短链脂肪酸的可能性。

8. 丁酸与 RA 伴发的动脉粥样硬化　作为一种自身免疫性炎症性疾病,类风湿关节炎主要引起以滑膜炎症、软骨损伤和骨侵蚀为主要表现的关节损

[1] TROMPETTE A,GOLLWITZER E S,YADAVA K,et al. Gut microbiota metabolism of dietary fiber influences allergic airway disease and hematopoiesis [J]. Nature medicine,2014,20(2): 159-166.

[2] CAIT A,HUGHES M R,ANTIGNANO F,et al. Microbiome-driven allergic lung inflammation is ameliorated by short-chain fatty acids [J]. Mucosal immunology,2018,11(3): 785-795.

[3] DI SIMONE S K,RUDLOFF I,NOLD-PETRY C A,et al. Understanding respiratory microbiome-immune system interactions in health and disease [J]. Science translational medicine,2023, 15(678): eabq5126.

[4] TROMPETTE A,GOLLWITZER E S,PATTARONI C,et al. Dietary fiber confers protection against flu by shaping Ly6c-patrolling monocyte hematopoiesis and $CD8^+$T cell metabolism [J]. Immunity,2018,48(5): 992-1005.

[5] SENCIO V,BARTHELEMY A,TAVARES L P,et al. Gut dysbiosis during influenza contributes to pulmonary pneumococcal superinfection through altered short-chain fatty acid production [J]. Cell reports,2020,30(9): 2934-2947.

[6] PAUDEL K R,DHARWAL V,PATEL V K,et al. Role of lung microbiome in innate immune response associated with chronic lung diseases [J]. Frontiers in medicine,2020,7: 554.

害,随着病程进展也可以累及多个系统,其中心血管系统损害最常见。大量流行病学数据表明,心血管疾病(cardiovascular disease,CVD)是 RA 患者死亡的主要原因。作为 CVD 发生最重要的病理学基础,RA 患者容易并发动脉粥样硬化(atherosclerosis,AS),AS 是动脉壁内缓慢发展的炎症过程,涉及内皮功能障碍、巨噬细胞黏附和脂质堆积等机制。

(1)内皮细胞功能障碍:动脉粥样硬化是心血管疾病的主要原因,是一种慢性炎症状态,可导致不良事件,如中风甚至死亡。其病理生理学涉及血管炎性因子的表达,包括各种细胞因子和黏附分子。先前研究发现,醋酸盐、丁酸盐和丙酸盐通过调节 Treg 细胞的产生和抑制组蛋白脱乙酰酶在动脉粥样硬化中发挥重要作用。Li 等对 SCFA 与动脉粥样硬化的关系进行了一系列研究。发现 SCFAs 可能存在潜在的炎症功能,影响内皮细胞的活化。研究使用了三种不同的 SCFA,包括乙酸酯、丁酸酯和丙酸酯。在不同预孵育时间和浓度下,乙酸盐(10 mM)对 LPS 或 TNF-α 诱导的 IL-6 和 IL-8 产生的抑制作用与预孵育时间无关,而丁酸盐(0.1mM)和丙酸盐(0.3mM)则需要 24h 的预孵育时间。这种差异可能归因于它们不同的受体和信号通路。乙酸盐通过 GPR 41/43 活化影响 IL-6 和 IL-8 的产生,丁酸盐和丙酸盐影响 IL-6 的产生。Tian 等人发现丁酸盐通过 PPARδ/miR-181 b 途径抑制内皮 NOX 2 和 ROS 表达,从而改善内皮功能并预防动脉粥样硬化。

(2)脂质堆积:脂质代谢也是动脉粥样硬化的关键部分,并且有研究发现 SCFA 在胆固醇生成中发挥作用。炎症期间降低 ApoA-Ⅰ 浓度可能通过抑制高密度脂蛋白和丁酸促进动脉粥样硬化,这两种物质具有抗炎作用并可抑制 ApoA-Ⅰ 的产生。在与 HepG 细胞共培养的 Caco-2 细胞中,肝细胞中的 ApoA-Ⅰ 表达也升高,表明肠 SCFA 可影响肝细胞,进一步影响脂质代谢。动脉粥样硬化斑块大小可通过 Roseburia 纤维丁酸酯轴降低,而胆固醇和甘油三酯水平不受影响。Roseburia-纤维-丁酸酯轴与膳食植物多糖相互作用,以减少全身炎症和改善动脉粥样硬化。

丁酸及其衍生物通过调节肠道微生物群落、增强免疫耐受性、抑制炎症反应,展现出在治疗炎症性疾病和维持机体健康方面的巨大潜力。在类风湿关节炎治疗领域,丁酸的抗炎机制和免疫调节作用为患者提供了新的治疗思路,未来研究应侧重于优化丁酸的给药方式、剂量及与其他治疗手段的协同作用,以期为 RA 患者带来更安全有效的治疗方案。同时,深入解析丁酸与肠道微生物相互作用的复杂网络,将进一步揭示微生物组导向疗法在自身免疫性疾病和过敏性疾病的治疗中的可能性。

(二) 氨基酸

氨基酸通过膳食蛋白质发酵。芳香族氨基酸如酪氨酸、苯丙氨酸、组氨酸、色氨酸、异亮氨酸、精氨酸、缬氨酸等均可被肠道微生物利用。克雷伯氏菌、大肠杆菌、丝曲菌、琥珀弧菌、链球菌和脂球菌可以帮助小肠降解蛋白质。13% 粗蛋白质的饮食可增强回肠和结肠中有益微生物的定植,从而改善肠道屏障功能[1]。

色氨酸(tryptophan,Trp)是人体无法合成的必需氨基酸,对人体的新陈代谢至关重要,通过多种途径进行广泛的代谢,产生多种生物活性代谢产物,对生理过程产生重要影响。作为一种必需氨基酸,广泛应用于医药、食品及饲料等方面,它在人体的多个器官如脑、胃、肠道、肝脏、免疫细胞等具有重要的代谢作用。

1. 色氨酸概述 色氨酸,又称 α- 氨基 -β- 吲哚基丙氨酸,是一种有机化合物,化学式 $C_{11}H_{12}N_2O_2$,是人体的必需氨基酸之一。分为 L 型、D 型和 DL 型,而只有 L- 色氨酸参与人体的代谢功能。自从 1910 年阐明其作用以来,受到了越来越多的关注。近几十年来,人们对 Trp 进行了大量研究,国外不仅在 Trp 的合成、营养、代谢及其生理生化特性方面进行了大量研究,而且在生产、医药、健康等方面也被广泛应用。

2. 色氨酸的代谢及代谢产物

(1)色氨酸的代谢:动物体内的色氨酸在分解代谢的过程中主要有三个途径。一是犬尿氨酸(kynurenine,KYN)途径代谢,约占整个代谢途径的95%,色氨酸在吲哚 2,3- 双加氧酶(indoleamine2,3-dioxygenase,IDO)和色氨酸2,3- 双加氧酶(tryptophan2,3-dioxygenaes,TDO)的作用下生成犬尿氨酸,之后大部分犬尿氨酸被催化水解成 3- 羟邻氨苯甲酸,最后经多级酶促反应生成吡啶羧酸类、喹啉酸及尼克酰胺腺嘌呤二核苷酸(Nicotinamide adenine dinucleotide,NAD)等活性分子,仅有小部分犬尿氨酸生成犬尿喹啉酸;二是5- 羟色胺(5-hydroxytryptamine,5-HT)途径,色氨酸通过羟化作用和脱羧作

[1] RAJEEV R,SEETHALAKSHMI P S,JENA P K,et al. Gut microbiome responses in the metabolism of human dietary components:Implications in health and homeostasis [J]. Critical Reviews in Food Science and Nutrition,2022,62(27):7615-7631.

用,最终生成褪黑激素;三是被肠道菌群代谢[1],色氨酸分解代谢生成吲哚乙酸从胃中排出。色氨酸的分解代谢过程及其代谢产物对动物体生理功能有重要调节作用。其中犬尿氨酸代谢途径和 5-HT 代谢途径是主要的代谢途径。

色氨酸及其代谢产物具有调节免疫的功能,主要通过调节淋巴细胞和免疫球蛋白的生成,使机体免疫力提高[2]。Trp 及其代谢产物在其他生物功能中也有重要作用,包括产生 5- 羟色胺、烟酸、吲哚乙酸、色素、植物激素褪黑激素等生物活性分子。研究证明含有 5-HT、褪黑激素、酪氨酸、烟酰胺腺嘌呤二核苷酸、烟酰胺腺嘌呤二核苷酸磷酸酯等的 Trp 代谢物对正常代谢和器官功能至关重要。色氨酸及其代谢物水平的失衡与多种人类疾病包括抑郁症、精神分裂症、自身免疫和癌症等相关[3]。L- 色氨酸及其代谢产物对机体起到广泛的作用,在生物体内,色氨酸代谢失调还会引起糖尿病和神经错乱。

(2)色氨酸的代谢产物

1)5-HT: 5-HT 是 Trp 在色氨酸羟化酶的作用下生成 5- 羟色氨酸,再通过氨基酸脱羧酶生成 5-HT,也称为血清素,之后经一系列酶转化为褪黑素,进入机体循环[4]。在机体内有两个部位能合成 5-HT,中枢神经系统的羟色胺神经元和肠道的嗜铬细胞[5],主要存在于下丘脑中。血液和胃肠壁中也有少量 5-HT。在中枢系统中,5-HT 参与中枢神经传递和肠道生理功能的调节[6],能控制胰蛋白酶的分泌,调节动物的觅食,还能起到舒张血管、降低血压和缓解抑郁等生理功能[7]。另外,5-HT 还可以增加成熟树突状细胞中白细胞介素 -6(IL-6)和 IL-10 的产生,进而调节适应性免疫应答。5-HT 还参与了认知、注意

[1] WANG G,HUANG S,WANG Y,et al. Bridging intestinal immunity and gut microbiota by metabolites [J]. Cell Mol Life Sci,2019,76(20): 3917-3937.

[2] XU K,LIU H,BAI M,et al. Redox Properties of Tryptophan Metabolism and the Concept of Tryptophan Use in Pregnancy [J]. Int J Mol Sci,2019.DOI: 10.3390/ijms18071595.

[3] SCHWARCZ R,STONE T W. The kynurenine pathway and the brain: Challenges,controversies and promises [J]. Neuropharmacology,2017,112(Pt B): 237-247.

[4] COMAI S,BERTAZZO A,BRUGHERA M,et al. Tryptophan in health and disease [J]. Adv Clin Chem,2020,95: 165-218.

[5] SWAMI T,WEBER H C. Updates on the biology of serotonin and tryptophan hydroxylase [J]. Curr Opin Endocrinol Diabetes Obes,2018,25(1): 12-21.

[6] LI Y,LIU N,GE Y,et al. Tryptophan and the innate intestinal immunity: Crosstalk between metabolites,host innate immune cells,and microbiota [J]. Eur J Immunol,2022,52(6): 856-868.

[7] MAWE G M,HOFFMAN J M. Serotonin signalling in the gut: functions,dysfunctions and therapeutic targets [J]. Nat Rev Gastroenterol Hepatol,2013,10(8): 473-486.

力、情绪、疼痛、睡眠和觉醒等方面的活动[1],能使大脑活动受到抑制,使动物趋于安静,促进睡眠;外周 5-HT 主要由胃肠道产生,并被血小板吸收和储存,当血小板凝结成块时,释放的 5-HT 可增强血管和平滑肌收缩,促进血液凝固和止血[2]。

5- 羟色胺作为 一种免疫调节因子,通过结合不同的受体可以发挥相对应的免疫功能。在免疫抑制酶 IDO1 介导下的 Trp 耗竭和 Trp 代谢产物的积累,触发了免疫细胞的凋亡,炎症信号诱导的 IDO1 不仅通过 Trp 耗竭改变炎症过程,而且通过形成具有免疫调节作用的蛋白代谢产物,如 4- 羟基喹啉 -2- 羧酸(Kynurenic acid,KYNA)和黄嘌呤酸,通过限制免疫细胞产生干扰素 IFN-γ 来减少炎症[3]。

2)犬尿氨酸:犬尿氨酸是 Trp 代谢的中间产物,通过吲哚胺 2,3- 双加氧酶或 Trp 2.3- 双加氧酶催化 Trp 生成。犬尿氨酸有 3 条代谢通路,大部分在犬尿氨酸羟化酶作用下生成 3- 羟犬尿氨酸,进而由犬尿氨酸酶催化水解生成 3- 羟邻氨苯甲酸,最后经过多级酶促反应生成吡啶羧酸类、喹啉酸和辅酶 Ⅱ 等活性物质,参与机体内各种生理过程;第二条通路是在犬尿氨酸氨基转移酶作用下生成犬尿喹啉酸;第三条通路是生成邻氨苯甲酸通路。犬尿氨酸参与机体内的多种病理生理学过程,同时在中枢神经系统中也起着重要的生理作用。有研究发现,犬尿氨酸及其代谢产物与多种神经类疾病、免疫系统疾病,和各种慢性疾病等紧密相关。

3)褪黑素:褪黑素(N- 乙酰基 -5- 甲氧基色胺),又称松果腺素、美拉酮宁和抑黑素等。Trp 通过色氨酸羟化酶生成 5- 羟色氨酸,再经氨基酸脱羧酶生成 5-HT,最后通过 N- 乙酰转移酶生成褪黑素。褪黑素是一种具有广泛生理和药理作用的吲哚胺类分子,在内分泌和神经系统调节中发挥多种生理功能,如促进睡眠、抗衰老、免疫调节和抗肿瘤等。据报道,褪黑素具有促进肿瘤

[1]　BOSI A,BANFI D,BISTOLETTI M,et al. Tryptophan metabolites along the microbiota-gut-brain axis:an interkingdom communication system influencing the gut in health and disease [J]. Int J Tryptophan Res,2020,13:520724184.

[2]　CHEN Z,LUO J,LI J,et al. Intestinal IL-33 promotes platelet activity for neutrophil recruitment during acute inflammation [J]. Blood,2022,139(12):1878-1891.

[3]　DEAC O M,MILLS J L,GARDINER C M,et al. Serum immune system biomarkers neopterin and interleukin-10 are strongly related to tryptophan metabolism in healthy young adults [J]. J Nutr,2016,146(9):1801-1806.

细胞凋亡的功能,推测其对多种肿瘤疾病具有一定的抑制作用[1]。褪黑素是一种天然有效的抗炎及抗氧化剂,能抑制 IL-17 对类风湿关节炎细胞的活性作用,同时褪黑素能减弱 IL-17 对类风湿关节炎细胞表达以及抗凋亡作用。因此,在临床治疗上,通过有效地管理睡眠,促进患者自身褪黑素水平的增加,可能会对减缓 RA 的症状有所作用。

4) 烟酰胺腺嘌呤二核苷酸:烟酰胺腺嘌呤二核苷酸(NAD)是脱氢酶的辅酶,在糖酵解、糖异生、三羧酸循环和呼吸链等代谢中发挥着不可替代的作用。Trp 在 IDO 或 TDO 限速酶的作用下生成烟酸单核苷酸(nicotinic acid mononucleotide,NAMN)。NAMN 在被烟酰胺单核苷酸腺苷酰(基)转移酶腺苷化后生成烟酸腺嘌呤二核苷酸(NAAD),NAAD 在 NAD 合成酶 1 作用下生成 NAD^+。NAD 在生物氧化过程中作为一种传递质子,能够活化多酶系统,参与核酸、蛋白质和多糖的合成及代谢等多种生理活动[2]。烟酰胺腺嘌呤二核苷酸(nicotinamide adenine dinucleotide,NAD^+)是细胞氧化还原反应中的关键因子,几乎参与所有细胞代谢,对调节细胞衰老和维持机体正常功能至关重要,失去 NAD^+ 的细胞无法存活,NAD^+ 具有十分强大的抗衰老潜力。

3. 色氨酸代谢途径及代谢产物对炎症的影响

(1)IDO/TTS 色氨酸代谢途径缓解炎症:自身反应性 T 细胞在类风湿关节炎疾病的发生发展中发挥着极其重要的作用,是 RA 治疗的关键。表达吲哚胺 2,3- 双加氧酶(indoleamine2,3-dioxygenase,IDO) 的树突状细胞(dendritic cell,DC)能够通过此代谢通路剥夺环境中的色氨酸,并生成促凋亡因子犬尿氨酸等,使 T 细胞的增殖和功能受抑制,最终诱导机体的免疫耐受状态。金敏等利用 RA 患者以及正常人来源的标本发现导致自身反应性 T 细胞在 RA 中持续存在的可能机制:RA 患者关节滑膜液来源 DC 高表达功能性的 IDO,它可以抑制正常人外周血 T 细胞的增殖,但对于 RA 患者滑液的 T 细胞增殖的抑制能力明显减弱。同时发现 RA 患者滑液 T 细胞上高表达色氨酰 -tRNA 合成酶(tryptophanyl tRNA synthetase,TTS),TTS 可以将色氨酸加

[1]　BERGER F,LAU C,DAHLMANN M,et al. Subcellular compartmentation and differential catalytic properties of the three human nicotinamide mononucleotide adenylyltransferase isoforms [J]. J Biol Chem,2005,280(43):36334-36341.

[2]　DOLLE C,RACK J G,ZIEGLER M. NAD and ADP-ribose metabolism in mitochondria [J]. FEBS J,2013,280(15):3530-3541.

载到它特异的 tRNA 上，形成的色氨酰 -tRNA 复合物构成了蛋白质合成的色氨酸库，拮抗了 IDO 对 T 细胞的增殖抑制作用。这意味着通过调控 IDO/TTS 色氨酸代谢途径，影响 RA 患者 T 细胞的增殖，有可能清除自身反应性 T 细胞介导的慢性免疫炎症。

（2）吲哚类化合物通过芳香烃受体通路缓解炎症：IPA 是吲哚衍生物，是吲哚途径产生的色氨酸代谢产物之一，这些吲哚类化合物作为芳香烃受体（aryl hydrocarbon receptor, AhR）的配体，在调节肠道上皮屏障中发挥作用。该途径代谢产物主要由肠道菌群将色氨酸直接转化而来[1]。Th17 细胞（T helper cell 17, Th17）与类风湿关节炎的致病性和疾病活动性密切相关。与 Th17 细胞相比较，Tregs 细胞作为 Th 细胞的一个特殊亚群，对自身免疫和炎症具有相反的作用，具有维持自身平衡和自身耐受的作用。因此，Th17/Treg 细胞的平衡控制着 RA 和炎症反应的发展。AhR 是一种配体激活性转录因子，在 CD4$^+$T 细胞分化过程中发挥重要作用。

近年来，许多药物以 AhR 为靶点，通过激活 AhR 进而恢复 Th17 细胞 / Treg 细胞平衡发挥改善关节炎的作用[2-4]。既往研究报道色氨酸在肠道免疫耐受和激活之间的平衡中发挥了关键作用[5]。色氨酸代谢产物包括宿主来源的犬尿素、血清素和褪黑激素，以及肠道微生物产生的吲哚、吲哚酸、粪臭素和色胺等[6]。研究发现，调节肠道微生物组成和色氨酸代谢物的水平能够对

[1]　AGUS A, PLANCHAIS J, SOKOL H. Gut microbiota regulation of tryptophan metabolism in health and disease [J]. Cell Host Microbe, 2018, 23 (6): 716-724.

[2]　TONG B, YUAN X, DOU Y, et al. Sinomenine induces the generation of intestinal Treg cells and attenuates arthritis via activation of aryl hydrocarbon receptor [J]. Lab Invest, 2016, 96 (10): 1076-1086.

[3]　TONG B, YUAN X, DOU Y, et al. Norisoboldine, an isoquinoline alkaloid, acts as an aryl hydrocarbon receptor ligand to induce intestinal Treg cells and thereby attenuate arthritis [J]. Int J Biochem Cell Biol, 2016, 75: 63-73.

[4]　YUAN X, TONG B, DOU Y, et al. Tetrandrine ameliorates collagen-induced arthritis in mice by restoring the balance between Th17 and Treg cells via the aryl hydrocarbon receptor [J]. Biochem Pharmacol, 2016, 101: 87-99.

[5]　FORTMANN A L, SAVIN K L, CLARK T L, et al. Innovative Diabetes Interventions in the U. S. Hispanic Population [J]. Diabetes Spectr, 2019, 32 (4): 295-301.

[6]　GAO J, XU K, LIU H, et al. Impact of the gut microbiota on intestinal immunity mediated by tryptophan metabolism [J]. Front Cell Infect Microbiol, 2018, 8: 13.

Treg/Th17 细胞产生影响[1]。色氨酸代谢通路的紊乱与 RA 的发生和发展密切相关。色氨酸是吲哚胺 -2,3- 双加氧酶的底物,能够激活 CD4[+]T 细胞,并且可能在关节炎小鼠模型的发展中发挥作用。类风湿关节炎患者的色氨酸浓度较低,血清色氨酸的降低与疾病活动的增加具有相关性[2]。与骨关节炎患者相比较,类风湿关节炎患者滑液中色氨酸代谢通路的代谢物下调,包括犬尿氨酸、吲哚乙酸、吲哚乙醛和甲酰犬尿氨等[3]。

　　色氨酸可以通过肠道菌群和益生菌代谢产生吲哚酸衍生物,包括吲哚 -3-乙酸、吲哚 -3- 醛、吲哚乳酸和吲哚丙酸等[4]。这些代谢物作为 AhR 配体发挥作用[5]。AhR 是一种配体诱导型转录因子,能够在免疫细胞和上皮细胞中表达[6]。色氨酸酶阳性细菌可分解代谢来自膳食的色氨酸产生各种吲哚衍生物,进而激活 AhR 活性[7]。目前有研究表明吲哚可以穿过血脑屏障并且通过激活星形胶质细胞中的 AhR 来抑制促炎活动[8]。

　　(3)色氨酸 2,3- 双加氧酶 2 通过犬尿氨酸代谢促进炎症的作用:早在 20 世纪学者们就发现 RA 患者血清、尿液和关节滑液中色氨酸(Trp)犬尿氨酸(Kyn)代谢产物水平升高,RA 动物模型实验同样验证了类似的结果[9],提示

　　[1]　YAN X,YAN J,XIANG Q,et al. Fructooligosaccharides protect against OVA-induced food allergy in mice by regulating the Th17/Treg cell balance using tryptophan metabolites [J]. Food Funct, 2021,12(7):3191-3205.

　　[2]　OPITZ C A,WICK W,STEINMAN L,et al. Tryptophan degradation in autoimmune diseases [J]. Cell Mol Life Sci,2007,64(19-20):2542-2563.

　　[3]　KANG K Y,LEE S H,JUNG S M,et al. Downregulation of Tryptophan-related metabolomic profile in rheumatoid arthritis synovial fluid [J]. J Rheumatol,2015,42(11):2003-2011.

　　[4]　ROAGER H M,LICHT T R. Microbial tryptophan catabolites in health and disease [J]. Nat Commun,2018,9(1):3294.

　　[5]　KORECKA A,DONA A,LAHIRI S,et al. Bidirectional communication between the Aryl hydrocarbon Receptor(AhR)and the microbiome tunes host metabolism [J]. NPJ Biofilms Microbiomes, 2016,2:16014.

　　[6]　BERSTEN D C,SULLIVAN A E,PEET D J,et al. bHLH-PAS proteins in cancer [J]. Nat Rev Cancer,2013,13(12):827-841.

　　[7]　ZELANTE T,IANNITTI R G,CUNHA C,et al. Tryptophan catabolites from microbiota engage aryl hydrocarbon receptor and balance mucosal reactivity via interleukin-22 [J]. Immunity,2013,39(2): 372-385.

　　[8]　ROTHHAMMER V,MASCANFRONI I D,BUNSE L,et al. Type I interferons and microbial metabolites of tryptophan modulate astrocyte activity and central nervous system inflammation via the aryl hydrocarbon receptor [J]. Nat Med,2016,22(6):586-597.

　　[9]　KOLODZIEJ L. An exploratory study of the interplay between decreased concentration of tryptophan,accumulation of kynurenines,and inflammatory arthritis [J]. IUBMB Life,2012,64(12): 983-987.

Trp-Kyn 代谢可能参与 RA 发生发展和病理机制。吲哚胺 -2,3- 双加氧酶 1（IDO1）、吲哚胺 -2,3- 双加氧酶 2（IDO2）和色氨酸 -2,3- 双加氧酶（TDO2）是 Kyn 途径的 3 个重要限速酶,但三者具有底物特异性和表达特异性。IDO1 广泛表达于各个组织和细胞,其在 RA 中的作用存在争议,既表现为抗炎作用,也表现为促炎作用[1]。IDO2 与 IDO1 具有高度同源性,近年来发现 IDO2 可促进自身抗体产生,参与自身免疫性关节炎发生发展[2]。TDO2 主要表达于肝脏,在多种肿瘤组织中表达较高。

贾成艳等在关节炎大鼠模型中检测肝脏组织中 Trp-Kyn 代谢,研究的结果显示,炎症高峰期 AA 大鼠肝脏组织中 Kyn/Trp 比值（即 TDO2 活性）升高,提示 TDO2 介导的 Kyn 代谢在炎症高峰期高度活化,这可能是 TDO2 表达和活性的增加,导致系统 Kyn 大量累积,Kyn 可作用于 FLS 异常活化,促进 FLS 增殖、迁移以及分泌炎性细胞因子 IL-1β 和 IL-6,参与关节滑膜炎症和关节破坏。

4. 基于肠道菌群与色氨酸代谢途径认识 RA　类风湿关节炎是一种累及全身多个关节的炎症性自身免疫性疾病,其病理特征为成纤维样滑膜细胞增生和炎性细胞浸润,血管翳的形成及软骨和骨组织的破坏。肠道菌群作为人体内最大的消化器官和免疫器官,对人体的生理病理过程有着重要的作用。肠道微生态失调与 RA 的发生发展密切相关。若人体与微生物群的相互作用出现紊乱,疾病发病机制中的启动子或者增强子会促进大量代谢产物产生。

人体中含量最丰富的氨基酸发酵菌包括梭状芽孢杆菌、芽孢杆菌、乳酸杆菌、链球菌和变形杆菌[3]。Trp 在小肠中被吸收,到达结肠部位时可以被众多肠道菌群分解代谢,产生相应的代谢产物[4]。研究表明,在 Trp 的三条代谢途径中,肠道菌群都扮演着重要的角色,而 Trp 代谢物对肠道菌群的稳态也有重要作用。

（1）肠道菌群与 RA：CIA 小鼠存在肠道菌群的实质性变化,其主要特征

　　［1］ PIGOTT E,MANDIK-NAYAK L. Addition of an indoleamine 2,3,-dioxygenase inhibitor to B cell-depletion therapy blocks autoreactive B cell activation and recurrence of arthritis in K/BxN mice［J］. Arthritis Rheum,2012,64(7): 2169-2178.

　　［2］ MERLO L,GRABLER S,DUHADAWAY J B,et al. Therapeutic antibody targeting of indoleamine-2,3-dioxygenase(IDO2) inhibits autoimmune arthritis［J］. Clin Immunol,2017,179: 8-16.

　　［3］ DODD D,SPITZER M H,VAN TREUREN W,et al. A gut bacterial pathway metabolizes aromatic amino acids into nine circulating metabolites［J］. Nature,2017,551(7682): 648-652.

　　［4］ KALUZNA-CZAPLINSKA J,GATAREK P,CHIRUMBOLO S,et al. How important is tryptophan in human health？［J］. Crit Rev Food Sci Nutr,2019,59(1): 72-88.

是拟杆菌门的减少及厚壁菌门和变形菌门的增加,如瘤胃球菌科、毛螺菌科和脱硫弧菌科。一项关于 RA 患者肠道微生物的宏基因组研究发现,在疾病不同阶段都存在肠道菌群稳态失常[1],表现为细菌多样性降低,大部分革兰氏阴性菌减少,革兰氏阳性菌增多。RA 患者与正常人群对照组相比,嗜血杆菌属、粪杆菌属、链球菌属、普雷沃氏菌属的丰度存在较大差异[2]。总体表现为耗丁酸菌增多,产丁酸菌减少[3],但部分菌群差异在 RA 治疗缓解后可以恢复[4-5]。有动物实验证明,将从 RA 患者粪便中分离出的粪肠球菌和短乳杆菌再定植到大鼠肠道中,可破坏肠道菌群 - 黏膜平衡,诱导大鼠 RA 的发生。

大量研究发现肠道菌群紊乱可以通过以下途径促进 RA 的发生发展:①在科水平上,紊乱的肠道菌群中有十四种肠菌引起了包括能量生产、色氨酸代谢、脂肪酸和次级胆汁酸代谢在内的巨大改变[6]。其中,色氨酸的代谢产物吲哚 -3- 甲醛(3IALD)减少,严重影响到肠上皮的完整性和依赖于 AHR/IL-22 的炎症反应。②RA 最重要的炎症部位是滑膜,主要由巨噬细胞和成纤维细胞构成。在肠道微生物紊乱中,普雷沃氏菌的过度定植促进膳食纤维过度发酵,从而引起如富马酸、琥珀酸和 SCFA 的有机酸大量生产,进而引起促炎的巨噬细胞 M1 型极化和炎症因子 IL-1b 的释放[7]。这种改变促进了滑膜细胞的增殖的迁移,从而加重了 RA 的进展。③在免疫微环境中,B 细胞分化为浆细胞产生相关抗体,而 B 细胞的产生需要 Tfh 的活化。肠道菌群可以作为自身抗原在 Tfh 细胞的帮助下诱导 B 细胞分化为浆细胞。在 K/BxN 小鼠模型中,分节丝状细菌诱导派伊尔集合淋巴结(PP)中的 Tfh 细胞[8]。因此,肠

[1] ZAISS M M,JOYCE W H,MAURO D,et al. The gut-joint axis in rheumatoid arthritis [J]. Nat Rev Rheumatol,2021,17(4):224-237.

[2] CHU X J,CAO N W,ZHOU H Y,et al. The oral and gut microbiome in rheumatoid arthritis patients:a systematic review [J]. Rheumatology(Oxford),2021,60(3):1054-1066.

[3] HE J,CHU Y,LI J,et al. Intestinal butyrate-metabolizing species contribute to autoantibody production and bone erosion in rheumatoid arthritis [J]. Sci Adv,2022,8(6):m1511.

[4] HAMMAD D,HIDER S L,LIYANAPATHIRANA V C,et al. Molecular characterization of circulating microbiome signatures in rheumatoid arthritis [J]. Front Cell Infect Microbiol,2019,9:440.

[5] ZHANG X,ZHANG D,JIA H,et al. The oral and gut microbiomes are perturbed in rheumatoid arthritis and partly normalized after treatment [J]. Nat Med,2015,21(8):895-905.

[6] AA L X,FEI F,QI Q,et al. Rebalancing of the gut flora and microbial metabolism is responsible for the anti-arthritis effect of kaempferol [J]. Acta Pharmacol Sin,2020,41(1):73-81.

[7] JIANG L,SHANG M,YU S,et al. A high-fiber diet synergizes with Prevotella copri and exacerbates rheumatoid arthritis [J]. Cell Mol Immunol,2022,19(12):1414-1424.

[8] XIE M M,LIU H,CORN C,et al. Roles of T follicular helper cells and T follicular regulatory cells in autoantibody production in IL-2-deficient mice [J]. Immunohorizons,2019,3(7):306-316.

道微生物群可以通过驱动诱导和肠道 Tfh 细胞迁移到全身淋巴组织并诱导自身抗体产生来调节 RA 的发展。

(2)肠道菌群通过 Trp 代谢途径影响 RA

1)肠道菌群参与犬尿酸代谢途径影响 RA:在色氨酸代谢中,Trp 通过TDO、IDO1 和 IDO2 等代谢酶催化成 N-甲酰犬尿氨酸,再由芳基甲酰胺酶(AFMID)催化成犬尿酸(Kyn),然后经过不同的酶催化,转变成不同的代谢物。在这些过程中,肠道菌群也参与其中,并且发挥着重要的作用。在 Trp 代谢成 Kyn 的几种酶中,IDO1 主要在肠道中表达。研究表明,与无菌以及抗生素处理的小鼠相比,正常小鼠的 IDO1 的活性较高[1]。这表明肠道菌群调节 Kyn 途径是通过改变 IDO1 实现的[2],并且这种改变在 RA 患者的滑膜衬里层中明显增加。研究发现,在未接受过治疗的 RA 患者血清中,Trp 水平降低,Kyn 升高,并且在患者接受治疗后持续存在[3],在 CIA 小鼠模型中,抑制IDO 的活性可以加重小鼠的原有症状[4],提示 IDO 使得上述的改变具有相应的抗炎活性。此外,一些研究通过 IDO2 缺陷型小鼠证明了在 RA 的病理状态下减少了自身抗体的产生,IDO 2 活性与 CIA 模型中的自身抗体产生直接相关,因此,可以将 IDO2 作为治疗 RA 的直接靶点[5-6]。

芳香烃受体是一种配体激活的转录因子,大量研究证明它与免疫性疾病的发病机制有关。RA 患者 AhR 的表达比正常组高两倍,CIA 小鼠的骨侵蚀

[1] CERVANTES-BARRAGAN L,CHAI J N,TIANERO M D,et al. Lactobacillus reuteri induces gut intraepithelial CD4(+)CD8alphaalpha(+)T cells[J]. Science,2017,357(6353):806-810.

[2] ZELANTE T,IANNITTI R G,CUNHA C,et al. Tryptophan catabolites from microbiota engage aryl hydrocarbon receptor and balance mucosal reactivity via interleukin-22[J]. Immunity,2013,39(2):372-385.

[3] FORREST C M,KENNEDY A,STONE T W,et al. Kynurenine and neopterin levels in patients with rheumatoid arthritis and osteoporosis during drug treatment[J]. Adv Exp Med Biol,2003,527:287-295.

[4] SZANTO S,KORENY T,MIKECZ K,et al. Inhibition of indoleamine 2,3-dioxygenase-mediated tryptophan catabolism accelerates collagen-induced arthritis in mice[J]. Arthritis Res Ther,2007,9(3):R50.

[5] MERLO L,GRABLER S,DUHADAWAY J B,et al. Therapeutic antibody targeting of indoleamine-2,3-dioxygenase(IDO2)inhibits autoimmune arthritis[J]. Clin Immunol,2017,179:8-16.

[6] MERLO L,PIGOTT E,DUHADAWAY J B,et al. IDO2 is a critical mediator of autoantibody production and inflammatory pathogenesis in a mouse model of autoimmune arthritis[J]. J Immunol,2014,192(5):2082-2090.

程度也与 AhR 的表达呈正相关[1]。此外,AhR 对破骨细胞的分化也有一定的影响,Kyn 作为 AhR 的配体,激活 AhR 后,能够通过下调 NFATc1 蛋白表达来抑制破骨细胞分化[2],这表明 Kyn 激活 AhR 可能是抑制 RA 患者骨质流失的靶点[3]。因此,未来可能通过肠道菌群促进 Kyn 的产生,从而延缓 RA 的进展,减轻患者的临床表现。

2)肠道菌群参与 5-羟色胺代谢途径影响 RA:在人体摄入的 Trp 中,只有 1%~2% 通过 5-羟色胺(5-HT)途径转化为 5-HT 和褪黑素[4]。色氨酸羟化酶(TPH)将 Trp 转化成 5-羟色氨酸(5-HTP),再由芳香族 L 氨基酸脱羧酶和吡哆醛 -5-磷酸催化成能够传递信号的 5-HT。大脑中产生的 5-HT,主要存在于血液中,有参与调控血管的收缩和血管平滑肌的增殖等功能[5],而人体中 90% 以上的 5-HT 是在肠嗜铬(EC)细胞中生成的。肠道菌群、营养物质和激素是 EC 细胞生产 5-HT 的主要因素。在无菌小鼠的肠道中,其肠黏膜屏障严重受损,血液中 5-HT 水平严重降低,这说明肠道菌群在 5-HP 的生成中也有一定的作用,如生孢梭菌能够脱羧化 Trp,从而产生神经递质 5-HT[6],大肠杆菌 Nissle 1917 可以增强 5-HT 水平及其在回肠组织中的生物利用度[7]。肠道中的营养物质通过肠道菌群产生短链脂肪酸,如乙酸盐、丁酸盐等,促进 EC 细胞中的 Tph 1 表达和 5-HP 的合成,引起血液中循环 5-HP 浓

[1]　YU H,Du Y,ZHANG X,et al. The aryl hydrocarbon receptor suppresses osteoblast proliferation and differentiation through the activation of the ERK signaling pathway [J]. Toxicol Appl Pharmacol,2014,280(3):502-510.

[2]　KIM S Y,OH Y,JO S,et al. Inhibition of human osteoclast differentiation by kynurenine through the aryl-hydrocarbon receptor pathway [J]. Cells,2021.DOI:10.3390/cells10123498.

[3]　TONG B,YUAN X,DOU Y,et al. Sinomenine induces the generation of intestinal Treg cells and attenuates arthritis via activation of aryl hydrocarbon receptor [J]. Lab Invest,2016,96(10):1076-1086.

[4]　BADAWY A A. Tryptophan availability for kynurenine pathway metabolism across the life span:Control mechanisms and focus on aging,exercise,diet and nutritional supplements [J]. Neuropharmacology,2017,112(Pt B):248-263.

[5]　WILLIAMS B B,Van BENSCHOTEN A H,CIMERMANCIC P,et al. Discovery and characterization of gut microbiota decarboxylases that can produce the neurotransmitter tryptamine [J]. Cell Host Microbe,2014,16(4):495-503.

[6]　HUBBARD T D,MURRAY I A,PERDEW G H. Indole and tryptophan metabolism:endogenous and dietary routes to ah receptor activation [J]. Drug Metab Dispos,2015,43(10):1522-1535.

[7]　NZAKIZWANAYO J,DEDI C,STANDEN G,et al. Escherichia coli Nissle 1917 enhances bioavailability of serotonin in gut tissues through modulation of synthesis and clearance [J]. Sci Rep,2015,5:17324.

度升高[1-2]。

一项研究表明,RA 患者的 5-HT 水平明显较对照组高,而褪黑素的水平较低,分析表明,增加褪黑素的水平可以改善 RA 的进展和临床表现[3]。在 CIA 的大鼠模型中,5-HT 可以通过羟色胺 2A(HT2A)受体发挥促炎作用[4]。因此,抑制 5-HT 在血清中的水平或者促进褪黑素的生成是治疗 RA 的一个有效的方法。5-HT 再摄取抑制剂(SSRI)具有调节 5-HT 信号的作用,常被用作治疗抑郁症等心理疾病。多篇文献曾报道 SSRI 能够影响多种免疫细胞的功能,如增殖、细胞因子的产生和细胞凋亡[5-6]。目前 SSRI 已成功用于 RA 患者全身和关节内的治疗。

3)肠道菌群参与吲哚代谢途径影响 RA:在吲哚途径中,肠道菌群能够直接将 Trp 代谢为吲哚化合物,如吲哚 -3- 醛(IAlD)、吲哚 -3 乙酸(IAA)、吲哚 -3- 丙酸(IPA)、吲哚乳酸(ILA)、吲哚 -3- 乙醛(IAAld)和吲哚丙烯酸(IA)等,这些作为芳香烃受体的配体,使 AhR 在免疫细胞中广泛表达,AhR 的激活以配体特异性方式,来参加先天免疫反应和适应性免疫反应,从而参与肠上皮细胞的更新、免疫反应以及维持肠道稳态等重要活动[7]。肠道菌群产生吲哚的过程离不开色氨酸酶,这种酶在很多革兰氏阴性菌和革兰氏阳性菌中表达,如大肠杆菌、梭状芽孢杆菌和拟杆菌属等。在吲哚途径中,有一些肠道菌群已经被确定参与其中,如大肠杆菌和霍乱弧菌在 1897 年就被发现可以将

[1] WILLIAMS B B,VAN BENSCHOTEN A H,CIMERMANCIC P,et al. Discovery and characterization of gut microbiota decarboxylases that can produce the neurotransmitter tryptamine [J]. Cell Host Microbe,2014,16(4):495-503.

[2] YANO J M,YU K,DONALDSON G P,et al. Indigenous bacteria from the gut microbiota regulate host serotonin biosynthesis [J]. Cell,2015,161(2):264-276.

[3] WROBEL A,SZKLARCZYK J,BARANSKA I,et al. Association between levels of serotonin, melatonin,cortisol and the clinical condition of patients with rheumatoid arthritis [J]. Rheumatol Int, 2023,43(5):859-866.

[4] HARBUZ M S,MARTI O,LIGHTMAN S L,et al. Alteration of central serotonin modifies onset and severity of adjuvant-induced arthritis in the rat [J]. Br J Rheumatol,1998,37(10):1077-1083.

[5] GOBIN V,Van STEENDAM K,DENYS D,et al. Selective serotonin reuptake inhibitors as a novel class of immunosuppressants [J]. Int Immunopharmacol,2014,20(1):148-156.

[6] WALKER F R. A critical review of the mechanism of action for the selective serotonin reuptake inhibitors:do these drugs possess anti-inflammatory properties and how relevant is this in the treatment of depression?[J]. Neuropharmacology,2013,67:304-317.

[7] GANDHI R,KUMAR D,BURNS E J,et al. Activation of the aryl hydrocarbon receptor induces human type 1 regulatory T cell-like and Foxp3(+)regulatory T cells [J]. Nat Immunol,2010,11(9):846-853.

Trp 转化为吲哚,吲哚的产生因此就被人们作为区分大肠杆菌和其他肠菌的标志性产物。除上述 5-HT 外,生孢梭菌还能将 Trp 转化为 ILA 和 IPA[1]。此外,它们还参与氧化还原反应,产生 IAA 和 IPA 而维持肠道通透性和维持免疫反应。有研究报道,在大肠杆菌和乳酸菌中发现了能够将 Trp 代谢成吲哚的活性转运蛋白等[2]。

IAID、IAA 和 IA 已被证明可抑制不同促炎因子的表达来影响 RA 的进展[3]。乳杆菌属是这些代谢物的主要来源,当使用抗生素抑制这些肠道菌群时,IAA、IA 等代谢物水平明显降低。一项研究表明,CIA 大鼠口服 IAA 可以减轻炎症反应,证明了 IAA 能够通过 AhR-TAZ-Tip60 通路降低 Foxp3 的泛素化,促进 Treg 细胞的分化,从而减轻 CIA 大鼠的炎症水平[4]。

5. 色氨酸代谢对肠道菌群的作用　肠道菌群在 Trp 代谢中有重要作用,Trp 的代谢产物对肠道菌群起到了有益或有害的作用。如 5-HT 转化的褪黑素,可以控制肠道的许多功能,包括氧化应激和炎症反应[5]。再如肠道菌群能够通过各种反应,找到最终的受体,这些受体可以使肠菌在无氧的情况下进行发酵或代谢,如 Trp 转氨产生的吲哚丙酮酸就作为受体,进而通过 ILA 脱氢酶还原为 ILA。这一过程可以使肠菌在无氧条件下相对于厌氧菌更具有竞争优势。

吲哚作为细胞间的信号分子,影响着宿主与肠道菌群。如吲哚乙醇(IE)作为真菌的群体感应分子,监测环境条件并调节不同的细胞行为[6]。ILA 对青霉菌株具有抗真菌活性,同样对大肠杆菌和蜡样芽孢杆菌也具有抗菌活

[1]　WIKOFF W R,ANFORA A T,LIU J,et al. Metabolomics analysis reveals large effects of gut microflora on mammalian blood metabolites [J]. Proc Natl Acad Sci U S A,2009,106(10): 3698-3703.

[2]　MOTOJIMA M,HOSOKAWA A,YAMATO H,et al. Uremic toxins of organic anions up-regulate PAI-1 expression by induction of NF-kappaB and free radical in proximal tubular cells [J]. Kidney Int,2003,63(5): 1671-1680.

[3]　LANGAN D,PERKINS D J,VOGEL S N,et al. Microbiota-derived metabolites,indole-3-aldehyde and indole-3-acetic acid,differentially modulate innate cytokines and stromal remodeling processes associated with autoimmune arthritis [J]. Int J Mol Sci,2021,22(4).

[4]　SU X,WANG X,ZHANG X,et al. β-Indole-3-acetic acid attenuated collagen-induced arthritis through reducing the ubiquitination of Foxp3 via the AhR-TAZ-Tip60 pathway [J]. Immunol Res,2024.

[5]　MA N,ZHANG J,REITER R J,et al. Melatonin mediates mucosal immune cells,microbial metabolism,and rhythm crosstalk: A therapeutic target to reduce intestinal inflammation [J]. Med Res Rev,2020,40(2): 606-632.

[6]　HONORE A H,AUNSBJERG S D,EBRAHIMI P,et al. Metabolic footprinting for investigation of antifungal properties of Lactobacillus paracasei [J]. Anal Bioanal Chem,2016,408(1): 83-96.

性[1]。乳酸菌属通过 IAld 激活 AhR 来调节以依赖 IL-22 的黏膜平衡为主的稳态,从而保护小鼠免受黏膜念珠菌病的侵害[2]。此外,Trp 代谢物还可以通过 AhR 影响幼稚的辅助性 T 细胞分化为调节性 T 细胞和 Th17 细胞[3],在炎症和自身免疫性疾病中起到重要的作用。

Trp 的三种代谢途径与炎症、免疫、氧化应激以及神经功能等疾病的发生发展密不可分,而肠道菌群直接或间接地调控着 Trp 代谢,因此通过调控肠道菌群来控制与 Trp 代谢相关的疾病是一个可行的方法。研究肠道菌群与 Trp 的相互作用大多使用的无菌动物或者疾病的动物模型,但这些实验在人体内是否应验也尚未可知。粪菌移植技术自 2013 年来不断发展,利用此技术来治疗 Trp 引起的疾病是一个有待探索的目标。

色氨酸在类风湿领域得到充分应用,因此有必要对色氨酸的治疗领域进行进一步的开发利用,建立完整的色氨酸应用体系,更好地为人类健康服务。色氨酸作为一种天然安全有效的抗应激功能物质,了解 TRP 及其代谢物的毒性和药理作用,对今后将 TRP 作为一种治疗剂进行研究具有重要意义。然而,关于其毒性结果的数据报道很少,还需要进一步的研究。

(三) 胆汁酸

胆汁酸(BA)是肠道微生物群的最重要的代谢物之一。BA 是两亲性胆固醇代谢物,通过在小肠中形成胶束来促进膳食脂质,并促进其吸收或排泄。此外,它们是调节 BA 生物合成、脂质和葡萄糖稳态以及免疫信号转导的激素。BAs 是决定微生物群丰度、多样性和代谢活性的重要因素。

BA 池由肝细胞合成并储存在胆囊中的初级 BA 和作为细菌代谢产物的次级 BA 组成。胆固醇的 BA 生物合成是由肝细胞经典(中性)途径中的胆固醇 7α- 羟化酶(CYP7A1)或肝外组织中发现的替代(酸性)途径中的甾醇 27-羟化酶(CYP27A1)启动的。初级 BA 在人类中与甘氨酸或牛磺酸结合,或在

[1] NARAYANAN T K,RAO G R. β-indoleethanol and β-indolelactic acid production by Candida species: their antibacterial and autoantibiotic action [J]. Antimicrob Agents Chemother,1976,9(3): 375-380.

[2] ZELANTE T,IANNITTI R G,CUNHA C,et al. Tryptophan catabolites from microbiota engage aryl hydrocarbon receptor and balance mucosal reactivity via interleukin-22 [J]. Immunity,2013,39(2): 372-385.

[3] NOACK M,MIOSSEC P. Th17 and regulatory T cell balance in autoimmune and inflammatory diseases [J]. Autoimmun Rev,2014,13(6): 668-677.

小鼠中主要是牛磺酸,形成储存在胆汁中的胆盐。当一种食物被食用时,BA被释放到十二指肠,肠道微生物群沿着胃肠道代谢它们。大约95%的BA在到达回肠末端之前被重吸收(通过被动和主动运输),并通过肠肝循环循环。剩余的BA池进入结肠,那里是大多数肠道微生物群的居住地,通过脱羟基化促进主要次生BA脱氧胆酸(DCA)和石胆酸(LCA)的产生,以及它们的被动再摄取。

尽管有毒性作用,但BA也支持着微生物群的多样性。人类与微生物区系的通信部分依赖于宿主受体对微生物代谢物的反应。微生物群通过几个关键的宿主BA受体调节胆汁酸的代谢和转运。G蛋白偶联受体(GPCrs)与BAs结合,具有免疫调节功能。

肠道微生物相关的BA诱发胃肠道炎症和肿瘤的发展。早在20世纪30年代,DCA就被证明会导致小鼠注射部位肿瘤。特别是与高脂肪饮食相结合,这两种主要的继发性BA(DCA和LCA)长期以来都与胃肠道癌症相关。

由于其疏水性,次生BA如DCA和LCA比初级BA更具有致癌性。DCA可以直接触发蛋白p53的降解。DCA和LCA的膜损伤相关致癌性的另一种机制是通过产生活性氧。DCA损伤细胞激活磷脂酶A2,从膜上释放花生四烯酸,代谢成活性氧,损伤DNA并产生突变。

解耦释放的牛磺酸最终通过磺酸代谢为强致癌物——硫化氢。由于微生物群的解耦是普遍存在的,结肠中硫化氢产生的一个主要风险因素是摄入富含牛磺酸的食物(肉类产品、乳制品和能量饮料),导致宿主对BA的牛磺酸结合增加。

虽然直接补充BA可以对致癌、结肠炎和代谢综合征产生有益的结果,但这些作用可能只持续到治疗期间。相反,调节微生物群以增加胆汁代谢可以促进延长作用。

BA细菌转化的不平衡是代谢性、炎症性、感染性和肿瘤性疾病的重要因素,主要是通过BA受体的失调,针对BA和微生物群的治疗已经发挥作用。BA的主要位点的组成依赖于宿主的合成、大量的细菌酶以及它们的摄取和运输。需要更多的研究来继续扩大已知的BA保留库,并表征负责其合成的细菌酶。由于许多BA受体在胃肠道以外的组织中表达(例如大脑、T细胞和平滑肌),未来我们将探索 BA 在其他部位的影响[1]。

七、微生物组改变异生核受体活性,调节异生代谢

核受体是基因表达的主要调节因子,特别是它们主要表达的肝脏和肠道中的酶活性。通过配体结合激活后,核受体二聚化并结合必需代谢基因的启动子区域,以募集 RNA 聚合酶 Ⅱ 进行转录。在它们控制的基因库中,有 CYP450s,它负责氧化 - 经典外源和内生代谢的第一阶段。几种 Ⅱ 期酶和转运蛋白,包括 UGT、磺基转移酶(SULT)、甲基转移酶和多重耐药基因,也处于核受体控制之下。核受体孕烷 X 受体(PXR)、组成型雄激素受体(CAR)1-3 和法尼醇 X 受体(FXR)以及 PAS 结构域蛋白芳基烃受体结合诱导或抑制其靶异生代谢基因表达的外源性物质。PXR 尤为重要,因为它控制 CYP3A4 的表达,CYP3A4 是已知对大约 50% 的药物进行氧化的酶。此外,PXR 具有大而灵活的配体结合域,使其能够响应各种外源性物质。因此,微生物组有可能通过配体激活转录因子的混杂来调节异生代谢。

(一) 微生物组改变 Ⅰ 期氧化酶的表达

肝脏中许多最大的转录组和蛋白质组扰动发生在 CYP450 酶中。几种小鼠品系中肠道微生物组的存在增加了肝脏 CYP450 的表达,这支持了微生物为外源性代谢提供宿主的概念。CYP3A 家族约占肝脏中所有 CYP450 酶的 30%,但被认为负责肝脏和肠道中一半的外源性氧化反应,使其对多种化合物的解毒至关重要。CYP3A4(小鼠 CYP3A11)特别与许多外源性物质的首过消除有关,例如,高致癌真菌代谢物黄曲霉毒素 B_1、各种抗生素、对乙酰氨基酚和化疗药物伊立替康。

除 CYP3A 家族外,微生物组和微生物特异性代谢物也会影响外源性代谢酶。CYP450 酶家族 1—4 的成员负责约 60% 的外源性酶的氧化。

(二) 微生物组改变 Ⅱ 期酶和转运蛋白的表达

大量研究表明,肠道微生物组具有改变宿主外源代谢酶表达的潜力。一些微生物组相关代谢物可以通过直接竞争外源酶的活性来抑制外源性物质的代谢。肠道微生物组代谢物对宿主外源性代谢的干扰可导致危险和意想不到的药物相互作用,正如从索利夫定和化疗药物 5- 氟尿嘧啶(5-FU)所观察到的

---

[1] COLLINS S L,STINE J G,BISANZ J E,et al. Bile acids and the gut microbiota: metabolic interactions and impacts on disease [J]. Nature Reviews Microbiology,2023,21(4):236-247.

那样。索利夫定是一种用于对抗水痘 - 带状疱疹病毒和Ⅰ型单纯疱疹病毒的抗病毒药物,在已经接受 5-FU 治疗的日本癌症患者中,导致 18 人死亡和大量发病。口服索利夫定被肠道微生物组中广泛丰富的拟杆菌属去磷酸化为溴化尿嘧啶(BVU)。研究发现,BVU 抑制二氢嘧啶脱氢酶,二氢嘧啶脱氢酶是负责代谢 5-FU 的宿主酶,导致药物在这些患者中毒性积累。

肠道微生物组对宿主外源性代谢的操纵通常通过 TLR2 介导,TLR2 是一种由细菌膜成分激活的细胞受体。

随着人们对了解宿主 - 微生物组代谢关系的兴趣日益浓厚,需要更多的研究来明确地将外源性代谢与微生物活性和宿主代谢酶的改变联系起来。宿主 - 微生物组 - 外源性代谢关系的一个重要组成部分是通过施用外源性物质重塑肠道微生物组的结构和活性。这在抗生素中得到了充分的体现,因为它们的预期活性是选择性地杀死微生物。然而,抗生素对微生物组的影响似乎比最初预期的要长,因此,在抗生素的选择压力解除后很长一段时间内,耐药细菌种群会增加。即使是不是抗生素靶标的微生物也可能受损并改变其基因转录,这些基因有助于保护免受外源性物质(如多药转运蛋白)的侵害。目前尚不清楚微生物组的新陈代谢和活力的长期变化如何影响宿主健康或它们耐受异源性物质挑战的能力。此外,非抗生素药物的毒性作用会对微生物组施加选择性压力,导致抗生素耐药基因的表达。这引起了人们对非抗生素药物产生抗生素耐药性的严重担忧。

外源性药物对微生物组的选择性毒性扰乱了它们的生理机能和许多重要的代谢功能。小檗碱是一种从植物中提取的天然化合物,需要通过化学方式转化为微生物组容易吸收的形式,以发挥其葡萄糖和脂质调节作用。然而,它也抑制了对代谢牛磺结合胆汁酸很重要的细菌种群。反过来,未结合胆汁酸的积累激活 FXR,一种主要负责调节胆汁酸代谢的核受体,胆汁酸代谢结合内源性和外源性配体。FXR 对肠道微生物组活力以及胆汁酸、脂质和葡萄糖稳态有下游影响。有趣的是,2 型糖尿病药物二甲双胍通过其对肠道微生物组成员的毒性来抑制 FXR 活性。二甲双胍选择性地消耗脆弱拟杆菌,脆弱拟杆菌是一种对胆汁酸甘氨熊脱氧胆酸(GUDCA)和牛磺熊去氧胆酸(TUDCA)解偶联所必需的细菌。随后的 GUDCA 和 TUDCA 积累抑制回肠中的 FXR 信号转导,进一步支持肠道微生物组相关机制。微生物组的外源性改变调节了微生物和宿主代谢几种内生元或外源性物质的能力,这些内生元或外生素可能与最初的情况不同。

外源生物的新陈代谢与肠道微生物组的活力之间通常存在动态的双向关系。重金属砷因其对人体的急性毒性以及作为公认的致癌物的危险性，在世界范围内具有严重的健康问题。口服砷会显著减少厚壁菌门种群并扰乱肠道代谢组，表现为酰基肉碱和大豆苷元生成降低、吲哚生成增加和胆汁酸代谢中断。微生物组的某些成员在体外代谢常见的含砷化合物，但这会产生生物活化硫酸盐还原代谢物。然而，在体内，肠道微生物组的存在和组成已被证明对于减轻砷毒性至关重要。因此，砷和微生物组的相互作用是错综复杂的。

除了限制其他外源性物质的代谢外，改变微生物组本身还会对人类健康产生负面影响。对于婴儿来说尤其如此，例如，他们的正常肠道微生物组发育对于支持成年后的功能性免疫系统至关重要。一些环境毒物可以通过母乳传染给婴儿，包括多氯联苯（PCB）、重金属和杀虫剂。婴儿通过母乳接触全氟辛烷磺酸（PFOS）、多氯联苯 -167 和多溴二苯醚 -28 已被证明会扰乱微生物组的多样性和功能，从而减少有益短链脂肪酸的产生。

肠道微生物组、宿主因素和外源代谢的相互作用是复杂的。微生物界可用的酶反应库拓宽了我们对异生素代谢的认识。这些微生物酶的产物可以发挥新的活性，无论它们是宿主代谢物所独有的，还是添加到已经产生的代谢物中。微生物异生素代谢可导致生物活化、解毒，或者在某些情况下，如葡萄糖醛酸酶，它甚至可以逆转宿主解毒。微生物组位于肠细胞顶部可以通过结合或输入外源性物质或通过加强肠黏膜屏障来阻止吸收。微生物组的存在会改变宿主的外源性代谢酶，从而改变通常由这些途径转化的内生元或外生元的命运。

我们对微生物组与异生代谢相互作用的理解将改善药代动力学和药物相互作用的预测，并有可能根据个体的微生物组组成和活性进行个性化治疗。前者依赖于开发技术和建模软件来准确描述宿主和微生物代谢和活力之间的复杂关系。目前的挑战是模拟微生物解偶联 / 宿主偶联关系的药代动力学，例如 β- 葡萄糖醛酸酶 /UGT，以了解多种形式的外源性物质在全身的分布和浓度。我们可以利用人机芯片技术，通过包括体外肝、肠和肾的互连网络来建立功能性全人体代谢模型。每个"器官"都包含培养的人类细胞，这些细胞通过胶原层与相互连接的人工脉管系统网络隔开，并且可以包括可操纵的物理特征。在沿宿主 - 微生物组轴的代谢建模方面，模拟肠可以被个体的肠道微生物组定植，并用各种外源性物质进行挑战。这些技术的进步将改善对个体对外源性药物反应的预测,以及我们设计有效和安全药物的能力[1]。

八、菌群与耐药

抗生素耐药性是一个全球性问题。传统上,抗生素耐药性(AMR)被认为是一个临床问题,但非临床环境(例如人类肠道微生物群)现在变得越来越重要。此外,ARGs 经常在人类微生物群内的细菌之间交换,其中肠道细菌群落充当水平基因转移的枢纽[2]。全球病原菌抗微生物药物耐药性的上升已被证明是一个重大的公共卫生威胁,耐多药细菌感染率随着时间的推移而增加。肠道微生物组已被研究为抗生素抗性基因(ARG)的储存库,这些基因可以通过结合质粒和移动遗传元件(肠道抵抗组)的水平基因转移(HGT)转移到细菌病原体。

肠道中循环的所有抗生素耐药基因的总丰度,称为肠道"抗性组",对于理解两个主要原因至关重要。一般而言,ARG 可以确定个体的肠道微生物组将如何对抗生素治疗做出反应并从中恢复,因此对于预测微生物组动态以及抗生素相关的病原体水平(如耐万古霉素肠球菌)很重要。然而,由于提出的间接效应,耐药组受到了很多关注:共生物种可能与病原体或病原体共享其抗生素耐药基因,从而赋予对毒性和临床相关菌株的抗生素耐药性。考虑到全球抗微生物药物耐药性负担在 2019 年超过 100 万,了解共生微生物可能在多大程度上促进抗微生物药物耐药性在病原体中的传播是当务之急。这些ARG 转移事件的频率可能取决于多种因素,包括供体和受体之间的分类和生态相似性,相关移动元件的类别,共生微生物中 ARGs 的分布和丰度,以及微生物生态位中的环境条件和压力源。

ARGs 可以在体内微生物之间水平转移。在实验环境中,ARG 通过 HGT在肠杆菌成员之间传播似乎特别频繁。虽然肠杆菌在健康肠道中通常是少数,但在发炎状态下,它们可以大量繁殖并参与高度频繁的 HGT。

影响肠道抵抗组的宿主和环境因素。肠道抵抗组的丰度和组成受多种因素影响:①活微生物治疗学。活微生物疗法可以根据环境情况(例如抗生

---

[1] COLLINS S L,PATTERSON A D. The gut microbiome: an orchestrator of xenobiotic metabolism [J]. Acta Pharmaceutica Sinica B,2020,10(1): 19-32.

[2] CARVALHO M J,SANDS K,THOMSON K,et al. Antibiotic resistance genes in the gut microbiota of mothers and linked neonates with or without sepsis from low-and middle-income countries [J]. Nature Microbiology,2022,7(9): 1337-1347.

素的给药)减少或扩大耐药组。②抗生素。抗生素的使用可以选择常驻的抗生素耐药微生物,并导致耐药组的整体扩张。③疾病状态。某些疾病状态,如IBD,通过促进水平基因转移与抵抗组的整体扩张相关。④医院环境。医院环境为抗生素耐药基因在患者之间的传播提供了理想的环境。⑤母乳喂养。抗生素耐药基因可以通过母乳垂直传播。母乳与对婴儿抵抗组的抑制作用有关。⑥农业。在牲畜附近工作或生活是抗微生物药物耐药性基因的暴露途径。此外,抗生素耐药性基因可以从食物本身获得。⑦地理位置。地理位置与电阻组的变化相关。此外,根据目的地的不同,国际旅行会导致电阻组的组成发生变化。⑧饮食。抗生素耐药基因可以来自食物本身,这可以通过在牲畜中使用抗生素来驱动。此外,某些饮食,例如富含全谷物的饮食,与抵抗组的减少有关。FMT已被证明可以减轻ARG负荷[1]。

(一) 肠球菌

肠球菌是人类微生物群的一部分,也是多重耐药性感染的主要原因。

肠球菌以其对抗生素的内在和最近获得的耐药性而闻名,导致难以根除的感染死亡率高。粪肠球菌的一些分离株表达一种翻译后修饰的抗微生物肽细菌素,称为细胞溶血素,其可以裂解细菌和真核细胞并有助于发病机制[2]。

肠道病原体暴露于胃肠道中动态的多种微生物环境中。这种微生物群落已被证明在感染期间很重要,但很少有例子说明微生物相互作用如何影响入侵病原体的毒力。肠道中一组抗生素耐药性、机会性病原体(肠球菌)的扩增增强了艰难梭菌的适应性和发病机制。通过营养限制和交叉喂养的平行过程,肠球菌塑造了肠道中的代谢环境,并重新编程了艰难梭菌的代谢。肠球菌提供可发酵的氨基酸,包括亮氨酸和鸟氨酸,可增加艰难梭菌在抗生素扰动肠道中的适应性。肠球菌通过精氨酸分解代谢平行消耗精氨酸为艰难梭菌提供了代谢线索,有助于增加毒力。

肠道感染本质上是多种微生物,因为病原体在侵入胃肠道期间会暴露于丰富的微生物生态系统和复杂的代谢环境中。研究感染期间病原体-微生物群的相互作用对于提高我们理解和治疗肠道感染至关重要。

[1] CRITS-CHRISTOPH A, HALLOWELL H A, KOUTOUVALIS K, et al. Good microbes, bad genes? The dissemination of antimicrobial resistance in the human microbiome [J]. Gut Microbes, 2022, 14(1): 2055944.

[2] XIONG X, TIAN S, YANG P, et al. Emerging enterococcus pore-forming toxins with MHC/HLA-I as receptors [J]. Cell, 2022, 185(7): 1157-1171.

肠球菌在艰难梭菌感染的肠道中富集。粪肠球菌生物膜结构对于提高抗生素暴露后艰难梭菌的存活率很重要,双物种生物膜可能促进感染期间的持久性。有研究者指出粪肠杆菌重塑了代谢环境,并作为艰难梭菌可发酵氨基酸的来源。粪肠球菌含有高水平的可发酵氨基酸,这些氨基酸在代谢串扰中发挥重要作用[1]。

(二) 铜绿假单胞菌

在临床环境中,通过酶修饰灭活是对不同类型抗生素耐药的最普遍机制。在修饰的酶中,基团转移酶的底物范围最广。许多基因在测序的细菌基因组中被注释为转移酶,其中许多基因与已知的抗生素转移酶具有同一性。然而,它们在抗生素耐药性中的作用仍然未知。铜绿假单胞菌是一种机会性病原体,可引起囊性纤维化患者和免疫系统受损个体危及生命的感染,并且还以其对抗生素的低敏感性而闻名[2]。

(三) 氨基糖苷磷酸转移酶(aminoglycoside phosphotransferase, APH)

在过去的几十年里,广谱抗生素在人类和兽药中的广泛和不当使用极大地促进了高度耐药细菌菌株的出现。最常见的多重耐药(MDR)病原体被归类为首字母缩略词 ESKAPEE,代表屎肠球菌、金黄色葡萄球菌、肺炎克雷伯菌、鲍曼不动杆菌、铜绿假单胞菌、肠杆菌属和大肠杆菌。这些病原体已被确定为耐多药院内感染的主要原因。其中,鲍曼不动杆菌已成为医院获得性感染的主要原因之一,尤其是在重症监护病房和免疫功能低下的患者中。鲍曼不动杆菌尤其参与呼吸道感染,例如重度呼吸机相关性肺炎、菌血症和皮肤/伤口感染。2017 年,世界卫生组织将鲍曼不动杆菌列为最关键的抗生素耐药细菌,开发新的有效抗生素疗法至关重要。事实上,不动杆菌感染的治疗越来越困难,因为这种细菌在环境中存活得非常好,并且具有显著的传播能力。此外,鲍曼不动杆菌具有可塑性基因组,这有助于在抗生素压力下获得和传播多种耐药机制。这种传播是通过质粒、整合子、转座子和抗性岛等移动元件的水平基因转移发生的,并且是 MDR 菌株出现的主要因素。在抗生素耐药性的

[1] SMITH A B,JENIOR M L,KEENAN O,et al. Enterococci enhance Clostridioides difficile pathogenesis [J]. Nature,2022,611 (7937): 780-786.

[2] ZHANG G,TIAN J,WANG C,et al. Identification of novel cryptic aminoglycoside phosphotransferases in pseudomonas aeruginosa [J]. Antimicrobial Agents and Chemotherapy,2016,60 (11): 6983-6985.

主要机制中,外排泵(EP)的过表达在多重耐药性中也起着重要作用。

氨基糖苷类磷酸转移酶是氨基糖苷类修饰酶的三个家族之一,通过酶促修饰赋予氨基糖苷类抗生素高水平的耐药性。氨基糖苷类包括一系列广谱杀菌抗生素,用于治疗人类严重的细菌感染,也用于促进动物生长和治疗兽医实践。

氨基糖苷类药物的酶促修饰导致对 30S 核糖体靶标的亲和力降低是对这些药物耐药的主要机制[1]。

氨基糖苷类抗生素,如妥布霉素和庆大霉素,由于其杀菌活性和广谱性,是具有高度临床相关性的抗生素。氨基糖苷磷酸转移酶可以磷酸化氨基糖苷类抗生素中的特定羟基,是这类抗生素非常有效的灭活剂。虽然还可以发生其他对氨基糖苷类药物的耐药机制,但氨基糖苷类修饰酶(AME)的合成是临床分离株耐药的主要模式。AME 的进化成功归因于大多数酶不仅能够作用于多个氨基糖苷,而且还经常作用于可移动的遗传元素上,从而增加了它们在物种间传播的可能性。有趣的是,很少有关于底物范围超过氨基糖苷类的酶的报道,如激酶 Cph,它会对肽基抗生素卷头曲霉素产生自我耐药性[2]。

(四) MexT

机会性人类病原体铜绿假单胞菌具有重要的临床意义,因为它对多种抗生素具有耐药性,这些抗生素可以是内在的或获得性的。除了其较差的外膜通透性外,染色体编码的外排泵是铜绿假单胞菌抗生素耐药性的主要因素。耐药 - 结瘤 - 细胞分裂(RND)家族外排泵是铜绿假单胞菌多药耐药性的关键贡献者,并且是革兰氏阴性菌中最常见的外排泵。迄今为止,已经在铜绿假单胞菌中鉴定和表征了四种 RND 类型的外排泵,MexAB-OprM、MexXY-OprM、MexCD-OprJ 和 MexEF-OprN。对 MexAB-OprM 泵和相关分子机制的研究已经证明了它们对多药耐药性的重要性。MexT 是铜绿假单胞菌中 MexEFOprN 外排泵的转录激活剂[3]。

[1]　SMITH C A,TOTH M,STEWART N K,et al. Structural basis for the diversity of the mechanism of nucleotide hydrolysis by the aminoglycoside-2′-phosphotransferases [J]. Acta Crystallographica Section D:Structural Biology,2019,75(12):1129-1137.

[2]　ADAM S,FRIES F,VON TESMAR A,et al. The peptide antibiotic corramycin adopts a β-Hairpin-like structure and is inactivated by the kinase ComG [J]. Journal of the American Chemical Society,2024,146(13):8981-8990.

[3]　KIM S,KIM S H,AHN J,et al. Crystal structure of the regulatory domain of mext,a transcriptional activator of the MexEF-OprN efflux pump in Pseudomonas aeruginosa [J]. Molecules and Cells,2019,42(12):850-857.

（五）β-内酰胺酶

自20世纪40年代青霉素进入临床以来，β-内酰胺类药物一直是当今抗菌武器的基石。这些药物会干扰细菌细胞壁的生物合成，因为它们通过这些必需酶中的活性位点丝氨酸酰化来共价抑制转肽酶，即青霉素结合蛋白（PBP），以促进复制细菌的生长。如下所述，大多数β-内酰胺酶含有活性位点丝氨酸，可被β-内酰胺分子酰化，从而解释了两种酰基酶类型（即PBP和β-内酰胺酶）之间的结构和机制共性。

目前，β-内酰胺类药物是处方最广泛的抗生素，包括四大类用于治疗的抗生素。三组具有双环结构（即青霉素、头孢菌素和碳青霉烯类），第四组具有单环结构（即单环类）。

在革兰氏阴性菌（包括肠杆菌科）中，产生水解β-内酰胺环的β-内酰胺酶，从而使药物失活，是β-内酰胺类耐药的主要原因。这些酶根据氨基酸序列分为四类（A、B、C和D）。

尽管肠杆菌科（和其他革兰氏阴性菌）对含β内酰胺类抗菌药物产生耐药性有三种主要分子机制，如酶产生、外排泵过表达和孔蛋白修饰，但酶灭活占主导地位，单独或与其他机制联合使用，与临床分离株中观察到的多重耐药表型有关。

近年来，肠杆菌科肠杆菌对β-内酰胺类药物耐药性的负担在发病率和死亡率方面显著增加。在欧洲，2007—2015年间，第三代头孢菌素耐药大肠杆菌和肺炎克雷伯菌（其中分别为88%和85%为ESBL生产者）导致的感染死亡人数有所增加[1]。

九、饮食营养对微生物组、宿主的影响

为了阐明微生物组、宿主和营养之间的复杂关系，整合多组学技术，包括宏基因组学、宏转录组学、宏蛋白质组学、代谢组学、培养组学和同位素技术等，变得至关重要。下一代测序可以深入了解支持饮食-微生物组相互作用的细菌种类、菌株、基因、途径和代谢物，未来将努力主要进行长读宏基因组测序，以大幅增强宏基因组组装。这种方法将改进结构变异检测，使对特定时间的肠道微生物组功能的全面研究成为可能，并加深我们对人类饮食-微生物

---

[1] DE ANGELIS G, DEL GIACOMO P, POSTERARO B, et al. Molecular mechanisms, epidemiology, and clinical importance of β-lactam resistance in Enterobacteriaceae [J]. International journal of molecular sciences, 2020, 21 (14): 5090.

组 - 疾病相互作用的理解。要破译饮食、宿主及其微生物群之间的因果关系，仍存在许多挑战。为此目的建立了不同的数据库，包括 FoodDB 和美国农业部的食物组成数据库，以及结合食物、人类和细菌代谢能力的数据库，如虚拟代谢人类和 AGORA2。这些数据库提供了数学模型，特别是基因组规模的代谢模型，提供了对肠道微生物组的代谢潜力和相互作用的见解。

微生物组的研究已经取得了很大的进展，但差距和挑战仍然存在。粪便微生物组分析是了解沿着人类胃肠道的微生物群的真实组成和复杂性的一个代理。这是通过使用可摄取装置和多组学分析来证明的，来自 15 个健康个体的 240 个肠道样本显示了肠道和粪便之间的细菌、噬菌体、宿主蛋白和代谢物组成的显著差异。目前还需要进一步研究，结合这种技术来研究饮食和疾病如何影响肠道微生物群、代谢组、病毒组和蛋白质组。临床研究中复杂的个体饮食阻碍了我们对特定饮食成分对肠道微生物群的影响的理解。难以估算应激反应等心理因素对健康人群中的微生物群的影响程度。

混杂因素持续地使我们对饮食 - 微生物组相互作用的理解复杂化。为了克服这些挑战，了解个体中独特的微生物群及其历史上暴露于可能影响微生物组组成和功能的环境因素是至关重要的。在比较全球干预研究时，必须考虑到全球生产参数和农药和抗生素等添加剂的影响导致全球区域的食品成分差异。更深入的微生物组干预试验涉及通过饮食操纵微生物组，对于验证饮食改变、微生物组调节和健康结果之间的因果关系至关重要。

此外，全面的、标准化的、长期的(跨越几十年)研究对于准确地捕捉饮食对人类微生物组的影响至关重要，包括在全球范围内对不同生命阶段的连续和实时跟踪，类似于人类基因组计划。饮食元数据的整合，包括诸如营养摄入和用餐时间等因素，可以通过移动应用程序或可穿戴设备来实现。世界上只有不到 15% 的人生活在欧洲或北美，超过 70% 的人类微生物组数据来自这些地区。在美国，低收入国家的代表比例极其不足，对营养不良等相关疾病的关注也少得多。收集全球微生物组数据以了解不同地区独特的微生物关联，并针对每个领域的需求开发靶向治疗方法是至关重要的，需要世界各地多个研究中心之间的大规模合作。饮食是临床研究中解释肠道微生物和疾病之间因果关系的 ·个混杂因素，需要全面的饮食元数据概括临床发现，以促进微生物组靶向治疗的进展。

第四章

微生态在类风湿关节炎中的应用

第一节　肠道菌群变化在类风湿关节炎发病过程中的作用

一、类风湿关节炎发病与微生物失调

目前,全球约有 1% 的成年人患有 RA。虽然其确切的病因尚不清楚,但由多种环境和遗传因素的多因素病因引起的自身免疫功能障碍,导致异常的 T 细胞免疫反应和多个滑膜关节的进行性炎症反应,在发病中占据重要地位。

(一) 微生态失调相关的类风湿关节炎发病机制的提出

类风湿关节炎的特点是慢性炎症和滑膜关节的进行性破坏,并伴有全身表现和自身抗体的产生,即抗瓜氨酸蛋白抗体(ACPAs)和类风湿因子(RF)。对于那些血清阳性 RA 的患者,临床前阶段的一个标志是 ACPAs 的出现,血清中 ACPAs 的存在预示着血清中 RA 阳性的高风险。

循环自身抗体在没有关节炎临床症状的情况下出现,这表明疾病的开始或关节以外部位的"耐受性丧失"。RA 起始事件可能发生在由局部微生物群定植的黏膜表面。利用炎症性关节炎模型进行的研究表明,无菌小鼠或通过抗生素治疗减少肠道微生物群的实验性减少,可保护动物免受炎症性关节炎的影响,而黏膜微生物失衡,导致了炎症性关节炎的发病。已建立的 RA 患者的肠道微生物群在 SKG 小鼠关节炎发展中有直接促进作用。Maeda Y 等人发现,来自 RA 患者的异常生物微生物群通过激活肠道中的自身反应性 T 细胞,加速了 SKG 小鼠的关节炎。

肠道微生物群可以对宿主的代谢产生深远影响。然而,RA 临床前阶段的肠道微生物群、代谢物和临床特征之间的关系尚不清楚。目前,RA 的早期诊断是预防疾病进展和关节破坏的基础。目前迫切需要识别生物标志物和 RA 进展的潜在机制。

肠道微生物群的改变通常会影响个体的肠道屏障功能和局部黏膜免疫状态。早期 RA 患者外周血中唑素水平明显升高,同时肠通透性增加。CIA 小鼠体内的唑啉蛋白水平也有所升高。唑啉拮抗剂拉拉唑肽治疗显著减少关节炎症和破骨细胞数量,而唑啉激动剂 AT-1002 加重症状。这些研究表明,肠道屏障功能在 RA 的起始和发展过程中维持免疫耐受的重要性[1]。类风湿关节炎发病机制可能与黏膜免疫系统与异常的局部微生物群之间的相互作用有关,疾病始于黏膜部位,继而累及滑膜关节。临床前和确诊 RA 患者肺、口腔和肠道微生物菌群组成的改变表明黏膜生态失调在 RA 的发展和持续中起作用。来自 RA 小鼠模型的数据和对疾病临床前阶段的调查也证明了这一点。此外,广泛用于治疗类风湿关节炎的几种治疗方案与肠道微生物群的改变有关,这表明调节肠道菌群和 / 或肠道屏障功能可能有助于预防或治疗类风湿关节炎。

研究发现:① RA 高危人群发生粪便微生物群失调和代谢特征改变,氨基酸和脂质代谢 KEGG 通路富集;② PreRA 组的粪便微生物群移植损害了肠道屏障功能并触发了 Th17 特征的肠道免疫扰动;③在 CIA 模型中,来自高危 RA 患者的粪便微生物群加重了关节炎,肠道中 Th17 细胞在临床前富集。这些结果表明,GM 生态失调与 RA 临床前阶段的血清代谢组的改变有关,而GM 触发的黏膜免疫扰动可能是临床前阶段驱动 RA 发展的早期事件。

微生物组成的改变先于个人 RA 的临床表现,表明肠道生态失调在 RA 的发展和维持慢性系统性炎症中具有重要作用。肠道由体内最多的先天免疫细胞和适应性免疫细胞组成,被认为是人体最大的免疫器官。改变的肠道菌群和遗传上倾向于自身免疫的免疫系统之间可能发生的复杂相互作用,可能为同样涉及关节的系统性炎症的发展提供基础。目前,还不可能确定这些改变是遗传易感 RA 患者的环境和先天免疫系统相互作用的结果,还是专门涉及肠道的系统性炎症过程的结果。然而,来自小鼠关节炎模型和早期 RA 患者的研究强烈表明,这些改变可能先于疾病的发生,并在某种程度上代表了系统性炎症的隐藏触发因素[2]。

越来越多的证据表明,肠道菌群失调与包括类风湿关节炎在内的多种自身免疫性疾病有关。在新发未经治疗的 RA 患者中发现普雷沃氏菌属的丰度过高,而梭状芽孢杆菌的代表性不足,包括主要的丁酸盐生产者拉氏螺旋体。通过饮用水施用丁酸盐,其主要在小肠上部吸收,可抑制小鼠自身免疫性关节

[1] LUO Y,TONG Y,WU L,et al. Alteration of gut microbiota in individuals at highrisk for rheumatoid arthritis associated with disturbed metabolome and the initiation of arthritis through the triggering of mucosal immunity imbalance [J]. Arthritis & Rheumatology,2023,75(10): 1736-1748.

[2] ZAISS M M,JOYCE WU H J,MAURO D,et al. The gut-joint axis in rheumatoid arthritis [J]. Nature Reviews Rheumatology,2021,17(4): 224-237.

炎模型的发展[1]。

(二) 微生态失调对类风湿关节炎肠黏膜屏障的影响

肠黏膜屏障由机械屏障、化学屏障、免疫屏障和生物屏障四部分组成,其中肠黏膜上皮细胞和上皮细胞间的紧密连接构成的机械屏障是肠黏膜屏障最重要的组成因素。化学屏障由肠道分泌的溶菌酶和消化酶等化学物质构成,免疫屏障由肠内淋巴组织和免疫细胞组成,肠道菌群相互作用则形成了生物屏障。完整的黏膜屏障系统可以阻止肠道细菌及其产物向血液易位,一旦黏膜屏障受损,肠通透性增加,则细菌及其产物内毒素等会易位,激活单核巨噬细胞系统,促进大量炎症因子如 IL-6 和 TNF-α 等产生,最终形成慢性微炎症状态。

胆汁酸为胆固醇来源的天然表面活性剂,在哺乳动物肠道内含量非常丰富。胆汁酸由肝细胞通过细胞色素 P450 氧化胆固醇生成并由胆囊分泌到小肠中,以帮助饮食脂肪的消化、抗菌防御及葡萄糖代谢。95% 的胆汁酸可经小肠末端的回肠重吸收并循环回到肝脏,而一些残留的胆汁酸被肠道细菌代谢,转化为具有多样化学结构的次级胆汁酸。在正常人群的肠道中,胆汁酸可保护肠道上皮细胞并对病原菌产生抵抗,提示这些胆汁酸具有潜在的调节肠道免疫细胞的功能。

肠道生态失调诱发肠道屏障功能障碍、亚临床肠道炎症,并激活特异性适应性和先天免疫反应。肠道微生物群的干预为缓解 RA 提供了另一种策略。有研究表明,普氏菌、乳杆菌、双歧杆菌和脆弱拟杆菌可降低 RA 的发病率和严重程度。从微生物群中提取的代谢物可影响黏膜免疫细胞的功能和上皮屏障的完整性。微生物色氨酸代谢物通过作为芳基烃受体的配体,在调节适应性和先天免疫系统并影响 RA 的各种生理过程中发挥多效性作用[2]。

二、"脾者,谏议之官,知周出焉"——肠道微生物和宿主代谢表型

著名的医学微生物学家魏曦院士提出"抗生素之后的时代将是活菌时

---

[1] TAKAHASHI D,HOSHINA N,KABUMOTO Y,et al. Microbiota-derived butyrate limits the autoimmune response by promoting the differentiation of follicular regulatory T cells [J]. Ebio Medicine, 2020,58:102913.

[2] JIANG Z M,ZENG S L,HUANG T Q,et al. Sinomenine ameliorates rheumatoid arthritis by modulating tryptophan metabolism and activating aryl hydrocarbon receptor via gut microbiota regulation [J]. Science bulletin,2023,68(14):1540-1555.

代"，"中医的四诊八纲是从整体出发，探讨人体平衡和失调的转化机制，并通过中药使失调恢复平衡。微生态学很可能成为打开中医奥秘大门的一把金钥匙"。

中医上所说的"脾"和西医学当中的解剖学上的脾，概念不同，"脾"可能更多地体现了功能。

在中医学当中强调脾主运化，是气血生化之源，后天之本。饮食不节导致脾气亏虚，运化失常，最终导致脾气虚证候的出现。

脾气虚证候有哪些典型的表现呢？临床上，脾气虚证有脘腹胀满、食少纳呆、大便溏薄、肢体倦怠，还有舌淡苔白等。脾气虚证患者的肠道微生态失衡，不论是临床的脾气虚证，还是实验动物学当中脾气虚证相关的病理生理，都有一个非常共性的特征，就是肠道微生态的失衡。肠道微生态的失衡可能是中医证候群特征重要的组成部分。

RA 患者均存在不同程度的免疫紊乱与菌群失调。菌群失调与免疫紊乱相互作用，并与脾脏、大肠关系密切，因此"脾 - 肠 - 菌"轴功能失调是导致RA 发病的重要因素。传统医学认为，肝脾肾气血亏虚是类风湿关节炎发生的基础，风寒湿热痰瘀是类风湿关节炎致病的关键因素。临床上类风湿关节炎的发病虽与气候等外在条件有关，但从自身来讲，正气不足者更易招致外邪的侵扰。众多风湿类中药复方中的药物归属脾经，从健脾、调脾入手治疗类风湿关节炎，这和中医"脾者，谏议之官，知周出焉"的理论不谋而合。中医理论中有这样的认识，具有防护作用的卫气来源于中焦脾化生的水谷精微，在中医学上的地位是举足轻重的。若中焦运化失职，则卫气虚，则易感受邪气。而现代研究表明，肠系统是机体最大的免疫器官，也是人体最重要的消化器官。我们将脾（肠）引入类风湿关节炎的发病机制当中，从宏观的角度思考类风湿关节炎发病机制，是否与肠道菌群代谢物改变表观遗传学表型有关。"脾为之卫、脾为后天之本"等中医理论均反映了脾与机体的免疫功能之间有密切关系。

肠道黏膜相关淋巴组织是最大的免疫细胞群，肠道黏膜是沟通机体内外环境和免疫系统之间的重要界面，黏膜表面的细菌对宿主免疫系统的发育起到了关键作用。肠道微生物可以多种方法刺激使免疫系统成熟。相反，当肠道细菌缺乏时将影响机体的免疫系统发育，生物体液免疫细胞免疫功能均显著性下降，无菌动物的免疫系统就存在缺陷。当给肠道移植正常细菌后，胃肠道内的淋巴组织细胞变多，血液的免疫球蛋白增加，也就是说胃肠道内的正常细菌有将局部免疫及系统性的免疫功能加强的作用。

（一）肠道菌群的生物屏障作用——脾为之卫

人体与自然界细菌（包含病原菌）的接触是无时无刻的，通常机体可以正常地进行各方面的生命活动且不易受侵袭或感染，这不仅得益于肠道免疫系统发挥作用，还依赖肠道微生物形成的强大的生物保护屏障来抵御外界侵袭。一般来说，肠道菌群是胃肠道重要的生物屏障，可以防止有害细菌的入侵，从而维持肠道微生态平衡。肠道菌群主要通过占位空间保护、营养竞争，发挥屏障功能，如肠道细菌和肠黏膜上皮细胞紧密结合形成一道膜屏障，阻断病原体和肠黏膜接触，来实现空间占位保护作用。

（二）肠道菌群编码酶的代谢作用——脾主运化

肠道微生物具有重要的生理活性，它可以编码一些重要的基因，编码一些重要的水解酶类，在人体的食物分解和消化吸收过程中扮演重要角色，它还可以参与机体整体的代谢活动并产生一些有益的或有害的活性小分子代谢物，对人体的健康和疾病的发生和发展起到重要的影响，故肠道菌群可以参与宿主整体的代谢活动。

拟杆菌属在脾阳虚组粪便样本中的含量是显著性下降的，拟杆菌属是人体肠道正常菌群的主要成员之一，是一类具有碳水化合物发酵，参与糖类代谢、胆汁酸和胆固醇代谢等多种功能的细菌。肠道拟杆菌属细菌可以分解复杂性植物多糖，Nature 证实了拟杆菌属中的多形拟杆菌能将饮食中酵母细胞壁的甘露聚糖复杂碳水化合物分解为甘露糖作为食物来源；另外，拟杆菌属细菌可以参加肠道的胆汁酸代谢，胆红素在脾阳虚组中检测出来。

另外，毛螺菌科的细菌主要是丁酸盐产生菌，丁酸盐与宿主能量代谢及肠黏膜完整性有关，具有增加肠黏膜屏障从而发挥免疫作用，防止有害菌及相关代谢物流进血液引发炎症等不良反应。脾阳虚组发现毛螺菌科菌显著性升高。

肠道菌群可以将食物中的碳水化合物降解成单糖再进一步发酵成 H_2、CO_2、CH_4 和短链脂肪酸来给宿主提供能量。

短链脂肪酸（short-chain fatty acid，SCFA）是肠道微生物发酵的产物，肠道细菌的数量、种类、肠传输速率、细菌发酵底物等都会影响 SCFA 的生成。SCFA 不仅为宿主提供能量，它还是调控生物过程的信号分子。由 SCFA 介导的 G 蛋白偶联受体（GPCR-41/43）信号分别以不同的机制影响着肥胖。由丙酸介导的 GPCR-41 信号增强后，血清中酪酪肽（PYY）增加，肠传输速率下降,允许宿主从食物中摄取更多的能量促进肥胖。

(三) 肠道菌群作为"超级生物体"——脾为后天之本

肠道菌群对人体有着非常重要的作用,它被视为人体又一"隐藏的器官",携带着人体"第二基因",正因为如此人体也被形容成"超级生物体"。一个成年人的肠道内大概有 10^{14} 个细菌,约占自身细胞的 10 倍,约等于肝脏的重量。胃肠道中不同部位生理状况不同导致细菌的分布也有差异。大肠尤其结肠部位最适宜微生物生存,也是微生物系统密度最高的,活菌数量多达 10^{12}~10^{14}。

目前人类认识的细菌多达 50 个门,肠道微生物主要有厚壁菌门、拟杆菌门、变形菌门、放线菌门、疣微菌门和梭杆菌门,其中厚壁菌门和拟杆菌门占绝对优势(>98%)。这些细菌按照对人体的作用又可大致分为三类:①与宿主共生的生理性细菌,如双歧杆菌、乳酸杆菌;②与宿主共栖的机会致病菌,如肠杆菌、肠球菌,在特定条件下具有侵袭性。③病原菌,如变形杆菌、金黄色葡萄球菌,大多为过路菌,在肠道失衡时能长期定植、数量扩增,导致各种疾病。

正常情况下,肠道微生物与宿主之间存在一个复杂而微妙的动态平衡,微生物从宿主吸取养分为自己所用,宿主通过微生物来降解一些自身不能分解利用的物质,并能竞争性地抑制有害微生物的生长,随着长期的进化,二者形成了对自己最有利的菌种。例如食草类动物肠道内就需要大量可以分解纤维素的微生物菌群,以木质纤维素为主要食物来源的白蚁则需要可以水解纤维素和木聚糖的微生物菌群。大量事实证明这种平衡一旦被打破,肠道菌群就会从能量吸收、内毒素血症、短链脂肪酸、胆碱和胆汁酸代谢、脑-肠轴等多种途径影响宿主的代谢,对宿主的健康造成威胁。

(四) 肠道菌群失调导致疾病——内伤脾胃,百病由生

肠道菌群的改变不仅能引起肥胖和糖尿病,还能导致心血管疾病。胆碱是人体必需的一种营养物质,主要来源于红肉和鸡蛋。它是细胞膜的一种成分,主要参与脂质代谢过程。食物中的胆碱首先经过肠道微生物发酵成三甲胺(TMA),再经肝脏的黄素单氧化酶(FMO)进一步代谢成氧化三甲胺(TMAO),进入血液循环,过量的 TMAO 会造成泡沫细胞和胆固醇逆向转运,促进动脉粥样硬化病变,引发心血管疾病风险。

肠道菌群也可通过影响胆汁酸的正常代谢间接对非酒精性脂肪肝病(NAFLD)的发生发展发挥作用。胆汁酸由肝脏中胆固醇转化而来。胆汁酸能乳化脂肪促进脂溶性物质的消化与吸收。肠道菌群对于胆汁酸的转化必不

可少,初级胆汁酸经过肠道菌群转变成次级胆汁酸脱氧胆酸和石胆酸[1]。

越来越多研究认为中医里的"脾"很可能与肠道菌群相关。在中医理论里,脾主运化,为气血生化之源,负责将水谷化为精微并输布全身,这与肠道菌群的吸收代谢和生成营养物质功能相似;"四季脾旺不受邪"和"脾为之卫"等说法则与肠道菌群的免疫和防御功能相关;"内伤脾胃,百病由生",现代研究也发现肠道菌群与多种疾病如肥胖、糖尿病、心血管疾病和胃肠疾病等相关。当脾虚时,会出现纳差、便溏和消瘦等消化道症状,而肠道菌群失调时,也会出现各种胃肠道疾病。对脾虚腹泻和非脾虚腹泻患者的肠道菌群进行分析,发现脾虚型患者肠道菌群严重失调。研究发现,大鼠脾虚模型肠道菌群紊乱,经四君子汤治疗后恢复。脾与肠道菌群之间存在着密切联系[2]。

第二节　肠道次生代谢物

一直以来,人们只关注宿主本身,通过调控宿主细胞代谢通路来防治疾病。近年来,随着肠道菌群在疾病中的作用被逐渐发现,靶向肠道菌群中的代谢通路,调控肠道菌群-宿主共代谢产物的生物合成,已经成为干预宿主疾病的新策略。肠道菌群-宿主共代谢产物是指那些由肠道菌群和宿主共同参与合成的代谢产物,即由肠道菌群合成前体,之后在宿主细胞内代谢形成最终产物。当调控宿主细胞代谢通路防治疾病出现困境时,靶向肠道菌群中的代谢通路就成为新的后备策略。

在长期的共同进化中,肠道菌群和宿主形成了互利共生的关系,宿主给肠道菌群提供生长环境和营养,而肠道菌群则帮助人体营养吸收、物质代谢、抵御病原体、调节免疫、生成短链脂肪酸和维生素 K 等营养物质,维持肠道稳态并且可能影响药物在人体内的药代动力学。然而不合理使用抗生素、疾病、营养不良或者外来病菌入侵等将会打破这种平衡,出现肠道微生态失调。

服用药物也会显著影响肠道菌代谢产物。服用抗生素可严重影响肠道

［1］　林璋.脾虚证候患者肠道微生物和宿主代谢表型的关联性研究［D］.上海:上海交通大学,2018.
［2］　彭印,徐雪君,李建萍,等.靶向肠道菌群调控肠源尿毒素代谢通路干预慢性肾病进展的治疗策略分析［J］.药学学报,2021,56(1):37-49.

菌群平衡,多抗生素联合服用可显著降低菌群人源化小鼠肠道 SCFA(尤其是丁酸)和次级胆汁酸[1]。作为高等动物的重要标志之一,肠道是高等动物宿主与微生物群发生复杂而微妙共生关系的主要场所,这些微生物既包括熟知的细菌,还包括古生菌、原生生物、真菌和病毒等。肠道菌群自宿主出生起就与其共同发育,其微生物群落一方面受到宿主基因组、营养和生活方式的影响而被动态调控,另一方面它们也通过代谢、信号转导和免疫炎性轴参与了宿主多种生理和生化活动的稳态和失稳调控。生物医学领域已普遍接受的观点是,肠道微生物群是人类后天发育的一个器官,它们与人类宿主组成共生体。

代谢对话是宿主和肠道微生物之间相互作用的主要方式。宿主在出生后和定植于肠道的微生物群逐渐发展出共生关系,建立宿主 - 肠道微生物协同代谢以适应或利用肠道微生物引入的代谢应激。协同代谢的具体表现为,宿主基因组和肠道微生物基因组以接力棒的方式新陈代谢一系列小分子代谢物,例如胆汁酸、胆碱、短链脂肪酸、吲哚衍生物、苯酚/苯甲酰和苯基衍生物等。在协同代谢网络中,宿主基因编码的代谢酶对某些代谢反应不具备催化能力或者催化效能不足,这些代谢反应主要靠细菌基因编码的代谢酶催化完成,生成菌群代谢物再交予宿主加以利用或处理。有趣的是,这些菌群代谢物对宿主 - 肠道微生物超级生物系统是内源性的,但对宿主自身的生物系统而言,实际上是后天发育而成且动态变化的"外源性"物质,这与药物代谢领域所熟知的"外源性异物"的属性非常类似。基于上述逻辑,可以提出药物代谢酶在宿主 - 肠道微生物协同代谢中的生物学功能假说:人类基因组已进化出专门处理和/或利用共生肠道菌群合成代谢物的应答机制和系统,该系统很可能正是我们熟知的"药物代谢系统"[2]。

肠道微生物群代谢对宿主的影响及机制

肠道微生物群的基本功能之一包括调节胃肠道代谢物,包括它们的合成、消化、发酵和次级代谢。人类肠道中存在超过 8 000 种非营养化合物(如膳食纤维和多酚),其中大多数化合物不被人类消化酶消化。常量营养素(脂质、碳水化合物和蛋白质)和复杂的膳食纤维,经过微生物发酵和分解代谢,从而产生必需的代谢物,如短链脂肪酸、必需氨基酸、维生素和激素。在肠道

[1] 王冉,包红霞.肠道菌群代谢产物与宿主疾病[J].中国现代应用药学,2020,37(23):2936-2944.

[2] 兰柯.药物代谢酶 CYP3A 在胆汁酸宿主:一肠道微生物协同代谢中的生物学功能假说[J].中国临床药理学杂志,2019,35(22):2923-2929.

微生物群失调中,许多微生物代谢物发生了改变,影响着宿主的反应。

一、短链脂肪酸

(一)短链脂肪酸概述

肠道中微生物丰富,聚集了约 100 万亿个微生物,包括细菌、真菌、古菌和病毒,主要由厚壁菌、拟杆菌、放线菌、变形杆菌、梭形杆菌和疣状杆菌组成,其中以厚壁菌和拟杆菌为主[1]。肠道微生物与人体的健康密切相关,肠道菌群能够产生多种化合物,例如血清素、多巴胺、去甲肾上腺素等化合物,这些化合物在调节包括大脑在内的远端器官的活动中起着重要作用[2]。例如肠道菌群是肽聚糖的来源,可以系统地启动先天免疫系统,增强由骨髓产生的中性粒细胞对肺炎链球菌和金黄色葡萄球菌的杀伤[3]。其中肠道菌群产生的代谢物短链脂肪酸参与人体免疫,在疾病的发生和人体代谢过程中扮演重要角色[4]。

短链脂肪酸是含有 1~6 个碳原子的饱和有机游离脂肪酸,由肠道中细菌对未被消化吸收的膳食纤维、低聚糖和糖醇进行酵解所产生[5]。其中主要包含乙酸、丙酸、丁酸,通常在胃肠道中以 1∶1∶3 的比例存在,大多数肠道厌氧菌会产生乙酸,通过乙酰辅酶 A 或通过 Wood-Ljungdahl 途径从丙酮酸盐中产生;丙酸主要由拟杆菌产生,主要通过丙烯酸酯途径、琥珀酸盐或丙二醇途径两种途径形成;丁酸主要由厚壁菌门产生,通过糖酵解和乙酰辅酶 A 从碳水化合物中产生[6-7]。肠道微生物群代谢的乙酸有益于肠道上皮细胞的活性并且对肠道有益菌群有保护作用,丙酸能够抑制肺部炎症和免疫反应。丁酸盐可

[1] HOU K,WU Z X,CHEN X Y,et al. Microbiota in health and diseases [J]. Signal Transduction and Targeted Therapy,2022,7(1):7.

[2] G CLARKE,STILLING R M,KENNEDY P-J,et al. Minireview:Gut microbiota:the neglected endocrine organ [J]. Mol Endocrinol,2014,28(8):1221-1238.

[3] T-B CLARKE,DAVIS K M,LYSENKO E-S,et al. Recognition of peptidoglycan from the microbiota by Nod1 enhances systemic innate immunity [J]. Nat Med,2010,16(2):228-231.

[4] U-K VANDANA,BARLASKAR N-H,GULZAR ABM,et al. Linking gut microbiota with the human diseases [J]. Bioinformation,2020,16(2):196-208.

[5] 刘帅,李红霞,董秀山. 短链脂肪酸对肠道动力影响的研究进展[J]. 中国微生态学杂志,2021,33(12):1476-1482.

[6] THURSBY E,JUGE N. Introduction to the human gut microbiota. [J]. The Biochemical journal,2017,474(11):1823-1836.

[7] ARA K,FILIPE D V,PETIA K D,et al. From dietary fiber to host physiology:short-chain fatty acids as key bacterial metabolites [J]. Cell,2016,165(6):1332-1345.

作为增强 TFR 细胞的环境信号,从而抑制全身淋巴组织中自身抗体的产生,最终改善 RA[1]。对短链脂肪酸开展定性和定量的研究有利于阐明菌群代谢物与人体生理、疾病的关系以及药物对人体的影响。

目前短链脂肪酸的主要检测方法有气相色谱法、高效液相色谱法、毛细管电泳法等。短链脂肪酸具有挥发性,另外气相色谱法具有分离效率高,分析速度快,样品用量少和检测灵敏度高等优点。因此粪便中的短链脂肪酸适合于气相色谱法检测。

短链脂肪酸在人体代谢、机体生理以及病理中担当重要角色,粪便中的短链脂肪酸的分析对肠道菌群研究有重要意义。肠道菌群对药物进入体内发挥药效起到重要作用,肠道菌群与中药的关系已经成为热门研究领域,短链脂肪酸的测定在探究药物的作用机制方面有重要意义。

(二)短链脂肪酸作用机制

短链脂肪酸在人类健康中具有重要作用,是被充分研究的代谢物之一。33 种 SCFA(丁酸、丙酸和醋酸盐)在盲肠中浓度较高。除了作为一种重要的能量来源的作用,SCFA 还可以影响宿主免疫信号和共生微生物群落[2],通过影响免疫细胞的细胞溶解活性、细胞因子的产生和调节基因表达来调节免疫细胞。SCFA 通过两种主要的信号通路介导抗炎作用:①抑制组蛋白去乙酰化酶(histone deacetylase,HDAC);②激活 G 蛋白偶联受体(G Protein-Coupled Receptors,GPCR)信号通路。

1. HDAC 抑制　HDAC 的活性可以降低组蛋白乙酰化,从而调节多种细胞中的基因表达。抑制 HDAC 可导致某些基因的表达增加,但同时也可能诱导某些转录因子的乙酰化,并进一步抑制转录过程。SCFA 作为一种 HDAC 抑制剂,可以通过抑制免疫细胞表达来抑制炎症。IL-6 是介导炎症进入慢性期的主要因素之一。丁酸盐能够以 HDAC 依赖的方式调节肠上皮细胞中的 TGF-β 启动子,使得 T-reg 细胞在肠道中的积累。

SCFA 对 HDAC 的抑制并不局限于肠道中的免疫细胞。短链脂肪酸还可以通过肠道上皮细胞进入循环,影响远处的器官。在肺中,醋酸盐和丙酸盐

[1] D TAKAHASHI,HOSHINA N,KABUMOTO Y,et al. Microbiota-derived butyrate limits the autoimmune response by promoting the differentiation of follicular regulatory T cells [J]. EBioMedicine,2020,58:102913.

[2] CANI P D,VAN HUL M,LEFORT C,et al. Microbial regulation of organismal energy homeostasis [J]. Nat Metab,2019,1(1):34-46.

通过抑制 HDAC 和通过增加树突状细胞增殖来减少 Th2 的作用来抑制气道的过度活跃。母亲在怀孕期间的醋酸盐可以保护后代免受过敏性气道疾病，而 HDAC 抑制剂如丁酸钠抑制剂可显著抑制脑小胶质细胞引起的炎症[1]。

2. GPCR　在胃肠道中发现了大量的 GPCR，该受体家族在调节宿主 - 微生物相互作用中发挥了重要作用。丁酸盐可以结合上皮细胞、巨噬细胞和树突状细胞上的 GPCR109，触发 IL-18 和 IL-10 的分泌，抑制炎症。

SCFA 与 GPCR 的相互作用并不局限于肠道。通过 SCFA 激活 GPCR41 信号也被证明可以通过降低肺部 Th2 细胞的活性来预防过敏性气道疾病。但 SCFA 及其受体并不总是对宿主有益的。例如，丁酸在基因易感小鼠模型中诱导结肠上皮细胞的异常增殖和转化。SCFA 可加重中性粒细胞炎症反应，促进铜绿假单胞菌的生长[2]。

二、吲哚及衍生物

氨基酸代谢对免疫细胞功能有重要影响。虽然人类的内源性氨基酸代谢在调节肠道免疫功能中发挥着重要作用，但其常驻微生物群的潜在贡献却不容忽视。到达肠道下部的氨基酸被特定的细菌转化，从而产生具有信号转导特性的特定氨基酸。人类中最丰富的氨基酸发酵细菌包括梭状芽孢杆菌群、芽孢杆菌 - 乳酸杆菌 - 链球菌群和变形菌门。吲哚是细菌色氨酸代谢的主要产物之一。色氨酸衍生的单胺、色氨胺和血清色胺通过肠道中的血清素受体刺激肠道蠕动。

三、胆碱

胆碱是人类所必需的膳食营养物质，是合成神经递质乙酰胆碱、膜脂磷脂酰胆碱（PC）和鞘磷脂以及甲基供体甘氨酸甜菜碱所必需的。肠道微生物群将胆碱代谢为三甲胺（trimethylamine，TMA），并被肠道吸收。胆碱已被证明具有抗炎作用。例如，在哮喘患者中，补充胆碱显著降低了 IL-4、IL-5、TNF-α、白三烯和总 IgE 水平。相反，高浓度的胆碱和由此导致的 TMAO 血浆水平的升高与产生 TMA 的细菌（如梭状芽孢杆菌科和冠状胞杆菌科）丰度

[1] GRAY L E，O'HELY M，RANGANATHAN S，et al. The maternal diet，gut bacteria，and bacterial metabolites during pregnancy influence offspring asthma［J］. Front Immunol，2017，8：365.

[2] DALILE B，VAN OUDENHOVE L，VERVLIET B，et al. The role of short-chain fatty acids in microbiota-gut-brain communication［J］. Nat Rev Gastroenterol Hepatol，2019，16（8）：461-478.

的增加,与神经系统疾病的进展有关。

四、胆汁酸

胆汁酸(bile acids,BAs)是一种来自肝脏胆固醇的两亲性类固醇酸,也是调节免疫系统的重要信号代谢物。肠道细菌如瘤胃球菌可以形成熊脱氧胆酸(ursodeoxycholic acid,UDCA)调节免疫系统,如减少淋巴细胞的细胞因子分泌,免疫球蛋白生成,抑制嗜酸性粒细胞激活和脱颗粒。UDCA 在肺部具有抗炎作用。在哮喘小鼠模型中,UDCA 通过分泌 IL-12 通过树突状细胞减少气道炎症。此外,UDCA 通过抑制 NF-κB 通路,具有剂量依赖性的神经保护作用。宿主 - 微生物胆道网络可以调节结肠 Treg 细胞,减轻宿主对炎症性结肠炎的易感性[1]。

五、N- 酰基酰胺

N- 酰基酰胺是一种内源性大麻素类似物,通过 GPCR 调节 T 淋巴细胞和 B 淋巴细胞的增殖、巨噬细胞对致敏细胞的杀伤、炎症因子的产生、炎症刺激下的免疫细胞激活、免疫细胞趋化和炎症细胞迁移。然而,有许多研究表明,内源性大麻素既作为免疫系统的抑制剂,又作为刺激剂,具有双刃剑作用[2]。

六、维生素

维生素也是细菌代谢产物,在凝血、预防骨质疏松症和心血管疾病方面发挥作用。微生物的发酵和调节是获得维生素 B 和维生素 K 所必需的,因为宿主不能进行必要的生物合成反应。维生素 K_2 由某些肠道细菌合成,特别是肠杆菌、细孔菌和拟杆菌属。据报道,心血管疾病和神经退行性疾病等几种疾病中存在维生素 k_2 缺乏,这些疾病患者的菌群组成显著改变。维生素 K 对免疫系统有显著的影响。多项研究表明,维生素 K_2 在体外能够通过抑制 NF-κB 通路来抑制脂多糖诱导的 IL-6 等炎症细胞因子的表达。

B 族维生素参与维持身体内稳态的多种生理过程。乳酸杆菌和双歧杆菌

[1] GONG X,LI X,BO A,et al. The interactions between gut microbiota and bioactive ingredients of traditional Chinese medicines:A review [J]. Pharmacol Res,2020,157:104824.

[2] SWANN J R,WANT E J,GEIER F M,et al. Systemic gut microbial modulation of bile acid metabolism in host tissue compartments [J]. Proc Natl Acad Sci U S A,2011,108 Suppl 1:4523-4530.

是 B 族维生素的主要生产者,是维持免疫稳态的关键。维生素 B 缺乏会抑制淋巴细胞增殖和自然杀伤细胞活性,增加诱发免疫相关疾病的风险[1]。

第三节　肠道菌群对药物代谢的影响

大多数中药及其制剂均通过口服的方式给药,在经过消化道时,不可避免地会与肠道微生物发生相互作用。或是肠道微生物代谢中药,使后者的活性发生改变,或是中药调节肠道微生态的平衡,二者的相互作用在防治疾病与促进健康等方面具有重要意义。

一、肠道微生物对药物活性 / 食物的影响

肠道微生物的代谢功能非常强大,可以合成种类丰富的酶,能够催化水解、氢化、乙酰化等代谢反应。药物的许多成分经肠道微生物代谢后,往往会发生活性的转化,或是药效的改变,或是毒性发生变化。

二甲双胍的多样化效应可能与调节肠道菌群有关。二甲双胍是现在临床当中治疗糖尿病、提高胰岛素敏感性的一个非常常用的药物,也是化学结构非常清晰的一个化学药物。除了治疗糖尿病,它可以调节机体的糖脂代谢、炎症和衰老以及治疗肿瘤。二甲双胍为什么会具有这么多样化的作用? 因为它对肠道菌群有非常显著的调节作用。它的功效如此多样,离不开它对于肠道微生物的调节作用。

(一) 肠道微生物是药物外源性代谢的场所

肠道微生物组是胃肠道中微生物的集合,可以改变药物、环境毒物和重金属的代谢结果,从而改变它们的药代动力学。肠道微生物组对异生素的直接化学修饰,无论是通过肠道还是通过肠肝循环重新进入肠道,都可以导致新陈代谢或生物活化增加,这取决于微生物生态位内的酶活性。在微生物组内编码的独特酶包括那些逆转宿主解毒途径所赋予的修饰的酶。此外,微生物组可以通过增加细胞间黏附蛋白的表达、支持保护性黏膜层和 / 或直接隔

[1] HOSSEINKHANI F,HEINKEN A,THIELE I,et al. The contribution of gut bacterial metabolites in the human immune signaling pathway of non-communicable diseases [J]. Gut Microbes, 2021,13(1):1-22.

离化学物质来限制小肠中的异生素吸收。最后,宿主基因表达受微生物组调控,包括 CYP450、多重耐药蛋白和调节它们的转录因子。虽然微生物组会影响外源生物的宿主和药代动力学,但外源生物也会影响微生物组的活力和代谢。

肠道微生物组的组成和活性的破坏会导致多种人类疾病。微生物组健康的一个指标是群落多样性,因为功能通路的冗余支持在扰动时维持基本功能。这种不平衡会导致全身出现各种疾病,包括炎症、肌肉质量、抑郁症和老年人血压、抑制婴儿体重增加,扰动免疫和内分泌系统开发,增加过敏反应,以及行为和神经化学改变。然而,最值得注意和广为人知的例子与新陈代谢有关。微生物组一致的代谢活性受到破坏会通过脂质和碳水化合物代谢的失调,导致肥胖和代谢疾病。

肠道中微生物对药物的代谢是影响药物治疗效果和安全性的一个重要问题,在人体中可能难以预测其代谢结果。药物被单一细菌代谢的一个有趣例子是强心苷地高辛,一种治疗心力衰竭和心律失常的药物。地高辛的作用方式是通过直接结合和抑制 Na^+/K^+ATP 酶,通过其不饱和内酯环,降低 Ca^{2+} 心肌细胞浓度;在一些个体中,地高辛被还原成代谢物,如二氢地高辛,这些代谢物由于其饱和的内酯环而无活性。肠道微生物被发现能够代谢地高辛,观察到粪便样本可以将地高辛转化为二氢地高辛,并且施用广谱抗生素可以逆转这种活性。Dobkin 等人确定地高辛的还原可归因于一种独特的细菌 *Eggerthella lenta*。然而,由于地高辛代谢的菌株水平差异,在个体微生物组中的定植不足以预测地高辛失活。转录组学和定量 PCR 结果表明,细胞色素糖苷还原酶操纵子负责地高辛和其他不饱和内酯环的代谢,细胞色素糖苷还原酶操纵子调控具有完整拷贝的 *Eggerthella lenta* 的特定菌株,代谢地高辛和其他不饱和内酯环。此外,研究发现代谢药物的还原酶和药物转运蛋白在地高辛治疗后上调。微生物组成员之间的合作经常发生在外源性物质的代谢中。以帕金森病药物左旋多巴(L-DOPA)为例,微生物组使左旋多巴失活,最初是通过粪肠球菌的酪氨酸脱羧酶脱羧成多巴胺,然后通过 *Eggerthella lenta* 的多巴胺脱羟化酶去羟基化成 *m*- 酪胺。这些结果表明肠道微生物组的活动和相互作用的变化能够导致个体之间以及动物模型和人类受试者之间药物代谢的差异。因为细菌具有独特的营养需求,饮食成分的变化可改变微生物药物代谢。例如,用精氨酸处理 *Eggerthella lenta*,可以抑制地高辛代谢。随着对肠道微生物组药物代谢机制的深入研究,未来有望开发独立于广谱抗生素的靶向治疗,以提高药物疗效或降低毒性。

(二)微生物酶对药物的代谢

摄入的外源性物质与小肠和结肠中丰富的微生物种群相互作用,这些微生物种群通常有能力以独特或与宿主互补的方式转化。虽然人体新陈代谢主要包括氧化、水解和化学物质与葡糖苷酸或谷胱甘肽等小分子的结合,但肠道细菌的代谢库要多样化得多。肠道微生物组主要依赖于还原、添加乙酰基和甲基以及自由基形成的修饰。这导致药物被微生物酶代谢成意想不到的产物,例如 β- 葡萄糖醛酸酶、硝基还原酶和亚砜还原酶。人体新陈代谢也由细菌酶补充和扩展,这些酶具有与宿主酶相似的功能。细菌中存在的近 3 000 种预测细胞色素 P450(CYP450)酶可以明显看出这一点,而人类中记录的细胞色素 P450(CYP450)酶为 57 种。

外源性药物微生物代谢的另一个问题是药物失活,因为它会降低药物疗效并导致个体之间的反应不同。例如,已知化疗药物吉西他滨的活性浓度被肠道微生物降低。在肿瘤内注射 *Gammaproteobacteria*(γ- 变形杆菌)的吉西他滨治疗的小鼠比注射 PBS 的小鼠发生更多的结肠息肉,并且抗生素环丙沙星可以逆转肿瘤发展微生物组和宿主酶,对吉西他滨代谢的相对影响难以确定。

虽然一些外源性药物通过细菌代谢失活,但其他外源性药物可以从前体(前药)转化为活性代谢物。许多独特的活性化学物质可以通过肠道微生物组中表达的广泛酶库产生,而这些酶在宿主体内不存在。由于微生物组在不同物种和个体的肠道中也有显著差异,因此药物疗效在动物研究和人体试验之间以及个体之间可能有所不同。然而,肠道微生物组产生的代谢物的扩展谱也可以成为新药的来源,例如红球菌属生产的保米霉素抗生素。这些外源性代谢物通常在小肠或结肠中有益或有害的局部作用,这是由于存在微生物群的地方释放活性成分。

(三)肠道微生物组对膳食外源性物质的作用

膳食外源性物质也可以通过肠道微生物组的生物活化发挥其有益作用。例如,将大豆衍生的异黄酮消化成雌激素类似物雌激素。绝经后的日本女性比芬兰和美国女性经历的潮热更轻,人们一般认为增加大豆摄入量可以减轻更年期的副作用。豆制品是异黄酮、黄斑苷元和染料木黄酮的丰富来源,它们在体外被肠溶厌氧菌代谢成马酚和 5- 羟基雌马酚,它们及次级代谢物二氢大豆苷元和二氢染料木黄酮是细菌特异性产物,能够作为雌激素受体(ER)的类似物,有益地调节雌激素,可能对内质网具有激动作用或拮抗作用。雌马酚是与有益作用最相关的化合物,它与肠道微生物组相关,因此大约 30%~50% 的个体可以检测出。

这些研究强调了识别药物微生物代谢的重要性,因为它们的活性或毒性产物会显著影响药物设计和实施的方式。此外,由于个体患者之间微生物活性的差异,药物剂量应考虑微生物组对药物活性形式的潜在作用。尽管药代动力学模型早已应用于人类和动物模型,但才刚刚引入微生物,这可能是因为酶的极端复杂性以及我们对其代谢能力的了解相对有限。然而,这些进展将是必不可少的,并且取决于使用代谢组学来识别、量化和区分代谢的产生与微生物和宿主过程的研究。

(四) 外源性微生物代谢的重新激活

摄入的化学物质或其代谢物的生物利用度受到肠道微生物组的影响,通过改变肠黏膜屏障,通过小肠限制化学物质的吸收。肠黏膜屏障由与紧密连接相关的肠上皮细胞、控制细菌入侵的免疫细胞和容纳肠道微生物组的上覆黏液层组成,因此,微生物组可以通过多种途径影响外源性吸收,即通过改变肠道通透性、增厚肠黏液层以及与化合物物理结合以防止其吸收。通过将外源性物质的定位重新分布到全身,这些是药物毒理学中的重要机制。

微生物群落可以显著影响宿主在各种代谢途径中基因的表达,无论是在近端的肠上皮还是在远端器官(如肝脏),这些远端相互作用是通过肠道微生物产生的代谢物的摄取和递送实现的。目前人类和微生物共生的状态是,微生物组对身体和免疫防御的刺激使身体免受病原体的侵害。对于外源性代谢而言,肠道微生物组促进了主要参与解毒的酶的表达,导致宿主对异生素暴露的启动。在各个水平上都观察到微生物群对异生素代谢的改变,包括核受体调节、参与 I 期(氧化)和 II 期(结合)代谢的蛋白质的表达、ABC 样转运蛋白的表达以及代谢物的功能差异。因此,微生物组通过操纵可用代谢酶的特征来启动宿主解毒外源性物质。

外源性微生物代谢的一个新问题是关于已经被宿主酶解毒的化学物质的重新激活。人类 II 期代谢依赖于外源性或内生元与小分子的结合来改变其排泄。最普遍的修饰是乙酰化、甲基化、葡萄糖醛酸化、磺化和谷胱甘肽或氨基酸偶联,它们都需要辅因子和转移酶将小分子递送至受体化学物质。通过增加它们的大小和极性(乙酰化和甲基化除外),偶联可防止疏水分子通过细胞膜不受调节地被动扩散,从而迫使排泄途径中的保留。虽然在极少数情况下,偶联可以生物激活改性化学物质,但现阶段的大多数外源性物质都是解毒的。

由于这些反应主要发生在肝脏中,因此外源性物质随后被输出到血液或胆管中。一旦它们通过肠肝循环分泌到小肠中,螯合的化合物就可以被肠道微生物结合。乙酰酶、甲基化酶和葡萄糖醛酸酶在肠道微生物组中特别广泛,因为它们是能量代谢的丰富碳源。类似地,谷胱甘肽和氨基酸脱羧酶将游离的氮送入氮代谢途径。对于宿主来说,这些酶可能是危险的,因为它们会重新激活解毒化学物质以更长时间地保持高浓度。

虽然肠道中的细菌 β- 葡萄糖醛酸酶活性也存在于人体细胞中,但会加重通过葡萄糖醛酸化解毒的药物的副作用,例如非甾体抗炎药(NSAID)。结直肠癌的一线化疗药物伊立替康,其活性成分是宿主生物活化代谢物 SN-38,主要在肝细胞中产生,并通过血液输送到全身。除了癌症之外,SN-38 还对健康的肠上皮细胞有害,微生物组 β- 葡萄糖醛酸酶将 SN-38G 转化回 SN-38,导致迟发性严重腹泻,限制了可给药的有效剂量。最近开发的微生物 β- 葡萄糖醛酸酶抑制剂可用于预防这种副作用。非甾体抗炎药(如双氯芬酸)也发现了类似的机制,它们被细菌葡萄糖醛酸酶转化为其苷元形式,导致胃肠道不良反应。随着在微生物群的酶库中鉴定出去甲基化酶、脱硫酸酶、葡萄糖醛酸酶和其他 II 期逆转酶,肠道中外源性物质的再激活潜力越来越大。

肠道微生物组摄入的外源性物质直接代谢,导致活性化合物失活、前药的生物活化或新毒性代谢物的产生,对药代动力学产生重大影响,增加了患者对药物或环境毒物的复杂多变的反应。考虑到这种改变对外源性代谢的影响,测试微生物酶修饰的潜在疗法将越来越重要。随着药物基因组学建模和微生物代谢知识的改进,最终可能通过测量微生物组的宏基因组学或宏转录组学来预测异生素改变。通过对药物治疗的微生物群进行 RNA-seq 研究,可了解哪些基因导致外源性代谢已经得到改善。使用流式细胞术分离单个细胞并对其进行 RNA-seq 可能有助于描述单个细菌菌株对外源性代谢的相对贡献和反应。最终,这些代谢研究可以深入了解个体之间药物反应的差异以及将动物研究转化为人类临床问题。

二、肠道微生物对中药的影响

(一)肠道微生物增强中药的药效

Ring 等采用人体新鲜粪便联合人工胃肠液与黄芩根水提物厌氧共孵育

的方法,发现黄芩根水提物中的黄芩苷、汉黄芩苷、千层纸苷、去甲汉黄芩苷这4种黄酮苷均能够被人体肠道微生物代谢成相应的苷元。药效实验证明了上述4种脱糖基代谢产物的抗补体与抗菌活性均强于相应的黄酮苷。有研究者在观察人参皂苷经人体肠道微生物代谢时发现,人参皂苷 Rg3 能够特异性地被 *Bacteroides sp.*、*Bifidobacterium sp.*,*Fusobacterium sp.* 这3种微生物代谢成抗肿瘤活性更强的人参皂苷 RH2。Trinh 等发现中药黄芩的有效活性成分黄芩苷与汉黄芩苷分别能够被肠道微生物代谢成对应的苷元黄芩素与汉黄芩素。

进一步的药理与药效研究发现黄芩素与汉黄芩素是通过抗组胺的机制来起到止痒的作用,且其药效作用均强于黄芩苷与汉黄芩苷。Lee 等通过体外共孵育实验发现中药活性成分橙皮苷经人体肠道微生物代谢后的产物橙皮素具有较高水平的抗过敏功能,后者可抑制由免疫球蛋白 IgE 异常升高所引起的过敏反应。张蔚等在研究柚皮苷经人体肠道微生物的代谢中,鉴定出了3种代谢产物:柚皮素、乙酰化的柚皮苷和氢化的柚皮苷。由于柚皮素更容易入血,故其抗炎活性要优于柚皮苷。同时,他们还发现并分离鉴定了4种对柚皮苷具有较强代谢能力的微生物,分别为 *Enterococcus sp.30*、*Bacillus sp.46*、*Escherichia sp.54* 和 *Escherichiasp.63*。Song 等从大黄的有效部位提取了大黄酸、大黄素葡萄糖苷、芦荟大黄素葡萄糖苷、大黄酚葡萄糖苷等蒽醌苷类物质,并通过质谱分析鉴定出其经肠道微生物代谢的12种产物,它们的药效活性均有不同程度的增强。番泻苷的口服生物利用度极低,本身不具有泻下的生物活性。但是,番泻苷经肠道微生物双歧杆菌代谢水解成苷元形式后,则具有非常强的泻下作用。

自然界中,各种类型的天然成分均可作为苷元与糖结合成苷,如皂苷、黄酮苷、京尼平苷,这些成分可被细菌 β- 葡萄糖苷酶(GUS)代谢为次生苷类或苷元而增强疗效。如人参皂苷 Rb1、Rb2、Rc 经肠菌转化的化合物 K 具有更高的生物活性潜能,它比人参皂苷 Rb1 等具有更强的抗肿瘤、抗炎和抗过敏活性,在阿尔茨海默病和脑缺血动物模型中,它具有神经保护和认知增强作用同时减少炎症生物标志物。黄酮类化合物黄酮苷,如芦丁、橙皮苷等具有抗血小板活性,当这些黄酮类苷通过 GUS 及内切 -β- 葡萄糖苷酶共同作用转化为苷元后,体外抗血小板活性均强于其亲本化合物,并通过抗炎、抗氧化和抗菌特性在心血管疾病(CVD)、癌症、代谢性疾病、阿尔茨海默病和炎症性肠病方面产生有益影响。除了苷类物质,甘草里面提取出来的甘草酸,在肠道内易水解成甘草次酸(GAMG),并且血液中检测甘草酸的浓度远低于 GAMG,这也说明经肠道菌群代谢酶转化后的 GAMG 具有更高的生物活性,在抗幽门螺杆菌和病毒方面效果更佳。

由于人体基因编码的代谢酶有限,导致部分药物或食物中有些成分人体无法自行吸收,如膳食纤维、多糖等。它们需要通过肠道内潜在的有益菌发酵成单糖,单糖又继续分解为 SCFA。不仅 SCFA 可以直接影响宿主生理功能,单糖也可以充当信号分子,对细胞和组织表现不同的免疫作用[1],此外这些化合物还可以通过富集产生 SCFA 表现出更好的治疗效果。如冬虫夏草多糖能显著提高小鼠肠道微生态产丁酸水平,不仅能促进组蛋白 H3 乙酰化,调节 T(Treg)细胞特异性 Foxp3,还能显著逆转环磷酰胺诱导的小鼠 IL-17 和 IL-21含量的升高。四君子汤复方多糖通过多靶点增加柔嫩梭菌属、双歧杆菌属、巨单胞菌属和毛螺菌属的丰度,提高乙酸丙酸及丁酸水平,改善肠道酸性环境从而修复免疫损伤[2]。

(二) 肠道微生物抑制中药的活性

宫灿仪等考察了木通皂苷 D 在大鼠肠道内容物中的稳定性,发现木通皂苷 D 在小肠微生物中稳定,而极易被大肠微生物降解。木通皂苷 D 具有护肝、健骨的作用,其被大肠微生物降解后,药效会明显降低,故在考虑木通皂苷 D 的给药剂型时,应优先考虑避免在大肠中释放的剂型。Nakamura 等的研究发现人体肠道微生物 PUE 菌能够通过水解反应使葛根素的碳苷键断裂,从而将葛根素代谢成苷元大豆黄素。由于葛根素具有改善微循环、降糖降脂、解酒等多种药理活性,且药效强于其经人体肠道微生物代谢的产物大豆黄素,故在临床治疗急性酒精中毒时,采用静脉注射的方式,可避免葛根素的药效被肠道微生物抑制。杨秀伟等在研究华蟾毒精和羟基华蟾毒精经人体肠道微生物的代谢时发现,二者均会被人体肠道微生物代谢成去乙酰基产物。后续的药理实验发现华蟾毒精和羟基华蟾毒精能够强烈地抑制 HCT-8、KB、BGC、BIU、Hela 等 5 种人源肿瘤细胞的生长,但其经人体肠道微生物代谢而成的去乙酰基产物无此活性,表明肠道微生物能够代谢华蟾毒精和羟基华蟾毒精从而使其失去抗癌活性。

---

[1] LIN T L,LU C C,LAI W F,et al. Role of gut microbiota in identification of novel TCM-derived active metabolites.[J]. Protein & cell,2021,12(5):17.

[2] 王瑞君.白术和四君子汤复方活性多糖的筛选、结构表征及体外胃肠代谢研究[D].上海:上海交通大学,2017.

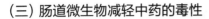

(三) 肠道微生物减轻中药的毒性

毒性中药的使用一直以来颇受争议,自古以来各位医家通过各种炮制手段以达到减毒增效的目的,如今肠道菌群的出现不仅为机体自身代谢毒物提供了合理依据,也为日后中药减毒新方法的出现提供了参考。乌头,具有祛风除湿通经止痛之功,但因其主要成分乌头碱具有大毒而限制了临床使用,乌头碱、中乌头碱和次乌头碱通过体外肠菌培养 7 天后转化为胺醇型、单酯型及脂型生物碱,其中低毒性脂型生物碱主要通过肠菌酶水解 C-8 位乙酰基后与肠内不同 SCFA 结合。中药附子的主要活性成分乌头碱具有良好的强心、消炎、止痛等药效功能,由于乌头碱对心血管系统和中枢神经系统有毒副作用,故其在临床上的应用并不广泛。但是,赵宇峰等发现乌头碱经人体肠道微生物代谢转化后的脂类生物碱产物具有与乌头碱相同的药理活性,但是毒性显著低于乌头碱。朱砂,一种具有镇静安神作用的天然矿物药,药典规定其炮制品中难溶性成分 HgS 含量不得低于 98%,最新研究表明朱砂在肠菌作用下转化生成 $Hg(SH)^+$、$HgS(OH)^-$、$HgS_2(OH)^-$ 和 $HgS_3(OH)^-$ 等复合物,并不是剧毒成分甲基汞[1]。

(四) 肠道微生物代谢增毒

是药三分毒,中药也因毒性机理的不明确而限制了其发展空间,而肠道菌群的介入使得中药毒性的具体机制得到了更为科学的阐释。甘草与甘遂的配伍禁忌过去认为是由于甘草会拮抗甘遂的利水效果,并引起肠道黏膜损伤。但现代研究表明,两者的组合会造成菌群失调,增加稀有菌属——脱硫弧菌属及支原体菌属的丰度,干扰脂质相关代谢基因。栀子,作为药食两用的中药材,临床使用中也难免出现不良反应。其主要成分栀子苷经肠菌水解后生成京尼平具有较强的肝脏毒性,主要通过氧化应激致线粒体损伤,抑制细胞增殖,使细胞凋亡而产生相应肝毒性,并且呈现浓度依赖性[2]。DT124,三萜皂苷类中药提取物,在肠菌共孵育体外转化实验中发现 DT124 的 C-28 位酯键发生水解转化为更高脂溶性的 M2 而增大毒性,这为其进一步临床开发提供了参考依据。

苦杏仁的有效成分苦杏仁苷具有抗动脉粥样硬化、抗肺纤维化、抗肺损伤以及抗肿瘤等药理作用。但是有研究报道苦杏仁苷会引起中毒反应,这可

[1]　王陶陶,董宇,常生,等.朱砂毒性的研究进展[J].沈阳药科大学学报,2018,35(10): 897-902.

[2]　任艳青,田宇柔,李琛,等.京尼平苷及其体内代谢产物京尼平对 HepG2 细胞毒性的比较及机制研究[J].中国药理学通报,2016,32(12): 1755-1761.

能与苦杏仁苷口服后经肠道微生物代谢成野樱苷有关。苦杏仁苷含有糖结合的糖苷键,肠道菌群所表达的β-葡萄糖苷酶,就恰好可以把苦杏仁苷当中的糖苷键进行切割,野樱苷脱糖后转化成苯乙腈,进一步分解成氢氰酸,从而引起毒副反应[1]。

(五)肠道菌群影响中药的生物利用度

大部分的药物经过肠道的代谢和肠肝循环,在肝脏里有一部分被细胞色素酶P450所降解,在肠道里面也有一些药物被P450所降解。那么药物在肝脏和肠道的这种被降解的过程,我们称之为首过消除效应。剩下到达循环系统、发挥生物学作用的这些药物占口服药物的比例,称之为生物利用度。

影响生物利用度的主要有两个方面,一个是胃肠道本身的生理状况,还有一个是食物或者药物本身的理化性质。

在胃肠道里面,食物或者药物的溶解度,会影响或者降低生物利用度。如果其在胃肠液中化学稳定性比较低、比较差的话,会降低生物利用度。此外,肠屏障的通透性降低也会影响生物利用度。而肝脏里面的首过消除效应,如果太强的话,也会降低生物利用度。我们可以通过增强药物在肠道的稳定性来提高生物利用度。

在中药领域有一个比较特殊的现象,就是很多中药的疗效是很确定的,甚至说是一个很强的作用,但是你去检测血液中药物的浓度的话,会发现浓度很低或者甚至于完全检测不到。也就是说,中药有很好的疗效,但是生物利用度较低。

一些药物或者食物、功能性的食品(膳食纤维、低聚糖、多糖等),它可以被肠道里面的有益菌代谢产生一系列的有益物质,最后这些有益的代谢物可以透过肠壁进入到血液,进入循环系统,到达靶器官发挥生物学的效应。因此,有一些中药可能是通过肠道菌群代谢以后产生短链脂肪酸,最后发挥作用。

赵伟等从甘草里面提取出来甘草酸,甘草酸具有一定的抗癌、抗炎的作用。这些甘草酸在肠道里面很容易被降解形成GAMG。无论是甘草酸,还是GAMG,都可以在肠道里面与它们的受体,或者说它们的结合位点相结合。然后,透过肠壁进入血液。但是,甘草酸的这种结合或者说再解离到血液中的作用比较弱,所以在血液中检测甘草酸的浓度是比较低的,也就是说甘草酸的

---

[1] 陈滔彬,姚宏亮,严曾豪,等.肠道微生态对疾病的影响及其与中药的相互作用研究进展[J].中南药学,2018,16(3):382-388.

生物利用度并不高。

研究发现 GAMG 可以更容易、更快、更显著地透过肠壁进入血液,发挥生物活性的作用,有更高的生物利用度和生物活性,从而起到更强的抗癌、抗炎作用。

(六) 肠道菌群对中药的发酵

发酵中药有着悠久的历史,是传统中药炮制的方法。中药经过微生物发酵之后,提高了药效,改变了药性。例如用豆豉菌处理桑叶和青蒿,药性寒凉,可用于风热感冒;如果用淡豆豉发酵麻黄和紫苏,药性辛温,适用于风寒感冒[1]。应用于临床的发酵类中药常见的有神曲、豆黄、淡豆豉等,最著名的发酵中药片仔癀是用三七、麝香、牛黄和蛇胆为主要成分经过特殊发酵得到的国家保密处方,其核心技术就是发酵过程。片仔癀在临床上退黄和消肿的功效非常明确,和云南白药一样是国家中药重点保护品种。

20世纪80年代我国才开始在传统发酵中药的基础上开发新的发酵中药。研究主要集中在能够大量产生次级代谢物的真菌上。例如根据冬虫夏草菌丝体,灵芝菌丝体制备的菌丝孢子胶囊,还通过灵芝菌发酵麦冬、党参、茯苓、薏苡仁和怀山药得到可以抑制癌细胞生长的成分[2]。

传统中药炮制方法主要是通过浸泡、蒸煮等方式将细胞内部成分溶解出来[3]。由于多数中药为植物成分,其细胞壁是由纤维素、木质素及半纤维素等成分紧密地结合在一起的结构,其有效成分通过简单蒸煮方式溶出得十分有限。微生物具有分泌多种活性酶的能力,因此发酵可以使细胞壁及细胞间质中致密结构受到破坏,从而释放出大量细胞内活性物质,有利于中药成分提取[4]。

传统中药多为汤剂,采用口服的方式给药,很多大分子成分经过消化需转化为生物小分子才更易被人体吸收。但由于个体间内环境的差异,导致中药大分子降解存在差异,对于药物疗效难以控制。预先在体外对中药进行微生物降解将改善这种状况,提高中药成分的利用和吸收。

通过发酵中药,对中药中某些活性成分进行检测,发现发酵后的培养液

[1] 王玉阁,曹军.微生物发酵制药的研究[J].齐齐哈尔医学院学报,2006,27(2):196-197.

[2] 赵雯玮,陈祥贵,李鑫.微生物发酵在中药研究中的应用[J].生命科学仪器,2008,6(10):3-5.

[3] 方圣鼎.中药现代化的思考[J].中草药,2007,38(5):641-646.

[4] 秦琴.发酵在中药研究中的应用概况[J].中国西部科技,2010,2(21):43-44.

中有新的化合物产生[1]。这是由于微生物在生长代谢过程中会分解和转化中药成分,同时由于中药对微生物生长具有促进或抑制作用也会导致微生物改变代谢途径,从而生成新的次级代谢物。这些物质改变通常为酯化反应,氧化反应,糖基化反应,甲基化,去甲基化或者使底物发生异构反应[2]。由于生物反应本身就具有选择性强、副产物少、条件温和、无毒等特点,因此采用微生物处理中药是一个有研究价值的课题[3]。

中药发酵还可以通过对有毒物质的分解达到降低天然药物毒副作用的目的[4]。例如大黄容易引起腹泻、腹痛、恶心等症状,其主要成分为蒽醌的衍生物,传统中药采用不同炮制方法以破坏或降解蒽醌,从而减低毒性。戴万生利用酵母发酵大黄,检测发现蒽醌含量明显改变,其中结合型蒽醌含量减少,分离型增加,毒性有所降低[5]。

枯草芽孢杆菌是芽孢菌属的一种,其单个细胞大小为$(0.7\sim0.8)\,\mu m \times (2\sim3)\,\mu m$,没有荚膜,周生鞭毛,具有活动能力。枯草芽孢杆菌属于革兰氏阳性菌,其主要存在于腐殖土中,可以在枯草浸液中大量繁殖。枯草芽孢杆菌的芽孢大小为$(0.6\sim0.9)\,\mu m \times (1.0\sim1.5)\,\mu m$,呈现椭圆或柱状,存在于菌体中央或略偏,形成芽孢后菌体不发生明显的膨大。枯草芽孢杆菌是一种需氧微生物,能够释放大量生物酶,可以降解蛋白质、多糖,有些菌株还具有强烈降解核苷酸的能力,枯草芽孢杆菌还可以将色氨酸降解产生吲哚。枯草芽孢杆菌对营养要求较低,且生长快速,不会产生毒素,是一种已经得到验证的致病性安全微生物。

枯草芽孢杆菌是一种产酶很高的菌种,目前国际上工业酶50%以上由枯草芽孢杆菌制备,主要是由于枯草芽孢杆菌有产酶高,安全性好等特点。枯草芽孢杆菌适应环境能力特别强,主要是由于其具有非常丰富而完善的产酶系统,具备多种酶的生产潜力。枯草芽孢杆菌还是非常好的工程菌,随着基因工程的发展和进步,枯草芽孢杆菌目前几乎可以生产任何来源的新酶类。通过

[1]　焦广明.中药现代化的含义探析[J].2008,3(6):342.

[2]　TAKAYUKI S,TOSHIFUMI H. Biotransfonnation of exogenous substrates by plant cell cultures[J]. phytcchemistry,1990,29:2393.

[3]　AMACHANDRA SR,RAVISHANDAR GAp. Plant cell cultures chemical facories of secondary metabolotes[J]. Bictechnology Advances,2002,20(2):101.

[4]　蔡宝昌.中药现代化发展的战略措施与相关思考[J].南京中医药大学学报,2009,25(5):32.

[5]　戴万生,赵荣华.发酵法对大黄蒽醌类成分含量的影响[J].云南中医中药杂志,2005,26(1):40.

蛋白工程,可以对这些新酶类进行修饰和改造,开发出更多功效的酶类,因此枯草芽孢杆菌可以应用于多个领域。

枯草芽孢杆菌能够适应非常复杂的生态环境,适宜和其他菌群共生,形成竞争和互生的关系。枯草芽孢杆菌生长过程中会分泌多种菌素活性肽,对致病菌有明显的抑制作用。枯草芽孢杆菌是好氧微生物,其孢子能够耐受胃酸环境,进入人体肠道后萌发过程会迅速消耗肠道内残余氧量,使肠道内处于低氧状态,创造适宜肠道益生菌生长的环境,降低肠道内 pH,同时抑制有害菌的繁殖。枯草芽孢杆菌配合肠球菌使用,可以明显改善因肠道菌群紊乱造成的消化不良、食欲不振和营养不良,可以很好地缓解和改善肠道溃疡和肠炎引起的症状,对于过量使用抗生素的人群尤其适合。作为益生菌,枯草芽孢杆菌进入肠道可以激活人体免疫系统,增加免疫细胞和免疫蛋白的含量,从而提高人体免疫力。枯草芽孢杆菌可以合成大量酶类,包括纤维素酶、淀粉酶、蛋白酶、脂肪酶等,可以对消化道内食物进行辅助性降解,促进人体对营养物质的消化吸收。枯草芽孢杆菌还可以合成多种维生素,补充人体所需。

枯草芽孢杆菌生长繁殖所需养料十分丰富,其在生长繁殖过程中除产生纤维素酶外,还能产生蛋白酶、淀粉酶、植酸酶、果胶酶等十几种酶,这就决定枯草芽孢杆菌在发酵麻黄时,多种酶能发酵麻黄中相应的底物,能提高麻黄药效和增强营养价值。此外,枯草芽孢杆菌在其生长繁殖中还产生枯草菌素、短杆菌肽等活性物质,对致病菌有明显的抑制作用。枯草芽孢杆菌在其生长繁殖中还能迅速消耗肠道中的游离氧,促进肠道有益厌氧菌的生长,维护和调节肠道微生态平衡,增强细胞免疫和体液免疫功能,间接抑制致病菌生长,从而大大提高机体的抗病能力。用枯草芽孢杆菌发酵麻黄,不仅可以提高麻黄多糖的产量,同时可以提高麻黄多糖的药效,降低其对肠道的刺激作用。

第四节　中医药中的肠道菌群

一、肠道菌群与中医药

中医药,有着悠久的应用历史和广泛的应用基础,自古以来就在疾病治疗方面发挥着不可替代的作用。随着现代技术的发展,通过高通量筛选等手段,中药发挥药效的活性成分逐渐被揭晓,多糖、黄酮、生物碱、皂苷等有着具体结构的活性物质陆续被发现。但这些成分中有的生物利用度极低但却能发挥较好的治疗效果,有的服用后在个体间表现出较大差异,有的因其毒副作用而临床发展受限等一系列问题阻碍了中医药的发展,而肠道菌群的出现为其打开了一扇大门。中医微生态奠基人魏曦曾提出,中医的四诊八纲是从整体出发探讨人体平衡与失衡的转化,微生态学可能是打开中医药奥秘大门的一把金钥匙。肠道菌群,一个曾被遗忘的器官又重新进入大众视野,开始对这些问题进行科学回答。

肠道菌群,一个兼具复杂性、多样性及个体差异性的微生物群体。群体的绝大多数成员为厌氧细菌,其数量高达 100 万亿,主要生活在盲肠及近端结肠,其中厚壁菌门及拟杆菌门占据优势地位,占菌群数量的 90% 以上[1]。从母亲孕育生命开始,肠道菌群就与宿主相互依存,它的生长受到多变量影响,如外界环境、宿主基因、饮食等[2-3]。因此它与宿主一同进化成长,两者构成一个不可分割的"生态系统",共同参与机体的吸收代谢、免疫调节等诸多方面来维持宿主稳态。

(一) 肠道菌群的分类

根据生理功能划分,肠菌主要分为三类:共生菌、机会致病菌及病原菌[4]。共生菌的主要成员为专性厌氧菌如双歧杆菌、乳酸菌等,它们占据菌群数量的 99% 以上,在很大程度上影响着整个菌群的结构及功能。益生菌就是其中的优势成员,能够调节宿主黏膜与免疫功能,促进机体营养吸收,保持肠道健康。机会致病菌的典型代表是大肠杆菌、肠球菌,它们属于肠道内的"看客",一般情况不易繁殖开,但当人体、菌群与外界环境构成的微生态平衡被打破时将获得机会离开正常寄居部位从而造成菌群失调而诱发疾病。病原菌的主要成员为革兰氏阳性菌,它们所产生的致病物质可分为毒素及侵袭力,正常菌群在特定的条件下也可以具有病原菌的特性从而造成感染性疾病。

[1] ECKBURG P B, BIK E M, BERNSTEIN C N, et al. Diversity of the human intestinal microbial flora [J]. Science, 2005, 308 (5728): 1635.

[2] HISADA T, ENDOH K, KURIKI K. Inter-and intra-individual variations in seasonal and daily stabilities of the human gut microbiota in Japanese [J]. Archives of Mmicrobiology, 2015, 197: 919-934.

[3] KURILSHIKOV A, WIJMENGA C, FU J, et al. Host genetics and gut microbiome: challenges and perspectives [J]. Trends in Iimmunology, 2017, 38 (9): 633-647.

[4] CHO I, BLASER M J. The human microbiome: at the interface of health and disease [J]. Nature Reviews Genetics, 2012, 13 (4): 260-270.

(二) 肠道菌群代谢物

膳食纤维或抗性淀粉等底物经由菌群发酵产生的一系列物质,如 SCFA、胆汁酸(BAS)、氧化三甲胺(TMAO)、氨基酸、维生素等,这些物质统称为肠道菌群代谢物[1]。它们可以充当信号媒介、中间体、反应底物或标志物来发挥相应作用,同时它们与肠道构成互作循环。一方面,肠菌代谢物发挥作用的好坏取决于组织类型、代谢状态等[2];另一方面肠道内底物利用率的变化(发酵状况)又反过来影响代谢物的产生,如干预肠道 pH,进而影响 SCFA 的生成最终导致肠道菌群结构及功能的改变[3]。因此肠道菌群代谢物与宿主的相互作用极为复杂,下面主要介绍关键代谢物 SCFA 如何影响机体健康。

SCFA 是经过肠道菌群发酵膳食纤维或抗性淀粉的主要产物,它可以改变肠菌结构、维持黏膜屏障完整、对细胞转化与分化供应能量、还可以通过抑制组蛋白去乙酰化酶(HDAC)和激活 G 蛋白偶联受体(GPR41、GPR43 和 GPR109A),调节细胞信号而影响肠道固有免疫和适应性免疫的应答反应等来维持宿主稳态[4-6]。其中乙酸、丙酸、丁酸占据了总 SCFA 池的 95%,它们各自不同,首先表现在发酵途径不同。乙酸盐通过乙酰辅酶 A 生成丙酮酸途径或 Wood-Ljungdahl 通路来合成;丙酸是通过琥珀酸途径、丙烯酸酯途径或丙二醇通路来合成;丁酸则通过磷酸转丁基化酶 / 丁酸激酶途径、丁酰辅酶 A(乙酸酯辅酶 A 转移酶)途径来合成[7]。其次表现在产生比例不同。其中乙酸在结肠中含量最高(60%),其次是丙酸(25%),丁酸(15%)含量低得多。最为重要的表现在功能不同。乙酸是外周循环

[1] ROOKS M G,GARRETT W S. Gut microbiota,metabolites and host immunity [J]. Nature Reviews Immunology,2016,16(6): 341.

[2] DESAI M,SEEKATZ A,KOROPATKIN N,et al. A Dietary fiber-deprived gut microbiota degrades the colonic mucus barrier and enhances pathogen susceptibility [J]. Cell,2016,167(5): 1339-1353.

[3] MAKKI K,DEEHAN E C,WALTER J,et al. The impact of dietary fiber on gut microbiota in host health and disease [J]. Cell Host & Microbe,2018,2323(6): 705-715.

[4] 王冉,包红霞. 肠道菌群代谢产物与宿主疾病[J]. 中国现代应用药学,2020,37(23): 2936-2944.

[5] 吴佳佳. 逍遥散对肠道菌群失调小鼠神经炎症及结肠上皮屏障的保护作用[D]. 北京:北京中医药大学,2020.

[6] 胡民万,扈金萍. 短链脂肪酸与代谢性疾病相关性的研究进展[J]. 国际药学研究杂志,2020,47(11): 881-886,953.

[7] ARA K,FILIPE D V,PETIA K D,et al. From dietary fiber to host physiology: short-chain fatty acids as key bacterial metabolites [J]. Cell,2016,165(6): 1332-1345.

中最丰富的 SCFA,是宿主能量的主要来源,它可以通过穿越血脑屏障并降低食欲,可以激活不同细胞游离脂肪酸受体 2(FFAR2),促进中性粒细胞向炎症部位聚集,增强炎性小体和白细胞介素 1(IL-1β)的活化而发挥抗炎作用,还可以抑制细胞自噬水平,减少细胞活性氧生成量[1-2]。丙酸是拟杆菌门发酵的主要产物,可作为糖异生的底物,减少胆固醇的合成。因此丙酸多与心血管疾病相关。口服丙酸可以降低效应记忆 T 细胞频率和辅助性 T 细胞 17 的数量,减轻心脏局部免疫细胞的浸润,还可以降低心律失常敏感性、减轻主动脉粥样硬化病灶面积[3]。丁酸则多与炎症相关,丁酸灌肠能够促进 MC 患者肠黏膜修复,促进黏液合成基因 MMC2、紧密连接蛋白与 PPARγ(过氧化物酶体增值激活受体)的表达,能够抑制核因子 κB(NF-κB)的激活,抑制干扰素 -γ 的产生和信号通路,还可以活化肠道上皮细胞 HIF-1α(缺氧诱导因子)以上调肠道自噬水平,纠正菌群紊乱,最终恢复肠道损伤而缓解结肠炎[4-5]。

(三)肠道菌群与中医之间的联系

肠道菌群重新进入大众视野后,为中医药理论的现代化提供了一个新的突破口,并且发现中医理论与肠道菌群的本质密切相关。

1. 两者都诠释"整体观"　中医讲究天人合一,不但说明人自身是一个有机整体,并且人与自然紧密关联不可分割。当人体发生疾病时,应根据人、时令、地理等具体情况制定适宜的中医疗法。同样,肠道菌群与人体也构成有机整体,菌群提供必要代谢酶、产生代谢物、参与免疫应答,而机体提供寄居场所、营养,二者相辅相成。随着肠 - 脑轴、肠 - 肝轴、肠 - 肺轴的陆续发现,也揭示了肠道调控全身组织疾病及生理功能的机制。

2. 两者都讲究"阴阳""五行"　中医里阴阳是对相互关联又相互对立

───────────────
[1] FACHI J L,SÉCCA C,RODRIGUES P B,et al. Acetate coordinates neutrophil and ILC3 responses against C. difficile through FFAR2.[J]. The Journal of experimental medicine,2020,217(3): e20190489. .

[2] 席月,陈述,丁龙坤,等. 3 种主要短链脂肪酸减轻 5- 氟尿嘧啶诱发的 THP-1 细胞炎症反应[J].江苏大学学报(医学版),2021,31(3): 7.

[3] DUSCHA A,GISEVIUS B,HIRSCHBERG S,et al. Propionic acid shapes the multiple sclerosis disease course by an immunomodulatory mechanism [J]. Cell,2020,180(6). DOI: 10.1016 /j.cell.2020.02.035.

[4] 白洪波,杨萍,张汉斌,等. 短链脂肪酸丁酸抑制动脉粥样硬化形成及其分子机制[J].生理学报,2021,73(1): 42-50.

[5] 周超.短链脂肪酸(丁酸)通过 HIF-1α 调节肠上皮细胞自噬在缓解结肠炎中的机制研究[D].重庆: 中国人民解放军陆军军医大学,2020.

双方属性的概括,阴阳之间对立制约、此消彼长,相衡则机体处于稳态,失衡则机体发生疾病。从肠菌角度便是益生菌与有害菌的相互博弈,若一方偏盛,则机体出现异常。如 2 型糖尿病的患者肠道中产丁酸盐菌(Roseburia 和 Faecalibacterium prauznitzii)丰度降低,致病菌(Bacteroides caccae,Clostridia 和 Escherichiacoil)丰度升高[1]。五行是指自然界事物运动与变化,对应肠道则是肠道菌群受到基因、外界环境、饮食等多因素影响而不断更新变化。

3. 中医里的 "肠" 并不是生理解剖角度的肠道,而是对受盛化物、抵御外邪等状态的总括:小肠转化水谷精微以提供后天之本与肠道菌群参与吸收代谢提供能量类似,小肠泌别清浊又与肠菌调控糖脂代谢、调节免疫因子等类似[2]。如类风湿关节炎属中医痹症范畴,与脾胃运化密切相关,研究表明湿热组肠杆菌、肠球菌、双歧杆菌、乳杆菌明显多于湿寒组,而湿寒组酵母菌数量明显偏多,这也说明不同的中医证候呈现不同的菌群失调的趋势[3]。

4. 中医里 "心与小肠相表里" "大肠主传导、肝主疏泄" 等也印证了肠菌与其他疾病的密切联系:如在动脉粥样硬化性心血管疾病患者中发现拟杆菌和普氏菌相对减少,链球菌和大肠杆菌富集,机会致病菌属 Collinsella 则增强[4]。肝脏内的先天免疫细胞 γδ T17 细胞的积累依赖于肠菌,仅大肠杆菌就能产生肝脏 γδ T17 细胞,且呈剂量依赖性,抗生素干扰共生菌会导致肝脏 NKT 细胞过度激活,而加速 NKT 细胞相关的肝脏致病力[5]。

5. 中药中动物粪便如五灵脂或金汁等的使用与现代粪菌移植技术(FMT)有异曲同工之妙:"粪菌移植" 最早可追溯于东晋时期,葛洪《肘后备急方》中记载 "绞粪汁,饮数合至一二升,谓之黄龙汤,陈久者佳"。现在标准化粪菌移植是指借助现代仪器获得高度纯化菌群,再经过内镜或引流管将量化的菌液灌注患者肠内。无论过去还是现在,其目的都是重塑菌群以治疗疾病。

　　[1] LOZUPONE C A,STOMBAUGH J I,GORDON J I,et al. Diversity,stability and resilience of the human gut microbiota.[J]. Nature,2012,489(7415):220-230.

　　[2] 陈铭泰,黎美欢,张健,等. 基于 "心与小肠相表里" 探讨心血管疾病与肠道微生态的联系[J]. 世界中医药,2020,15(19):2920-2926.

　　[3] 杨军锋,同曙光,曹晓菊. 类风湿关节炎的中医证候与肠道菌群的相关性研究[J]. 贵州医药,2020,44(9):1438-1439.

　　[4] JIN L,SHI X,YANG J,et al. Gut microbes in cardiovascular diseases and their potential therapeutic applications [J]. Protein & Cell,2021,12(5):14.

　　[5] WU X,TIAN Z. Gut-liver axis:gut microbiota in shaping hepatic innate immunity [J]. Science China Life Sciences,2017,60(11):6.

二、中药对肠道微生物的调节

小檗碱是黄连、黄柏等中药中的有效成分,化学结构非常清晰,是一类季铵盐类的生物碱,在糖脂代谢中疗效显著。代谢性疾病中很多诸如胰岛素敏感性、炎症、短链脂肪酸生成等和慢性代谢性疾病的病理生理过程,小檗碱都有非常显著的作用,对血糖血脂有很好的调节作用。而化学结构非常明确的小檗碱,为什么又具有如此多样化的作用呢? 这里可能又有一个非常关键的中间体——肠道菌群。

黄芪多糖等来自中药的植物多糖,作为人体的益生元,可以对肠道菌群的多样性,特别是在一些疾病条件下已经失衡的肠道菌群,产生一个有益的调节作用,从而对于诸如肥胖、脂肪肝这些代谢性疾病,产生一个明确的、有效的调节作用。研究发现,虫草多糖的减肥作用可以通过增加肠道当中的一类叫P.G 菌来发挥作用。

中药和肠道菌群、药效之间,存在三种模式:

(一) 菌群响应模式

中药进入到消化道后,与肠道菌群接触。在这种模式下,经常看到的肠道菌群的变化,它不一定是 "因",它可能是中药已经对机体产生了调节作用之后所相应发生的一个反应。也就是说,这种菌群变化是一种响应的结果,响应于机体改善所产生的结果。所以这样的菌群改变可能作为一个标志物,但是它不一定是中药发挥药效的一个关键的介质。

(二) 菌群调节模式

在这种模式下,我们喝下去的中药首先要对肠道菌群发挥作用。因为在很多疾病条件下,肠道菌群已经发生紊乱,而中药当中含有的诸如小檗碱、多糖,可能对于肠道菌群产生直接的调节作用,使肠道菌群变得更健康,从而恢复机体的健康。所以在第二种模式——菌群调节模式下,肠道菌群在中药药效发挥当中,扮演了非常关键的角色。

(三) 菌群代谢模式

中药进入人体后,会被肠道菌群所表达的一些酶所代谢,转换成一些活性物质。这些活性物质可能是有更强的药效,也有可能是有毒,或者是一些次生的、有活性的、有功效的物质,比如说短链脂肪酸等[1]。

---

[1]　陈琳琳,李后开.靶向肠道微生态:中药药效机理研究的新机遇与挑战[J].上海中医药杂志,2020,54(2):15-20.

1. 中药促进肠道菌群代谢产生生物活性物质　二甲双胍、小檗碱可以调节人体的肠道菌群,富集肠道中的短链脂肪酸产生菌,但是这些短链脂肪酸并不是来源于这个药物本身。这些药物是调节肠道菌群,使之代谢从食物中摄取到的碳水化合物,最后生成的短链脂肪酸。中药中,可能有益的物质不是直接来源于中药本身。

2. 中药抑制肠道菌群代谢产生有害物质　肠道里的有害菌,可以代谢有害的物质生成有害的代谢产物,损伤人体。我们也可以通过一些食物或者药物,抑制肠道里面的有害菌代谢产生有害物质。

食物中胆碱可以通过胆碱代谢菌最后产生 TMA,进入血液,经过肠肝循环到了肝脏,加氧以后变成 TMAO。我们知道 TMAO 是与动脉粥样硬化密切相关的,可以通过一些食物或者药物去调节肠道菌群,抑制 TMAO 的生成。例如使用黄芩的提取物与二甲双胍一起使用,降低一些细菌的丰度,使胆汁酸被解离而不被重吸收,使次级胆酸的浓度下降。

3. 中药对肠道屏障的影响　肠黏膜屏障是指肠黏膜为阻止病原体、生物大分子及抗原进入血液循环而构成的屏障,主要包括机械屏障、微生物屏障、化学屏障及免疫屏障[1]。其中肠道黏膜免疫屏障主要由上皮细胞内的淋巴细胞、上皮下方固有层内的 T 细胞、B 细胞等,还有免疫诱导部位派氏结三部分组成。当有害物质侵袭时,首先攻击前三者,若它们受到损伤而无法抵御时,黏膜免疫屏障就会启动,若再无法抵御则发生"肠漏"现象引发疾病,如腹泻、多发性硬化、自生免疫性胆管炎、类风湿关节炎等。而中药既可以破坏屏障产生毒性,也可以修复屏障而治疗疾病。

(1) 中药的肠道"毒性":雄黄近年来用于血液和恶性肿瘤的治疗,但具有一定的肠道、心脏等毒性。其肠道毒性就是因雄黄减少了厚壁菌门与拟杆菌门,增加了变形菌门,降低了空肠、回肠中紧密连接蛋白 ZO-1、黏蛋白 MUC2 的表达,增加了肠道通透性导致菌属易位。而丹参对其毒性治疗也是由于丹参可以修复肠黏膜屏障,降低肠腔通透性[2]。白术用于脾虚证,它可以通过增加胃动素、胃泌素、ZO-1 及密封蛋白(OCLN)水平,降低水通道蛋白和成纤维细胞生长因子水平,抑制 p38 MAPK 通路以保护肠黏膜屏障,改善胃肠道功能,以达到对 SDS 的治疗。还有冬虫夏草多糖组分(H1)通过改善肠道完整,

---

[1] 袁榴翼,李小锦,尹清晟,等.中药干预肠道菌群改善肠黏膜屏障功能的研究进展[J].中草药,2018,49(8):1932-1938.

[2] 孙宇婷.雄黄肠道毒性及丹参配伍减毒研究[D].合肥:安徽医科大学,2020.

减少代谢内毒素、炎症、胰岛素抵抗和血脂异常以治疗肥胖及 2 型糖尿病等。

(2)中药干预肠菌生长：中药干预肠道菌群生长主要是指通过改变肠菌微环境，直接干预细菌生长，并且该方式是双向机制，不仅可以促进某些特定菌生长，也可以抑制某些菌的丰度而达到治疗效果。如枸杞多糖可显著提高与免疫调节呈显著正相关的双歧杆菌、乳杆菌、拟杆菌、普雷沃氏菌科的相对丰度；降低大肠杆菌、*Parabacteroides* 和 *Ruminococcus* 的相对丰度，提高细胞中 IL-6、TNF-α、IL-1β 和 iNOS 的 mRNA 表达量，并呈剂量依赖性；同时诱导巨噬细胞 p-JNK MAPKs 信号通路的激活以改善菌群多样性，发挥免疫功能[1]。全小林团队[2]发现葛根芩连汤的作用主要归因于小檗碱成分，两者均可显著降低 GK 大鼠的血糖及胰岛素抵抗水平，富集大量丁酸盐产生菌，包括*Faecalibacterium* 和 *Roseburia* 等菌属，使肠菌重新恢复正常。研究者在葛根不同炮制品药效比较中发现[3]煨葛根 *Lactobacillus*(乳酸菌属)丰度最高，与其止泻作用最显著密切相关；醋葛根降血糖和降压作用最佳，与其 *Blautia*(布劳氏菌属) 与 *Prevotella*-9(普氏菌属) 丰度均较高相关。可以看出，干预细菌生长模式为我们揭示了中药治病机理新的角度、复方与单成分之间关联性、不同炮制品药效差异的原因等。

(3)中药活性成分与肠道菌群的双向作用：中药种类繁多、成分复杂，其疗效通常与体内产生的特定活性代谢物有关，而非最初的原始成分[4]。中药成分复杂多样，极性较大，生物利用度较低，如小檗碱，虽然生物利用度低于 1%，但却能发挥较好的胰岛素抵抗的效果，这与肠道菌群密切相关。中药绝大多数剂型以口服入药，未被吸收入血的成分极易与肠道内大量定植的菌群发生联系。中药成分被肠道微生物群代谢或生物转化，从而产生新的生物活性分子，促进药物吸收进入循环。

高通量测序分析表明，来自胃肠道的微生物群比来自其他身体部位的微生物群更为复杂，目前有超过 1 000 种微生物群。肠道菌群中鉴定的大多数

[1] 王莹.枸杞多糖的分离纯化及基于对肠道菌群调节的免疫作用机制研究[D].北京:北京中医药大学,2020.

[2] XU X,GAO Z,YANG F,et al. Antidiabetic effects of gegen qinlian decoction via the gut microbiota are attributable to its key ingredient berberine [J]. Genomics,Proteomics & Bioinformatics,2020,18(6): 16.

[3] 钟凌云,邓小燕,黄艺,等. 葛(葛根、粉葛)不同炮制品的药效与肠道菌群研究[J].中国中药杂志,2021,46(17): 4403-4409.

[4] 霍亮,潘月顺,刘鑫宇,等. 肠道菌群对中药有效成分代谢作用的研究进展[J].中华中医药杂志,2022,37(3): 1605-1608.

系统类型(约 90%)属于拟杆菌门和厚壁菌门两个门,而放线菌门、变形菌门和疣状菌的丰度较低[1]。肠道菌群参与了与人类疾病和健康相关的很多活动。所以,破坏宿主 - 微生物平衡的因素,会影响体内稳态,并对肠道菌群调节宿主的免疫功能有显著影响。大量研究报告指出,中药对肠道菌群的组成和代谢具有重大影响,在缓解疾病的同时还能够使患者肠道菌群趋于正常。肠道微生物可以释放信号物质,促进宿主消化、免疫、代谢和神经生物学功能的发展和维持[2]。因此,研究中药与肠道菌群的相互作用机制,可以为疾病的治疗提供新的观点。

1)生物碱类与肠道菌群:生物碱是一类含氮有机化合物,是具有重要生理活性的中药的重要组成部分。氧化苦参碱(OMT)是从中草药苦参的根茎中提取的天然活性物质,具有多种药理作用。研究结果表明氧化苦参碱可增加葡聚糖硫酸钠(DSS)诱导的溃疡性结肠炎(US)小鼠模型中拟杆菌门的相对丰度,减少厚壁菌门、梭菌属、粪芽孢菌属、嗜盐杆菌、副拟杆菌、帕拉普氏菌属、瘤胃球菌属及葡萄球菌属的相对丰度。已有大量研究证实生物碱类物质对肠道菌群具有显著的调节作用。荷叶总生物碱能够能显著促进肥胖小鼠肠道益生菌阿克曼菌属、乳杆菌和双歧杆菌的生长,抑制致病菌变形菌门和脱硫弧菌属的繁殖[3];黄连生物碱的抗炎作用在疾病治疗中具有重要意义,罗海华等[4]采用黄连解毒汤对菌群失调的小鼠进行灌胃,结果表明,低剂量的黄连解毒汤可减少肠球菌和大肠埃希菌等有害菌的数量,抑制菌株增殖,改变肠道菌群的丰度。

一些生物碱在摄入后可能会产生肝毒性或肾毒性[5]。肠道微生物群除了将中药的活性成分转化为肠道代谢物外,还可以进一步对其进行代谢,从而产

[1]　KAZOR C E,MITCHELL P M,LEE A M,et al. Diversity of bacterial populations on the tongue dorsa of patients with halitosis and healthy patients [J]. J Clin Microbiol,2003,41 (2): 558-563.

[2]　EL A S,VAN DEN BOGERT B,KLEEREBEZEM M. The small intestine microbiota, nutritional modulation and relevance for health [J]. Curr Opin Biotechnol,2015,32: 14-20.

[3]　HO D M,SEO Y S,PARK H Y. Polysaccharides: bowel health and gut microbiota [J]. Crit Rev Food Sci Nutr,2021,61 (7): 1212-1224.

[4]　SHAO S,WANG D,ZHENG W,et al. A unique polysaccharide from Hericium erinaceus mycelium ameliorates acetic acid-induced ulcerative colitis rats by modulating the composition of the gut microbiota,short chain fatty acids levels and GPR41/43 respectors [J]. Int Immunopharmacol,2019,71: 411-422.

[5]　FAN S T,NIE S P,HUANG X J,et al. Protective properties of combined fungal polysaccharides from Cordyceps sinensis and Ganoderma atrum on colon immune dysfunction [J]. Int J Biol Macromol, 2018,114: 1049-1055.

生新的生物活性化合物或有毒成分[1]。例如,二酯乌头酸具有较高的毒性,在肠道中容易被厌氧菌通过去苯甲酰化、去乙酰化、去羟基化、去甲基化和酯化反应进行代谢,形成其单酯和其他不同的代谢物,如脂质生物碱,从而降低其毒性。因此,了解肠道微生物群对中药生物碱生物活性成分的代谢影响至关重要[2]。

2) 多糖与肠道菌群:多糖是通过糖苷键聚合 10 个或更多的单糖分子而制成的。它广泛存在于动物、植物和微生物中[3]。天然多糖因其来源广泛、毒性低、生物活性多样,如抗炎、免疫调节、抗肿瘤、抗凝、抗氧化、转基因调节和肠道保护等,已在世界范围内得到研究。

由于缺乏多糖水解酶,大多数多糖不能被人体直接消化和吸收。它们可被肠道微生物转化为 SCFA 和乳酸[4]。短链脂肪酸作为多糖水解的主要代谢物,容易被人体吸收,发挥多种生理功能。在产 SCFA 的细菌中,拟杆菌门和厚壁菌门是两种优势菌,而放线菌门和变形菌门相对较少。与厚壁菌门相比,拟杆菌门具有更多的碳水化合物代谢途径,拟杆菌基因组的功能多样性更高,可以有效促进多糖降解酶的表达[5]。研究发现,肠道微生物群是多糖与人体相互作用的重要桥梁。在互惠的关系中,微生物群产生多种酶,将膳食多糖分解成单糖,然后在肠道厌氧环境中发酵成短链脂肪酸,可被人体吸收和利用。

SCFA 信号通路可能参与了肠道微生物介导的宿主代谢。随着肠道微生物学研究的不断深入,短链脂肪酸与宿主疾病,特别是糖代谢相关疾病之间的关系越来越受到关注。短链脂肪酸对改善与葡萄糖代谢相关的疾病具有深远的意义。在临床应用可调控代谢综合征及免疫功能实现良好的治疗效果。例

[1] LIMA A,CECATTI C,FIDELIX M P,et al. Effect of daily consumption of orange juice on the levels of blood glucose,lipids,and gut microbiota metabolites:controlled clinical trials [J]. J Med Food,2019,22(2):202-210.

[2] 刘艳艳,张凯,关家伟,等. 人参皂苷对 BALB/c 小鼠肠道菌群的影响[J]. 现代生物医学进展,2015,15(6):1041-1045.

[3] ZHAO W,XIAO M,YANG J,et al. The combination of Ilexhainanoside D and ilexsaponin A1 reduces liver inflammation and improves intestinal barrier function in mice with high-fat diet-induced non-alcoholic fatty liver disease [J]. Phytomedicine,2019,63:153039.

[4] FAN S T,NIE S P,HUANG X J,et al. Protective properties of combined fungal polysaccharides from Cordyceps sinensis and Ganoderma atrum on colon immune dysfunction [J]. Int J Biol Macromol,2018,114:1049-1055.

[5] 钟凌云,邓小燕,黄艺,等. 葛(葛根、粉葛)不同炮制品的药效与肠道菌群研究[J]. 中国中药杂志,2021,46(17):4403-4409.

如,猴头菌菌丝多糖通过提高 SCFA 水平,调节肠道菌群组成,抑制 GPR41 和 GPR43 的表达来改善小鼠炎症和胰岛素抵抗[1]。灵芝多糖的研究发现其生物活性效应中的关键作用,可能是通过调节肠道菌群来实现的,并且提高了大鼠肠道 SCFA 和分泌免疫球蛋白的浓度[2]。张春江等使用 0.5g/ml 生药量的党参多糖对葡聚糖硫酸钠(DSS)诱导的急性 UC 小鼠进行干预 21d,结果党参多糖明显改善了模型小鼠结肠组织的结构损伤,发挥了抗炎效果,并且可以作为潜在益生元,促进双歧杆菌属、乳杆菌属等常见益生菌的增殖作用,因此菌群的变化与疾病的病程及活跃度密切相关,表明党参多糖具有改善肠道微生态从而调节肠道异常病理状态的能力。

肠道微生物及其与多糖的相互作用与人体健康密切相关,多糖作为一种益生元,有望为代谢相关疾病的治疗和维持宿主健康提供新的可能性。

3)黄酮类化合物与肠道菌群:黄酮类化合物是一类重要的天然有机化合物,广泛分布于植物界,主要以糖苷的形式存在,有些以游离的形式存在。黄酮具有广泛的药理作用,包括抗炎、抗菌,保护心血管和中枢神经系统。然而,黄酮糖苷通常含有葡萄糖苷键。含水溶性糖组分的糖苷的药理活性较小,难以被肠道吸收,导致生物利用度较低。近年来的研究表明,大多数黄酮类化合物通过肠道微生物酶降解、水解、还原、脱羟基化等反应转化为简单酚酸,然后被吸收,从而提高其生物利用度。

研究发现,黄酮类化合物与肠道菌群关系密切,黄酮类化合物可以通过调控肠道菌群的构成以缓解肠道微生物紊乱,例如黄酮醇(3- 羟基黄酮),有抗肿瘤、抗炎、提高免疫力等功效。当受到外界病原菌入侵时,黄酮醇可以减低病原菌的转运蛋白。有学者通过动物实验指出,使用黄酮醇这种药物可以使小鼠肠道厚壁菌(Firmicutes)/ 拟杆菌门(Bacteroidetes)的比率(F/B)显著地降低。F/B 比率是肠道健康状态指标之一,而降低该指标可以使人体患肥胖 2 型糖尿病的风险降低。这表明黄酮醇保护肠道菌群可以通过降低 F/B 比值来实现。

黄烷酮可以有选择性地促进某些有益菌的生长,如乳酸菌;抑制某些对

---

[1] WU T R,LIN C S,CHANG C J,et al. Gut commensal Parabacteroides goldsteinii plays a predominant role in the anti-obesity effects of polysaccharides isolated from Hirsutella sinensis [J]. Gut,2019,68(2):248-262.

[2] CHENG S,SHEN H,ZHAO S,et al. Orally administered mesoporous silica capped with the cucurbituril complex to combat colitis and improve intestinal homeostasis by targeting the gut microbiota [J]. Nanoscale,2020,12(28):15348-15363.

人体健康有害的细菌的生长，如幽门螺杆菌。橙皮素、橘皮素中含有黄烷酮成分，Lima 等人经过实验研究证实，人体长期补充橙皮素和橘皮素可以有效保护肠道菌群，原因是肠道中双歧杆菌和乳酸杆菌的数量和繁殖速度受其影响，进而使短链脂肪 SCFA 含量上升发挥保护肠道菌群作用。有科研人员在研究黄酮对肠道微生物的影响时发现，当给药达到一定浓度时，可以明显抑制大肠埃希菌、白假丝酵母菌、金黄色葡萄球菌和芽孢杆菌的繁殖。

总的来说，肠道菌群既是黄酮类化合物直接作用靶点，也是研究黄酮类化合物作用机制不可忽视的一部分。

4）皂苷类与肠道菌群：皂苷是一类三萜或螺旋甾烷的糖苷化合物，具有两亲性，起源于亲脂性的苷元（皂苷）和亲水性糖基。皂苷是中药重要的生物活性成分，广泛存在于单子叶和双子叶植物中。天然皂苷化合物一般具有强极性和低生物利用度；因此，不易被肠道吸收。现代药代动力学研究表明，大多数皂苷被肠道微生物群代谢成新的化合物，这降低了它们的极性，增加了它们的脂肪溶解性，促进了它们被血液吸收，并使它们快速积累到所需的血液水平。

皂苷经肠道菌转化形成的次级代谢产物能够提高肠道益生菌丰度，减少致病菌丰度。人参皂苷可在肠道微生物的作用下代谢为小分子的次级人参皂苷，而次级人参皂苷可反作用于菌群调节肠道微生态平衡。刘艳艳等给正常小鼠灌胃人参皂苷后小鼠肠道菌群结构发生改变，结果表明人参总皂苷可以促进肠道内益生菌增殖、起到调节肠道菌群的作用。Zhao 等研究得出苦豆苷 D 和苦参皂苷 A 以剂量依赖的方式显著降低了高脂饮食诱导的非酒精性脂肪肝病的严重程度。苦豆苷 D 和苦参皂苷 A 降低了 F/B 的比率，降低了脱硫弧菌的相对丰度，并增加了 *Akkerrnansia* 的相对丰度；同时回肠中 ZO-1 和蛋白表达的上调证明了肠屏障的改善。Chen 等利用 16S rRNA 基因测序技术分析麦冬皂苷 D，结果显示，菌体比和内毒素的含量降低，证明了麦冬皂苷 D 能够逆转高脂饮食诱导的肠道菌群失调。以上实例充分说明了皂苷成分在肠道内被肠道菌群代谢，对肠道菌群结构产生调节作用。

肠道微生物通过生物转化，中药成分分解为具有高生物活性的次生代谢产物，从而促进药物吸收进入循环。然而，值得注意的是，肠道细菌产生的代谢物并不总是有益的。肠道微生物群也可以将中药中的某些成分分解为有毒成分。因此，肠道微生物群产生的有害代谢物值得进一步研究。

（4）中药复方对肠道菌群的作用：中药复方具有多成分、多层次、多靶点起效的特点,相关研究表明,健脾益气的补益类方剂能够调节胃肠功能,促进微生物的繁殖,增强机体免疫力,修复受损的胃肠道黏膜。鞠宝玲等发现四君子汤能够促进林可霉素致菌群失调小鼠的肠黏膜损伤修复,调节肠道菌群失调,使有益菌数量提高;孙巍等发现补中益气汤有利于肠道益生菌生长,并提高机体的免疫力;曾奥发现七味白术散对小鼠肠道微生物及酶活性均有正向调节作用。黄连解毒汤调节肠道菌群失调可能是通过增加肠道内物种多样性、降低致病菌如厚壁菌门丰度及提高有益菌如乳酸杆菌丰度实现的。研究显示,头孢拉定和罗红霉素灌胃可以成功建立小鼠菌群失调模型,并且中药复方能够极显著提高乳酸杆菌和双歧杆菌数量($P<0.01$),同时抑制大肠杆菌($P<0.05$)和葡萄球菌($P>0.05$)的生长,使菌群恢复平衡。说明中药复方可以发挥益生元的功能,调节菌群平衡。但目前复方制剂对肠道菌群起调节作用的具体成分、靶点还需进行深入的研究。

中医药对肠道菌群失调的调节作用及机制已越来越受到世界的关注,随着众多研究人员的逐步深入探究,相信中医药在调节肠道菌群失调机制的研究方向上会取得更大的进步。

综上可知,中药具有调节肠道菌群代谢的能力,肠道菌群亦可将中药化合物代谢成不同活性的产物。因此,深入了解肠道菌群和中药之间的相互作用,能够给中药活性物质的发现带来新的亮点,在未来中药开发过程中值得高度重视。中药有效成分可以增加肠道益生菌的数量和种类,对维持机体微生态环境平衡起到了关键作用。但是,在中药对肠道微生态系统的作用规律方面的研究甚少,还有待进一步的探讨。

三、中药——肠道菌群发展策略

中医药作为我国独特的卫生资源,具有无限开发及发展潜力。如何结合高通量技术,通过肠道菌群解开中药的起效之谜,值得我们未来深入的探索。

(一) 重视体外发酵

甘草酸经肠道菌群转化后的 GAMG(甘草次酸)具有更高的生物利用度,在抗幽门螺杆菌和病毒方面效果更佳,人参皂苷转化后的化合物 K 具有更强的抗肿瘤、抗炎和抗过敏活性,冬虫夏草多糖可以转化为对人体有益的SCFA,乌头经肠菌酶水解后形成低毒性同时具有与乌头碱同样生物活性的脂型生物碱。肠道菌群的存在为中药疗效的进一步提高提供了一个方案,试想通过收集不同体质人体的微生物菌群进行体外发酵,首先可以提前规避不良风险；其次将转化后的高生物利用度产物直接进行制剂，可以完善剂型的多样性，也可以防止代谢过程中所转化的其他不利代谢物；第三，通过体外发酵等技术去发现新益生元、益生菌或合生元等；第四，粪菌移植技术近年来在一定范围内应用于临床并取得不错的疗效，但仍有一部分患者心里存在抵触，如果将体外发酵菌液进行一个提纯分离是否也能达到相应的效果。此外，我们还可以将中药开发成发酵制品，过去几年西方国家对发酵食品兴趣大增，通过微生物酶作用发酵形成益生菌及生物活性代谢产物，如 SCFA，有利于促进机体健康。以上能否成功运用实践还有待于进一步研究明确。

（二）完善制剂类型

随着新材料及现代技术的发展，中药剂型在不断改良与创新。如今肠道菌群视角也为中药剂型的发展提供了方向。如醋葛根和煨葛根通过分别作用于普氏菌属和乳酸菌属而实现降血糖和止泻的不同功能。赖信志团队从冬虫夏草中分离出的高分子多糖 H1 可以改善 HFD 导致的肥胖及代谢紊乱，并发现 H1 选择性促进与肥胖负相关的古氏副拟杆菌，鉴定 H1 与古氏副拟杆菌可以成为具有应用潜力的益生元。试想如果将不同炮制品或中药提纯成分等制备成新剂型或合生元等，以强化治疗效果并减少其他菌属所带来的干扰。目前也出现了基于肠道所研发的新剂型。如胡驰等研发出多层聚合物涂层的二氧化硅载有氢化可的松，在肠菌特异性偶氮还原酶的作用下分解释放，并且此装置在结肠黏膜有最佳积累，从而缓解肠炎和结肠上皮细胞损伤。印度益生菌公司开发出囊中囊技术，先将菌粉制成小的胶囊，放进含有维生素 C 原料的大胶囊中，减少了两者接触所带来的氧化也保证了原料利用率。

（三）组合搭配

肠道菌群既会增效活化药物，也会使药物增毒或失效。进行组合搭配一方面可以避免毒副作用、提高疗效，另一方面应用已有产品节约成本。酶是肠菌代谢的主要工具，其中 β- 葡萄糖苷酶无疑是最显著的酶，开发细菌 β- 葡萄糖苷酶抑制剂是一种提高疗效和降低毒性的有效方法。如联合使用微生物葡萄糖苷酶抑制剂 Inh1 可以显著降低双氯芬酸引起的吻合口漏的严重程度[1]。化药与中药的东西合璧也是近年来出现的一种新方法，如金银花联合二甲双

[1] YAUW Simon T K, ARRON Melissa, LOMME Roger M L M, et al. Microbial glucuronidase inhibition reduces severity of diclofenac-induced anastomotic leak in rats. [J]. Surgical infections, 2018, 19 (4): 417-423.

胍用来改善肝硬化和葡萄糖耐受不良,并调节肠道菌群[1]。除了药物之间的搭配,饮食与药物的结合也可以达到不错效果。如苦瓜与降糖药同时服用,具有叠加作用,可使患者更好管理上午的血糖[2]。目前大量研究表明菌群多样性与饮食习惯存在显著相关性,特级初榨橄榄油的使用与血栓烷 2(TXB2)和白三烯 B4(LTB4)的减少有关;食用番茄饮料 26 天可降低 TNF-α 的产量;适量的红酒摄入有助于降低低密度 / 高密度脂蛋白(LDL/HDL)、C 反应蛋白和纤维蛋白原,并增加高密度脂蛋白和总抗氧化能力等。长期饮食模式对肠菌结构具有更深远影响,由此可看出开发日常可食用并兼具一定疗效的中药产品具有发展应用前景。

从肠道菌群整体出发研究中药药效的发挥机制与中医的整体观有很多共通之处,部分中药以肠道菌群为靶点的作用机制初步阐明,但尚局限于药味本身,同一类药味之间所影响的菌群是否有交叉性,传统中药分类原则与菌群网络之间又存在何种联系还有待于进一步明确。一方面,从个性靶向治疗的方向上创新和完善中医药制剂,另一方面,尝试将中药与其他药物、益生菌或健康食品等进行融合,重视体外发酵,更加精准利用膳食纤维以促进健康,从而开发出更有效的中药复合制剂。另外,随着转化医学的兴起,如何更好地将中医药的研究从机制研究进一步延伸至应用,值得我们进一步探索实践。

第五节 肠道菌群 - 疾病 - 中药的相互影响

一、肠道菌群与类风湿关节炎的关系及中药的干预作用

类风湿关节炎发病原因至今尚未阐明。研究认为,肠道由体内最多的先天免疫细胞和适应性免疫细胞组成,是人体最大的免疫器官。由于黏膜免疫

[1] SHIN N R,BOSE S,WANG J H,et al. Flos lonicera combined with metformin ameliorates hepatosteatosis and glucose intolerance in association with gut microbiota modulation [J]. Frontiers in Microbiology,2017,8:2271.

[2] BASCH E,GABARDI S,ULBRICHT C. Bitter melon(Momordica charantia):a review of efficacy and safety.[J]. American journal of health-system pharmacy:AJHP:official journal of the American Society of Health-System Pharmacists,2003,60(4):356.

系统与异常的局部微生物群之间的相互作用,疾病始于黏膜部位,后累及滑膜关节[1]。

肠道微生物群被认为是免疫治疗反应的一个关键决定因素。细菌代谢物与人类生理和疾病存在联系,影响免疫功能。肠道微生物对膳食纤维发酵产生 SCFA(醋酸、丙酸和丁酸)。SCFA 调节巨噬细胞、中性粒细胞、树突状细胞和 CD4+ T 细胞的表型和 / 或功能[2]。

肠道微生物群可以对宿主的代谢产生深远的影响。RA 临床前阶段的肠道微生物群、代谢物和临床特征之间的关系尚不清楚[3]。IEC(肠上皮细胞)中的 Toll 样受体(TLR)可激活激酶,包括白细胞介素 -1 受体相关激酶、MAP 激酶,促进 NF-κB 向细胞核的迁移,刺激炎性细胞因子的表达,导致小肠上皮细胞层的通透性增加[4]。

在类风湿关节炎的发病过程中,局部炎症、肠道微生物群失衡和宿主免疫失调相互作用[5]。微生物衍生的代谢物,参与信号转导、黏膜屏障维持或免疫系统调节,作为致病环境中宿主和微生物界间串扰的关键因素之一,已成为黏膜免疫功能和炎症的新参与者,在 RA 发生发展中发挥重要作用[6]。中药当中含有多种单糖、多糖等碳水化合物,需要大量酶促进它们的生物转化,但人体自身编码 CAZymes 的基因十分匮乏。肠道微生物组能够编码广泛、多样化的 CAZymes 库,分解代谢大量的复杂多糖,将其转化为短链脂肪酸(short-chain fatty acids,SCFA),调节宿主免疫,产生抗氧化活性物质。

植物细胞壁(PCW)由多糖组成,PCW 的解构过程通常由糖苷水解酶

［1］ ZAISS M M,JOYCE WU H J,MAURO D,et al. The gut-joint axis in rheumatoid arthritis［J］. Nature Reviews Rheumatology,2021,17(4):224-237.

［2］ SHAIKH F Y,SEARS C L. Messengers from the microbiota［J］. Science,2020,369(6510): 1427-1428.

［3］ LUO Y,TONG Y,WU L,et al. Alteration of gut microbiota in individuals at high risk for rheumatoid arthritis associated with disturbed metabolome and the initiation of arthritis through the triggering of mucosal immunity imbalance［J］. Arthritis & Rheumatology,2023,75(10):1736-1748.

［4］ KOEPSELL H. Glucose transporters in the small intestine in health and disease［J］. Pflügers Archiv-European Journal of Physiology,2020,472(9):1207-1248.

［5］ WOLTER M,GRANT E T,BOUDAUD M,et al. Leveraging diet to engineer the gut microbiome［J］. Nature Reviews Gastroenterology & Hepatology,2021,18(12):885-902.

［6］ HONG M,LI Z,LIU H,et al. Fusobacterium nucleatum aggravates rheumatoid arthritis through FadA-containing outer membrane vesicles［J］. Cell Host & Microbe,2023,31(5):798-810.

(GH)介导[1]。药用植物纤维往往是大分子多糖,能促进擅长纤维降解的细菌的生长[2]。

我们的单糖质谱结果表明,ESP 含有高水平的半乳糖醛酸、半乳糖、阿拉伯糖和葡萄糖。多糖的免疫调节活性取决于分子量和单糖组成,特别是与麻黄多糖中阿拉伯糖和葡萄糖的含量相关,阿拉伯糖和葡萄糖含量的升高能明显增强麻黄多糖免疫活性[3]。我们发现 ESP 能够缓解 CIA 小鼠滑膜炎症,对Ⅱ型胶原诱导的关节损伤具有保护作用,表现为体重、足肿胀度、关节指数、组织学评分显著改善,IL-1β、IL-6 水平降低。

多糖对肠道菌群的生态失调具有显著的调节作用。ESP 可以极大地改善CIA 诱导的小鼠的肠道菌群失调。NF-κB 信号通路的激活参与了多糖的体外免疫调节。TLR4 的表达激活 NF-κB 通路,促进了炎症酶的释放[4]。

维持肠道环境正常动态平衡的黏膜屏障主要包括黏液屏障、肠上皮屏障和免疫屏障。黏液层不仅是肠上皮细胞的保护者,也是宿主 - 细菌相互作用的关键介质。结肠黏液屏障是肠道病原体的主要防御者。黏液层厚度和黏液化学成分的降低,将使得细菌对黏液屏障的渗透增加[5]。ZO-1 对黏膜愈合和上皮屏障功能至关重要,ZO-1 的丢失会导致修复过程的激活缺陷[6]。在本研究中,ESP 能够促进 CIA 小鼠肠道屏障修复,改善空肠及回肠黏膜通透性,抑制肠道炎症。

由 CA、CDCA 和次级胆汁酸 LCA 和 DCA 激活的 TLR4 信号抑制NF-κB 依赖的促炎细胞因子诱导以抑制 RA 炎症。在我们的研究结果中,ESP 治疗显著恢复了这些初级和次级胆汁酸以及胆汁酸受体的水平。我们的

[1] YE T J,HUANG K F,KO T P,et al. Synergic action of an inserted carbohydrate-binding module in a glycoside hydrolase family 5 endoglucanase [J]. Acta Crystallographica Section D:Structural Biology,2022,78(5):633-646.

[2] WASTYK H C,FRAGIADAKIS G K,PERELMAN D,et al. Gut-microbiota-targeted diets modulate human immune status [J]. Cell,2021,184(16):4137-4153.

[3] WANG A,LIU Y,ZENG S,et al. Dietary plant polysaccharides for cancer prevention:role of immune cells and gut microbiota,challenges and perspectives [J]. Nutrients,2023,15(13):3019.

[4] CHANG L,WANG C,PENG J,et al. Rattan pepper polysaccharide regulates DSS-induced intestinal inflammation and depressive behavior through microbiota-gut-brain axis [J]. Journal of Agricultural and Food Chemistry,2024,72(1):437-448.

[5] SANG X,WANG Q,NING Y,et al. Age-related mucus barrier dysfunction in mice is related to the changes in muc2 mucin in the colon [J]. Nutrients,2023,15(8):1830.

[6] KUO W T,ZUO L,ODENWALD M A,et al. The tight junction protein ZO-1 is dispensable for barrier function but critical for effective mucosal repair [J]. Gastroenterology,2021,161(6):1924-1939.

研究结果显示,在Ⅱ型胶原诱导的小鼠中添加 ESP 可以显著提高 SCFA 的水平,同时恢复抗炎细胞因子水平和肠道屏障功能。因此,我们推测 RA 的平衡和免疫稳态可能受到微生物代谢物的调控。

在摄入 ESP 后,CIA 小鼠血清中 IL-1β 和 IL-6 水平的升高得以恢复,这表明 ESP 可以抑制炎症因子从肠道进入关节。此外,TLR4 的表达增加 CIA 小鼠滑膜炎症 NF-κB 通路的激活,促进了炎症酶的释放,促炎细胞因子 IL-1β、IL-6 导致关节和软骨破坏,破骨细胞大量产生。相关分析表明,肠道炎症引起的 HDAC1、HDAC2 水平增高,促炎因子表达导致 RA 滑膜组织中 NF-κB 磷酸化,TLR4,MyD88 激活,这是 RA 免疫失衡的关键因素。ESP 最终通过抑制肠道和滑膜的炎症来减轻类风湿关节炎。

CIA 模型中 *Alistipes*、*Enterococcus*、*Enterorhabdus* 等细菌丰度较高,易导致或加重感染。研究表明,*Enterococcus* 是多重耐药性感染的主要原因[1],能够重塑代谢环境,并作为艰难梭菌提供发酵氨基酸的来源,促进感染的持续[2]。给予 ESP 治疗后,*Dubosiella*、*Bifidobacterium*、*Clostridium*、*Pseudoramibacter* 等的丰度增高。梭状芽孢杆菌(*Clostridium*)属于较强产丁酸盐的细菌,具有增强上皮屏障完整性和抑制炎症的能力。*Dubosiella newyorkensis* 在增强黏膜屏障完整性和调节 Treg/Th17 平衡方面起着关键作用,并通过产生 SCFA(特别是丙酸盐)来缓解宿主黏膜和肠外炎症[3];实验中,ESP 干预后丁酸增高也证实了这一点。*Bifidobacterium* 可降低 RA 的发病率和严重程度[4]。*Bifidobacterium pseudolongum* 通过产生代谢物肌苷来调节增强的免疫治疗反应。假长芽孢杆菌诱导 TH1 分化,诱导 CD4+ 和 CD8+ T 细胞产生 IFN-γ[5],可分解不可消化的碳水化合物,改善肠道屏障的完整性。肠道炎症与脂质吸收受损有关,双

［1］XIONG X,TIAN S,YANG P,et al. Emerging enterococcus pore-forming toxins with MHC/HLA-I as receptors［J］. Cell,2022,185(7):1157-1171.

［2］SMITH A B,JENIOR M L,KEENAN O,et al. Enterococci enhance Clostridioides difficile pathogenesis［J］. Nature,2022,611(7937):780-786.

［3］ZHANG Y,TU S,JI X,et al. Dubosiella newyorkensis modulates immune tolerance in colitis via the L-lysine-activated AhR-IDO1-Kyn pathway［J］. Nature Communications,2024,15(1):1333.

［4］JIANG Z M,ZENG S L,HUANG T Q,et al. Sinomenine ameliorates rheumatoid arthritis by modulating tryptophan metabolism and activating aryl hydrocarbon receptor via gut microbiota regulation［J］. Science bulletin,2023,68(14):1540-1555.

［5］MAGER L F,BURKHARD R,PETT N,et al. Microbiome-derived inosine modulates response to checkpoint inhibitor immunotherapy［J］. Science,2020,369(6510):1481-1489.

歧杆菌的增加可能有助于减轻炎症,增加脂质吸收[1]。

　　碳水化合物结合模块(CBM)是一类多模块酶蛋白,响应多糖反应,与酪氨酸具有较高的结合亲和力[2]。CBM 通常附加到碳水化合物活性酶中,增强催化活性,还可以在病原体蛋白表面表达[3]。感染性、炎症性疾病部分归因于涉及各种蛋白酶作用的异常信号转导。肠道富含宿主、微生物和膳食来源的各种蛋白酶。严格调节蛋白水解活性对于防止组织损伤是必要的[4]。肠道微生物组还是抗生素抗性基因(ARG)的储存库[5]。ARG 经常在人类微生物群内的细菌之间交换,其中肠道细菌群落充当水平基因转移的枢纽[6]。染色体编码的外排泵是铜绿假单胞菌抗生素耐药性的主要决定因素。MexT 是铜绿假单胞菌中 MexEFOprN 外排泵的转录激活剂,导致对抗生素的耐药性增加[7]。细菌能够编码氨基糖苷类修饰酶——乙酰辅酶 A 依赖性氨基糖苷类乙酰转移酶(AAC)和 ATP/GTP 依赖性磷酸转移酶(APH)。APH 通过酶促修饰赋予氨基糖苷类抗生素高水平的耐药性[8]。APH 基因的表达随着阿拉伯糖浓度

[1]　WENINGER S N,HERMAN C,MEYER R K,et al. Oligofructose improves small intestinal lipid-sensing mechanisms via alterations to the small intestinal microbiota[J]. Microbiome,2023,11(1):169.

[2]　LIU Y,WANG P,TIAN J,et al. Carbohydrate-binding modules of potential resources:occurrence in nature,function,and application in fiber recognition and treatment[J]. Polymers,2022,14(9):1806.

[3]　LIBERATO M V,CAMPOS B M,TOMAZETTO G,et al. Unique properties of a Dictyostelium discoideum carbohydrate-binding module expand our understanding of CBM-ligand interactions[J]. Journal of Biological Chemistry,2022,298(5):101891.

[4]　EDWINSON A L,YANG L,PETERS S,et al. Gut microbial β-glucuronidases regulate host luminal proteases and are depleted in irritable bowel syndrome[J]. Nature microbiology,2022,7(5):680-694.

[5]　CRITS-CHRISTOPH A,HALLOWELL H A,KOUTOUVALIS K,et al. Good microbes,bad genes?　The dissemination of antimicrobial resistance in the human microbiome[J]. Gut Microbes,2022,14(1):2055944.

[6]　CARVALHO M J,SANDS K,THOMSON K,et al. Antibiotic resistance genes in the gut microbiota of mothers and linked neonates with or without sepsis from low-and middle-income countries[J]. Nature microbiology,2022,7(9):1337-1347.

[7]　KIM S,KIM S H,AHN J,et al. Crystal structure of the regulatory domain of mext,a transcriptional activator of the MexEF-OprN efflux pump in Pseudomonas aeruginosa[J]. Molecules and cells,2019,42(12):850-857.

[8]　SMITH C A,TOTH M,STEWART N K,et al. Structural basis for the diversity of the mechanism of nucleotide hydrolysis by the aminoglycoside-2″-phosphotransferases[J]. Acta Crystallographica Section D:Structural Biology,2019,75(12):1129-1137.

的增加而逐渐增加,并与抗性表型一致[1]。氨基糖苷类抗生素,如妥布霉素和庆大霉素,是具有高度临床相关性的抗生素。氨基糖苷磷酸转移酶可以磷酸化氨基糖苷类抗生素中的特定羟基,是这类抗生素非常有效的灭活剂[2]。而 *abeM* 被报道在亚胺培南耐药鲍曼不动杆菌分离株中表达量升高[3]。在代谢物的研究中,我们发现几种代谢物在 CIA 组和 ESP 组之间显示出显著不同的富集,包括 taurine,N-Oleoyl Taurine 和 N-Palmitoyltaurine。我们发现 ESP 组的 taurine 水平显著降低。类风湿关节炎相关的自身免疫性疾病,如 SLE、原发性干燥综合征患者血清中的牛磺酸含量增高,其含量与疾病活动度和 IFN 特征基因的表达呈正相关。ESP 组的 N-Oleoyl Taurine 和 N-Palmitoyltaurine 增高。血清油酰牛磺酸促进增殖、异常分化、细胞凋亡受损,牛磺酸是 N- 油酰牛磺酸的核心结构[4]。N- 棕榈酰牛磺酸能够诱导细胞迁移、上调炎症代谢途径。我们的研究发现,ESP 能够上调 CIA 组丁酸的含量。丁酸是目前研究最为广泛的 HDAC 抑制剂,能够促进 Tconvs,抑制 Tregs 和破骨细胞,抑制 HDAC 表达和下调促炎细胞因子。

组蛋白去乙酰化酶(HDAC)在各种炎症性疾病中发挥着至关重要的作用,HDAC-1 能够下调炎症信号以抑制 NF-κB 调节基因的表达。HDAC-2 不直接参与 NF-κB 信号转导,但它调节与 HDAC-1 相关的 NF-κB 活性。有研究发现,肠上皮细胞中的 HDAC-1 抑制导致 p65 NF-κB 磷酸化和核定位增加。HDAC 抑制剂能够维持促炎和抗炎基因表达之间的平衡[5]。

我们的研究表明,ESP 可以有效降低 IL-1β 和 IL-6 水平,抑制类风湿关节炎炎症,抑制滑膜细胞类肿瘤样增殖,拮抗 NF-κB 磷酸化,并保护 CIA

［1］ ZHANG G,TIAN J,WANG C,et al. Identification of novel cryptic aminoglycoside phosphotransferases in pseudomonas aeruginosa ［J］. Antimicrobial Agents and Chemotherapy,2016,60(11): 6983-6985.

［2］ ADAM S,FRIES F,VON TESMAR A,et al. The peptide antibiotic corramycin adopts a β-Hairpin-like structure and is inactivated by the kinase ComG ［J］. Journal of the American Chemical Society,2024,146(13): 8981-8990.

［3］ CHOQUET M,LOHOU E,PAIR E,et al. Efflux pump overexpression profiling in Acinetobacter baumannii and study of new 1-(1-naphthylmethyl)-piperazine analogs as potential efflux inhibitors ［J］. Antimicrobial agents and chemotherapy,2021,65(9): 10.

［4］ HUANG J,WEINSTEIN S J,MOORE S C,et al. Pre-diagnostic serum metabolomic profiling of prostate cancer survival ［J］. The Journals of Gerontology: Series A,2019,74(6): 853-859.

［5］ POOLADANDA V,THATIKONDA S,BALE S,et al. Nimbolide protects against endotoxin-induced acute respiratory distress syndrome by inhibiting TNF-α mediated NF-κB and HDAC-3 nuclear translocation ［J］. Cell death & disease,2019,10(2): 81.

模型小鼠的关节损伤。宏基因组和液相、气相代谢组联合分析表明,ESP 对 CIA 治疗的潜在机制在 Taurine and hypotaurine metabolism、Biosynthesis of unsaturated fatty acids、产短链脂肪酸(特别是丁酸)菌群 *Dubosiella*、*Bifidobacterium*、*Clostridium*、*Pseudoramibacter* 中富集。此外,参与代谢途径的代谢物可能参与 ESP 对 CIA 的保护作用。

二、肠道菌群与肺损伤的关系及中药的干预作用

人类和动物的消化道是由数万亿微生物细胞组成的多样化生态系统。哺乳动物的内在(由宿主基因组编码)消化能力极度降低,而微生物的关键作用之一是帮助宿主消化大量复杂碳水化合物。近年来基于 DNA 的宏基因组技术的出现,为人类深入探究微生物群 DNA 分类学和功能谱提供了技术支持,并将微生物群与健康、疾病联系起来[1]。

人类与复杂的微生物组合共同进化,其中人类肠道微生物群是我们新陈代谢和全身健康的关键驱动因素。HGM 组成的有害变化与严重的代谢、炎症、肿瘤疾病有关。聚糖代谢是塑造肠道微生物群动态和进化的关键因素[2],木聚糖结构差异也可以影响肠道微生物的组成和生长。

中药复方中大多含有较多的糖类成分,多糖越复杂,其分解所需的酶就越多。人类基因组最多只编码 17 种酶来消化食物聚糖,特别是淀粉、蔗糖和乳糖。高度复杂和可变的植物细胞壁多糖,如木聚糖、木葡聚糖和果胶的分解需要大量不同的糖苷酶的协同作用。中药含有多种多糖,具有多重生物活性,能够调节免疫、抗病毒、抗炎和抗氧化,激活菌群与免疫系统间的信号通路,刺激免疫细胞,进而调节机体免疫。例如麻黄中的 ESP-B4 多糖可以改善 H1N1 病毒所致的急性肺损伤,并能显著增加小鼠肠道菌群中有益菌的丰度发挥治疗作用[3]。肠道微生物不仅能降解中药多糖释放有机酸、气体和短链脂肪酸等发酵产物,同时也能降解动物源性多聚糖及肠上皮分泌的内源性黏蛋

[1] AL-MASAUDI S,EL KAOUTARI A,DRULA E,et al. A metagenomics investigation of carbohydrate-active enzymes along the gastrointestinal tract of Saudi sheep [J]. Frontiers in Microbiology,2017,8:666.

[2] VIBORG A H,KATAYAMA T,ARAKAWA T,et al. Discovery of α-L-arabinopyranosidases from human gut microbiome expands the diversity within glycoside hydrolase family 42 [J]. Journal of Biological Chemistry,2017,292(51):21092-21101.

[3] 卞娅,葛广波,丁侃. 中药多糖抗病毒机制研究进展[J].上海中医药大学学报,2021,35(5):89-96.

白[1]。肠道微生物或可弥补人体自身编码 GHs 和 GTs 的不足[2]，增加人参皂苷等中药多糖类活性成分的生物利用度[3]。

肠道中的碳水化合物组成对塑造肠道微生物群多样性具有深远的影响，并通过防止病原体定植和提供次生代谢物来维持人类健康。这种环境刺激了编码碳水化合物活性酶的复杂微生物基因库的进化，因为只有短的聚糖基底才能穿透细菌的细胞壁。人类拟杆菌属通过离散的多糖利用位点（PUL）切割聚糖中的大多数糖苷键，来获取和降解最复杂的聚糖[4]，产生 SCFA，从而被肠道内皮吸收。

从肠道微生物 CAZymes 注释的结果来看，麻黄升麻汤组的 GH2、GH13、GH43、GT4 的表达显著高于急性肺损伤组，提示麻黄升麻汤中的碳水化合物活性酶利用率较高，这可能是其促进肠道菌群转化吸收抗炎类小分子物质，发挥抗氧化、调节免疫平衡的基础[5]。

GHs 用于水解碳水化合物底物（如植物细胞壁、淀粉颗粒和黏蛋白）的糖苷键。GH13 是主要的 α- 淀粉酶家族，可水解淀粉相关碳水化合物的内部 α-1,4- 糖苷键，是 GHs 中最大的家族，执行淀粉或其他碳水化合物的降解，在葡萄糖循环中具有关键作用。GH43 家族存在于许多植物细胞壁降解的微生物中，GHs 通过清除机制切割复杂的碳水化合物，诱导自噬，DNA 修复和抗氧化酶的表达[6]，维持机体稳态。GH2 和 GH3 家族的酶则参与植物细胞壁的

［1］ VAN MUIJLWIJK G H，VAN MIERLO G，JANSEN P W T C，et al. Identification of Allobaculum mucolyticum as a novel human intestinal mucin degrader［J］. Gut Microbes，2021，13（1）：1966278.

［2］ KAOUTARI A E，ARMOUGOM F，GORDON J I，et al. The abundance and variety of carbohydrate-active enzymes in the human gut microbiota［J］. Nature Reviews Microbiology，2013，11（7）：497-504.

［3］ KIM D H. Chemical diversity of Panax ginseng，Panax quinquifolium，and Panax notoginseng［J］. Journal of ginseng research，2012，36（1）：1.

［4］ LABOUREL A，BASLÉ A，MUNOZ-MUNOZ J，et al. Structural and functional analyses of glycoside hydrolase 138 enzymes targeting chain A galacturonic acid in the complex pectin rhamnogalacturonan Ⅱ［J］. Journal of Biological Chemistry，2019，294（19）：7711-7721.

［5］ 刘明燃，宋博，王琳，等. 麻黄升麻汤对急性肺损伤大鼠微生物多样性和碳水化合物酶谱的影响［J］. 医药导报，2022，41（9）：1304-1312.

［6］ LEE S，CANTAREL B，HENRISSAT B，et al. Gene-targeted metagenomic analysis of glucan-branching enzyme gene profiles among human and animal fecal microbiota［J］. The ISME journal，2014，8（3）：493-503.

解构[1]。GTs 家族与双糖、寡糖及多糖的合成有关,负责催化糖苷键断裂,在人体微生物的适应性和致病性方面起着重要作用。

植物乳杆菌和拟杆菌属编码大量 β- 半乳糖苷酶[2],瘤胃菌能够作用于碳水化合物降解酶系统和转运蛋白的组织[3],厚壁菌门中的梭状芽孢杆菌属可能是复合碳水化合物的主要降解物。普雷沃氏菌能够产生针对植物基多糖和木聚糖降解的 CAZymes,包括 GH3 家族的 xylan-1、4-β- 木糖苷酶、GH43 的 β- 木糖苷酶和 GH13 家族的淀粉水解酶。经过酶促作用后存在的大量未消化的淀粉能够被属于 GH13 家族的微生物酶降解。拟杆菌门编码来自许多家族的 GHs 和 PLs,能靶向包含目标聚糖的所有或大部分连接[4],与本文的研究结果一致。

相同药物在不同个体中表现出显著不同的疗效和毒性,影响患者的治疗效果,具有不同 α/β 葡萄糖苷酶活性和微生物生物转化潜力的个体特异性肠道微生物群,与人类的个体差异密切相关,并与中医的 “体质” 学说不谋而合,也就是说微生物可能通过生物转化或调节宿主酶影响药物代谢。而肠道微生物群在微生物组成和代谢功能方面的可塑性将成为提高药物疗效和安全性的潜在目标。在肠生态系统中,益生菌乳酸杆菌和双歧杆菌,已进化产生多种糖基水解酶,包括 β- 葡萄糖苷酶,有助于人参皂苷释放苷元[5]。以往的研究表明,人参多糖和大建中汤可以塑造肠道微生物群结构并增强疗效[6]。

————————

[1] WONG M T,WANG W,COUTURIER M,et al. Comparative metagenomics of cellulose-and poplar hydrolysate-degrading microcosms from gut microflora of the Canadian beaver(Castor canadensis)and North American moose(Alces americanus)after long-term enrichment [J]. Frontiers in microbiology, 2017,8:2504.

[2] MA C,WASTI S,HUANG S,et al. The gut microbiome stability is altered by probiotic ingestion and improved by the continuous supplementation of galactooligosaccharide [J]. Gut microbes, 2020,12(1):1785252.

[3] MUKHOPADHYA I,MORAÏS S,LAVERDE-GOMEZ J,et al. Sporulation capability and amylosome conservation among diverse human colonic and rumen isolates of the keystone starch-degrader Ruminococcus bromii [J]. Environmental microbiology,2018,20(1):324-336.

[4] TAMURA K,BRUMER H. Glycan utilization systems in the human gut microbiota:a gold mine for structural discoveries [J]. Current Opinion in Structural Biology,2021,68:26-40.

[5] ROSSI M,AMARETTI A,LEONARDI A,et al. Potential impact of probiotic consumption on the bioactivity of dietary phytochemicals [J]. Journal of Agricultural and Food Chemistry,2013,61(40): 9551-9558.

[6] ZHANG X,CHEN S,DUAN F,et al. Prebiotics enhance the biotransformation and bioavailability of ginsenosides in rats by modulating gut microbiota [J]. J Ginseng Res,2021,45(2):334-343.

系统生物学能够揭示疾病中多组分和多靶点之间的潜在的复杂关联,将为研究经方麻黄升麻汤提供更广阔的平台和新颖的视角。CAZymes 可能代表了人类肠道微生物群功能多样性的一个有用的生物标志物,有助于指导治疗肠缺血再灌注等黏膜屏障障碍引发的继发感染性疾病策略,通过靶向肠道微生物群的代谢功能可能会优化传统药物及复方的整体功效。

青蒿鳖甲汤在临床上常用于治疗各种难治性的呼吸道感染性疾病,能够增强患者的免疫力[1]。青蒿鳖甲汤擅清阴分伏热,针对厥阴热化之势,以青蒿、鳖甲入厥阴搜邪外出;生地黄、牡丹皮凉血分之热;知母滋阴清热,与生地黄相配取法大补阴煎,填精潜阳。通过阻断炎症的过度反应,阻止细胞因子风暴的发生,关注疾病状态下机体的阶段性变化,以整体、动态的眼光审视疾病,这也正是中医辨证论治精神之所在。从肺水肿和病理组织观察结果可以看出,青蒿鳖甲汤不仅能够有效减轻肠缺血再灌注引起的脓毒症肺损伤,而且能够维持肠黏膜肌层及浆膜的正常结构,具有多靶标特点,充分显示了中药复方的综合性调节特点。

微生物组在脓毒症中起着核心作用,MyD88 信号可以被失调的肠道微生物群激活[2]。微生物组可将多糖分解成短链脂肪酸,直接影响免疫系统及对病原体的防御[3]。脓毒症引发机体微生物群的转变,影响肺部对病原体的抵抗力。抗生素是治疗感染的核心药物,然而抗生素干预后的微生物群恢复通常需要几周到几个月,甚至一年的时间。因此,寻找天然的抗炎活性物质,实现抗炎和调节免疫的平衡,在类风湿关节炎的治疗中显得尤为重要。研究发现,青蒿鳖甲汤能够增加大鼠肠道菌群丰富度和多样性,抑制 MyD88 信号表达,减轻炎症反应,促进机体的恢复[4]。

药物可以改变宿主的新陈代谢或免疫系统,肠道微生物组也可以通过"TIMER"机制[5]改变药物的药效学,影响药物的生物利用度、生物活性及毒

[1] 范顺,石冲,尚懿纯.初探温病中"先入后出"之法[J].中医学报,2020,35(9):1846-1848.

[2] JANDHYALA S M,TALUKDAR R,SUBRAMANYAM C,et al. Role of the normal gut microbiota [J]. World J Gastroenterol,2015,21(29):8787-8803.

[3] SCHER J U,NAYAK R R,UBEDA C,et al. Pharmacomicrobiomics in inflammatory arthritis:gut microbiome as modulator of therapeutic response [J]. Nat Rev Rheumatol,2020,16(5):282-292.

[4] 马艳苗,刘明燃,宋博,等.基于宏基因组探讨青蒿鳖甲汤对脓毒症急性肺损伤大鼠的影响[J].中华中医药杂志,2022,37(8):4303-4308.

[5] ALEXANDER J L,WILSON I D,TEARE J,et al. Gut microbiota modulation of chemotherapy efficacy and toxicity [J]. Nat Rev Gastroenterol Hepatol,2017,14(6):356-365.

性[1]。肠道菌群可以合成一系列参与药物代谢的酶激活、灭活药物,被认为是与肝脏具有相同代谢能力的代谢器官[2]。

众所周知,中药当中含有多种化合物,特别是单糖、多糖等碳水化合物,需要大量酶促进它们的生物转化。尽管多糖在药用植物中广泛分布,但机体自身编码 CAZymes 的基因十分匮乏。而肠道微生物组能够编码广泛、多样化的 CAZymes 库,分解代谢大量的复杂多糖,将其转化为短链脂肪酸[3],直接调节宿主免疫[4],产生抗氧化活性物质、增强抑菌活性,对开展中药复方的协同增效研究具有积极意义[5]。

CAZymes 能够组装或分解低聚糖和多糖[6]。植物内生菌含有的酶类,通过特有的代谢途径使其次级代谢产物中产生大量结构新颖、抑菌效果较好的生物活性物质[7]。此外,肠道微生物酶谱还与患者对药物反应的多样性有关[8],这深谙中医"辨证"的精髓。CAZymes 还可以控制蛋白质和脂质的糖基化及消化道中的复杂碳水化合物[9],其丰度的增加与炎症相关蛋白水平的降低相关[10]。

β- 葡萄糖醛酸苷酶(β-glucuronidase,βGLU)是一种溶酶体水解酶,其在

―――――――――

[1] WEERSMA R K,ZHERNAKOVA A,FU J. Interaction between drugs and the gut microbiome [J]. Gut,2020,69(8):1510-1519.

[2] CHEN H Q,GONG J Y,XING K,et al. Pharmacomicrobiomics:exploiting the drug-microbiota interactions in antihypertensive treatment [J]. Front Med(Lausanne),2021,8:742394.

[3] SOVERINI M,TURRONI S,BIAGI E,et al. Variation of carbohydrate-active enzyme patterns in the gut microbiota of italian healthy subjects and type 2 diabetes patients [J]. Front Microbiol,2017,8:2079.

[4] ONYANGO S O,JUMA J,DE PAEPE K,et al. Oral and gut microbial carbohydrate-active enzymes landscape in health and disease [J]. Front Microbiol,2021,12:653448.

[5] 张红艳,冉淦侨,韩姗姗,等. 微生物多级发酵对中药方剂功能活性及有效组分的影响[J]. 食品与生物技术学报,2021,40(11):90-96.

[6] GARRON M L,HENRISSAT B. The continuing expansion of CAZymes and their families [J]. Curr Opin Chem Biol,2019,53:82-87.

[7] 王楠,苏誉,刘文杰,等. 植物内生菌中抗耐药微生物活性成分的研究进展[J]. 生物技术通报,2021,37(8):263-274.

[8] YAMASHITA H,NISHIYAMA M,OHBUCHI K,et al. Predicting Inchinkoto efficacy,in patients with obstructive jaundice associated with malignant tumors,through pharmacomicrobiomics [J]. Pharmacol Res,2022,175:105981.

[9] LI Z,KITOV P I,KITOVA E N,et al. CUPRA-ZYME:an assay for measuring carbohydrate-active enzyme activities,pathways,and substrate specificities [J]. Anal Chem,2020,92(4):3228-3236.

[10] WASTYK H C,FRAGIADAKIS G K,PERELMAN D,et al. Gut-microbiota-targeted diets modulate human immune status [J]. Cell,2021,184(16):4137-4153.

癌症、细菌性炎症、类风湿关节炎等炎性疾病中表达增加,被认为是潜在的分子靶点[1]。药物可降低 βGLU 引起的炎症反应[2]。酶抑制剂能够发挥抗炎作用。

综上所述,在"中医药 +"多学科背景下,如何破译 CAZymes 密码,探求碳水化合物代谢对人类健康的影响具有深远的意义。在进一步探寻微生物群的多种代谢潜力方面,CAZy 分型可能成为一个非常有用的工具,有助于挖掘中医药发挥效用的深层次机制。

[1] AWOLADE P,CELE N,KERRU N,et al. Therapeutic significance of beta-glucuronidase activity and its inhibitors: A review [J]. Eur J Med Chem,2020,187: 111921.

[2] DOESTZADA M,VILA A V,ZHERNAKOVA A,et al. Pharmacomicrobiomics: a novel route towards personalized medicine ? [J]. Protein Cell,2018,9(5): 432-445.